肿瘤放射治疗手册

殷蔚伯　李晔雄
王绿化　高　黎　主编

编者（按姓氏笔画排序）

于国瑞　王淑莲　王维虎　王绿化
冯勤富　刘新帆　余子豪　吴令英
张红星　李晔雄　李素艳　肖建平
肖泽芬　陈东福　周宗玖　易俊林
罗京伟　金　晶　徐国镇　高　黎
梁　军　黄晓东　黄曼妮

中国协和医科大学出版社

图书在版编目（CIP）数据

肿瘤放射治疗手册／殷蔚伯等主编. ——北京：中国协和医科大学出版社，2009.8（2024.11重印）.

ISBN 978-7-81136-215-2

Ⅰ. 肿… Ⅱ. 殷… Ⅲ. 肿瘤-放射疗法-手册 Ⅳ. R730.55-62

中国版本图书馆 CIP 数据核字（2009）第 127020 号

肿瘤放射治疗手册

主　　编：殷蔚伯　李晔雄　王绿化　高　黎

责任编辑：杨小杰

出版发行：中国协和医科大学出版社

（北京市东城区东单三条9号　邮编100730　电话010-65260431）

网　　址：www.pumcp.com

经　　销：新华书店总店北京发行所

印　　刷：北京捷迅佳彩印刷有限公司

开　　本：889×1194　　　1/32

印　　张：12.5

彩　　页：18

字　　数：350 千字

版　　次：2010 年 1 月第 1 版

印　　次：2024 年 11 月 第11 次印刷

定　　价：50.00 元

ISBN 978-7-81136-215-2

前　　言

自 20 世纪 90 年代以来，肿瘤放射治疗学发展很快，三维适形放射治疗、调强放射治疗、影像引导放射治疗、立体定向放射治疗等放疗技术已广泛运用于临床，并得到了较好的疗效。为了我科年轻医师、进修医师以及研究生更便捷、更好地进行临床工作和学习，编写了这本工作手册。当然，也希望对兄弟单位的放射治疗科医师有所帮助。

本手册是以 2008 年 2 月出版的《肿瘤放射治疗学》第四版为蓝本。为了强调手册的实用性，本书主要叙述一些临床工作中常见肿瘤的放射治疗常规。

这是我们第一次正式出版手册，难免有错误、不足之处，希望读者提出批评指正，以便再版时修正。

殷蔚伯

目 录

第一章　总　　论

第一节　病历书写要求

病历是医院的宝贵资料，要求全面、准确、及时记录临床医疗活动过程中的行为。同时也是在医疗争议及事故处理中原始证据。

根据相关政策法规，结合放射治疗科的具体情况，中国医学科学院肿瘤医院放射治疗科对病历书写提出具体要求。

病历书写项目包括首页、入院记录、首次病程记录、日常病程记录、特殊治疗记录、阶段小结、会诊纪录、交接班记录、抢救记录、转入/转出记录、死亡记录、死亡讨论记录、出院记录、签署各种知情同意书、放射治疗计划申请单，放射治疗单，放疗反应观察表和肿瘤对治疗效应记录并图示等。各项内容都有书写规范，作者对以下内容进行特别提示：

1. 病历首页　病历首页已经表格化，根据要求准确填写，不要漏项。强调：①需要有3个不同的有效的联系人/地址/固定电话；②出院诊断按主要诊断/ 次要诊断 依次往下写；③出院诊断书格式同入院诊断；④关于放射治疗（放疗）及相关治疗要求：放射治疗记录射线质/治疗技术，如 6MV-X/IMRT 和 起止时间，化学治疗（化疗）：记录方案×次，如：DDP 50mg/（F·W）× 6F。

2. 入院记录　大部分病种已表格化，根据要求准确填写，不要漏项，阴性填阴性，未查填未查。

3. 首次病程纪录　内容包括：日期、一般项目、本例特点、入院诊断、拟诊讨论、放疗有利点/放疗不利点、诊疗计划、疗中观察指标和注意事项等。

（1）本例特点　要求简明，扼要，重点突出。包括的内容有一般状况（KPS）；简要的病史及治疗情况（化疗方案周期，手术日期，单位，术式，术中所见，切除范围，治疗目的，病理报告，切缘，包膜外受侵，脉管瘤栓等）；临床查体情况（一般情况，肿瘤情况，描述肿瘤的范围）；实验室检查结果（阳性结果和重要的阴性结果）；影像学结果；病理结果等。

（2）放疗有利点和不利点　要体现个体化，从影响预后的因素如年龄，性别，一般情况（KPS），肿瘤侵犯范围（期别，肿瘤负荷），外观，生长方式，分化情况，脉管瘤栓，淋巴结大小、数目、活动度，包膜外受侵情况，疗前体重下降，Hb，红细胞沉降率（ESR），乳酸脱氢酶（LDH），EB 病毒抗体，表面受体情况，既往治疗情况，治疗是否规范，活检与治疗间隔，手术和放疗的间隔，有无并发症等方面分析。

（3）疗中观察指标和注意事项　应该具有针对性，重点观察肿瘤消退情况，正常组织损伤情况，肿瘤相关并发症（大出血、窒息、穿孔、脑疝等），治疗相关并发症（如肿瘤消退太快、引起的穿孔、大出血、正常组织损伤等）。

4. 日常病程纪录　入院后 48 小时内一定要有上级医师查房意见，包括上级医师的姓名，职称等，72 小时主任查房纪录，每周一次副主任医师以上医师查房纪录；三级护理，7 天记一次病程，二级护理，3 天一次病程，一级护理，每天一次，危重患者随时记录。记录内容：日期，照射技术，照射剂量，化疗剂量，第几次；患者主诉，新出现的症状和体征，原有症状和体征的变化情况；查体所见：肿瘤消退情况，正常组织损伤情况，肿瘤消退情况是否与病理符合，正常组织损伤出现的时间和程度是否符合规律，有无异常，与剂量计算核对；检查、化验结果回报及分析；上级医师的意见，处理纪录（门诊所开处方复写一份留病历备查），头颈患者每周查体要求图示肿瘤情况。

5. 特殊记录

（1）常规照射技术定位纪录　指导定位医师姓名，采用的照射技术，靶区范围的确定及理由，上下左右界，中心平面，升床、射野角度、大小、深度等数据。

（2）CT 定位纪录　体位，头枕，固定方式，扫描范围，层厚等。

（3）靶区勾画纪录　大体肿瘤靶区（GTV），临床靶区（CTV）1，2···. 等所包括的范围及理由，计划靶区（PTV）外放的大小，与危及器官（DAR）/重要脏器计划靶区（PRV）重叠时的取舍。处方剂量要求（靶区和 OAR/重要脏器）。

（4）计划确认纪录　计划由科查房决定是否通过，各靶区的实际的计划剂量和处方剂量是否一致，如果不一致，通过的理由。

（5）有创操作记录。

6. 各种知情同意书　放疗知情同意书，化疗知情同意书，有创操作知情同意书，自费药品和材料知情同意书。

7. 出院记录　特别强调要有即时疗效评价和正常组织损伤评价，要交待随诊注意事项，出院当天要有上级大夫同意纪录，自动出院者要有签字。

（高　黎　易俊林）

第二节　放疗前、中、后的工作

一、放疗前准备

1. 核对资料　包括病理诊断、影像学资料（CT、MRI、胸片、超声、晚期病例需作骨 ECT）、内镜检、ECG、实验室检查（血常规、EBV、血生化、传染病指标、垂体和甲状腺激素等）。

2. 确认肿瘤的分期和肿瘤侵犯范围。

3. 知情同意或委托书的签署。

4. 头颈部肿瘤放疗前的口腔处理　一般性的口腔处理完成后，间隔 2~3 天即可开始放疗。拔牙后最好休息 1~2 周，创面愈合后开始放疗，拔牙最好在门诊阶段完成。

5. 疼痛的处理。

6. 并发症处理。

二、放疗中放射反应的处理

1. 放射性皮肤、黏膜反应　放射性口腔黏膜炎的处理主要是对症处理，在保持口腔卫生的同时，可采用漱口水［氯己定（口泰）］、消炎的喷剂、含麻醉剂的含漱液［双氯芬酸钠（思孚欣）］、促进黏膜愈合的制剂［重组人表皮生长因子外用溶液（金因肽）］等，严重者可使用抗生素治疗。进食困难者，可进行鼻饲或胃造瘘术或静脉补充营养。

Ⅰ度放射性皮肤反应，如瘙痒可用3%薄荷淀粉局部外敷。Ⅱ～Ⅲ度皮肤反应可用氢地油外用，同时局部使用促进表皮生长的药物。Ⅲ度皮肤反应时应密切观察其变化，给予抗感染，支持治疗等，必要时应停止放疗。

2. 急性放射性腮腺炎　一般出现在放疗的第1～3天，处理原则为对症处理。关键在于预防，在放疗前应告知患者，放疗的前几天内，不要吃刺激唾液分泌增加的食物和水果，清淡饮食，即可避免。

三、放疗后注意事项

1. 保护射野内的皮肤　保持放疗区皮肤清洁，避免化学及物理的不良刺激因素。预防感冒，防止发生急性蜂窝织炎。放疗区皮肤破溃应尽早就诊，以便得到及时和正确的治疗，给予局部换药，预防感染等。严重的放射性皮肤损伤长期不愈，可能需要外科的帮助。

2. 注意口腔卫生　保持良好的口腔卫生是减少口腔疾患发生的最基本条件和要求。餐后应及时漱口或刷牙，保持良好的口腔卫生。推荐使用含氟牙膏。

3. 放疗后应尽量避免拔牙　在出现牙齿或齿龈疾患时，应积极保守治疗，在所有保守治疗均告失败的情况下，迫不得已时才考虑拔牙，并且在拔牙前一定要告知牙科医师既往接受放射治疗的病史。拔牙前要清洁口腔及牙齿，拔牙后应使用抗生素治疗，以便减少口腔及颌面间隙感染机会，减少张口困难和发生颌骨放射性骨髓炎或骨坏死的机会。

4. 功能锻炼　头颈部主要功能锻炼是张口训练。

5. 饮食要求　不忌口、不挑食、均衡营养饮食。

6. 定期复查　一般情况下在治疗后第1～3年内，每3个月复查1次，最长不超过4个月，每年做3～4次全面检查（包括实验室检查指标、胸部正侧位片、颈腹部超声、CT或MRI等）。第4～5年内每4～5个月复查1次，最长不超过半年，每年至少做1～2次全面检查。

5 年后每年复诊 1 次。

四、第一次治疗前、每次改野时及治疗中每星期一次拍等中心或射野验证片

（高 黎 易俊林）

第三节 常用的换算模型公式

一、L-Q 模型的基本公式

$$-log_e SF_n = E = n(\alpha d + \beta d^2) = D(\alpha + \beta d)（公式 1）$$

设：E1 = E2，即 D1（α + βd1） = D2（α + βd2）

n1d1（α + βd1） = n2d2（α + βd2），等式两边同时除以 β 得

n1d1（α/β + d1） = n2d2（α/β + d2）

其中：n 为分次数，d 为单次剂量。

二、L-Q 模型的应用

1. 不同分割方式间等效剂量的换算 不同分割模式下，要求晚反应组织生物学效应一致，也就是说不增加晚反应组织损伤。

例 1 对于常规分割方案：2Gy/F，35F，总量为 70Gy，如果改为超分割，1.2Gy/F，在正常组织损伤相同条件下，肿瘤处方剂量可以为多少？设定晚反应组织 α/β = 3，肿瘤组织 α/β = 10。

解答： 设定两种分割条件下，晚反应组织生物学效应相等即：

n1d1（α/β + d1） = n2d2（α/β + d2）

35 × 2（3 + 2） = D2（3 + 1.2）

D2 = 83.3Gy

也就是说，在不增加晚反应组织损伤的条件下，超分割可以给予 83.3Gy 的处方剂量。

2. EQD2 非常规分割条件下给予的照射剂量，相当于 2Gy/F 的常规分割照射条件下的剂量

$$EQD2 = D1\left(\frac{d1 + \alpha/\beta}{2 + \alpha/\beta}\right)（公式 2）$$

例 2 如例 1 中，1.2Gy/F，总剂量 83.3Gy，晚反应组织的 EQD2 为 70Gy。那么，肿瘤组织在接受 1.2Gy/F，总剂量为 83.3Gy 的条件

下，相当于常规分割时（2Gy/F）的多少剂量呢？也就是说：EQD2tumor是多少呢？

$$EQD2tumor = D1\left(\frac{d1 + \alpha/\beta}{2 + \alpha/\beta}\right)$$

$$= 83.3\left(\frac{1.2 + 10}{2 + 10}\right)$$

$$= 77.75$$

解释：在以正常组织晚反应损伤EQD2$_{late}$相等为前提的条件下，采用超分割，处方剂量可以由70Gy增加到83.3Gy，在此条件下，肿瘤组织接受了相当于2Gy/F的条件下77.75Gy照射，即肿瘤组织的EQD2为77.5Gy。肿瘤组织由于接受了较高的EQD2，提高了肿瘤控制率。同时，对于早反应组织（α/β与肿瘤组织相似）而言，如黏膜组织，在超分割时，EQD2也高于70Gy，所以在超分割条件下，早反应组织损伤加重，晚反应组织损伤相等，肿瘤局部控制率增加。这种理论计算在有关超分割的临床研究中得到了证实。

3. 对治疗计划错误执行的纠正

（1）方法一　根据等效生物剂量公式，计算EQD2，使错误执行和纠正执行的方案总的EQD2等于计划方案（如70Gy）。

（2）方法二　按下述推导公式计算，设定：计划分割模式为p Gy/f，总剂量为PGy；错误执行的分割方式为：eGy/f，总剂量为E Gy；纠正的分割方式应该为：dGy/f，总剂量为D Gy。

计算公式为：

$$D = P - E \qquad \text{（公式3）}$$

$$d = \frac{P \times p - E \times e}{P - E} \qquad \text{（公式4）}$$

例3　计划治疗模式为2Gy/F，总剂量为70Gy，执行时，每次4Gy，到第6次才发现，如何纠正，才能达到计划治疗模式的效果。

解答：方法一

第一步　分别计算错误执行剂量相当于常规2Gy/次时晚反应组织和肿瘤组织的EQD2，对晚反应组织而言：

$$EQD2late = D1\left(\frac{d1 + \alpha/\beta}{d2 + \alpha/\beta}\right)$$

$$= 24\left(\frac{4+3}{2+3}\right)$$

$$= 33.6$$

对于晚反应组织而言，如果剩下的计划以 2Gy/F 给予，则只能接受（70 − 33.6）= 36.4Gy 照射，此时，晚反应组织的损伤会与 2Gy/F×35F 相等。

对肿瘤效应而言，设定 $\alpha/\beta = 10$，则：

$$EQD2_{tumor} = D1\left(\frac{d1 + \alpha/\beta}{d2 + \alpha/\beta}\right)$$

$$= 24\left(\frac{4+10}{2+10}\right)$$

$$= 28$$

对肿瘤组织而言，剩下的计划以 2Gy/F 给予，则需要接受（70 − 28）=42Gy，肿瘤效应会与 2Gy/F×35F 相等。

第二步 考虑带来的后果。

如果以相同的晚反应组织损伤为标准，对肿瘤组织的 EQD2 为 28 +（70 − 33.6）=66.4Gy，大约比计划剂量低 66.4/70 =8% 左右，根据剂量响应陡度曲线，大约会降低局部控制率 16% 左右。

如果要达到相同的肿瘤控制效应，则晚反应组织的 EQD2 为 33.6 +（70 − 28）=75.6Gy，比计划剂量超出 8%，会增加晚反应组织损伤几率为 10% ~30%。

第三步 考虑如何纠正。

目标：后来给予的分割模式应该使晚反应组织的 EQD2 为 33.6Gy，肿瘤组织的 EQD2 为 42Gy，即：

晚反应组织 $EQD2 = D\left(\frac{d+3}{2+3}\right) = 36.4$

肿瘤组织 $EQD2 = D\left(\frac{d+10}{2+10}\right) = 42$

上述两等式相除为 $\dfrac{d+10}{d+3} = \dfrac{504}{182}$

d = 0.9565Gy；D = 46 Gy，即以后的治疗应采用超分割模式，单次剂量 0.9565Gy，总剂量 46Gy。

方法二 利用推导式：

$$d = \frac{P \times p - E \times e}{P - E} = \frac{70 \times 2 - 24 \times 4}{70 - 24} = 0.9565$$

$$D = P - E = 70 - 24 = 46Gy$$

三、对治疗中断的补偿

总的治疗时间对疗效是有影响的，每延长一天时间，由于肿瘤增殖的原因，对头颈部肿瘤而言，需要增加 0.6～0.7Gy 来补偿肿瘤增殖的影响，如果治疗中断时间不长，可以通过在周末增加照射来补偿，如果中断时间较长，需要根据等效生物学剂量公式计算，改变分割模式获得补偿。

四、剂量响应陡度 （γn）

在剂量效应关系曲线（S 曲线）较陡的部分，每增加（或减少）1% 的剂量所导致效应增加（或减少）的百分数（图 1 – 3 – 1）。对头颈部肿瘤而言，大多数部位的肿瘤的 （γn）为 2～3（图 1 – 3 – 2）。

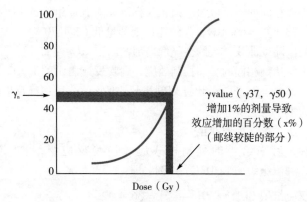

图 1 – 3 – 1　剂量响应陡度 （γn） 示意图

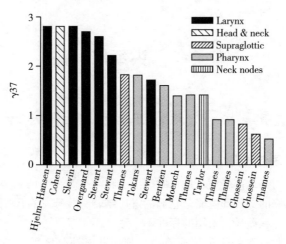

图 1 - 3 - 2 头颈部肿瘤的 γn 值

（易俊林）

第二章　头颈部肿瘤

第一节　头颈部肿瘤放射治疗总论

一、颈部淋巴结分区

常见的头颈部肿瘤，根据肿瘤的生物学行为分为两大类：鼻咽癌和非鼻咽癌的头颈部鳞癌，它们的淋巴结转移规律存在区别，在淋巴结分区上存在差异，采用的标准不一致。

对于非鼻咽癌的头颈部鳞癌，颈部淋巴结分区采用 DAHANCA、EORTC、GORTEC、NCIC、RTOG 等欧美放射肿瘤机构根据头颈部 CT 影像对颈部淋巴结为 N0 的情况达成一致的颈部淋巴结分区法，见表 2 - 1 - 1，表 2 - 1 - 2）。

表 2 - 1 - 1　头颈部鳞癌淋巴结分区定义（仅适用于颈部淋巴结阴性的患者）

分区		推荐边界		
I a	上界	颏舌肌或下颌骨下缘的切线平面	下界	舌骨
	前界	颈阔肌，下颌骨前联合	后界	舌骨体
	外侧界	二腹肌前腹内缘	内侧界	体中线结构
I b	上界	下颌舌骨肌/颌下腺上缘	下界	舌骨体中平面
	前界	颈阔肌，下颌骨前联合	后界	颌下腺后缘
	外侧界	下颌骨下缘/内侧面	内侧界	二腹肌前腹外缘，颈阔肌，皮肤
II a	上界	C1 横突下缘	下界	舌骨下缘
	前界	颌下腺后缘，颈内动脉前缘，二肌后腹后缘	后界	颈内静脉后缘

分区		推荐边界		
IIb	外侧界	胸乳肌内缘	内侧界	颈内动脉内缘，头长肌
	上界	C1 横突下缘	下界	舌骨下缘
	前界	颈内静脉后缘	后界	胸乳肌后缘
III	外侧界	胸乳肌内缘	内侧界	颈内动脉内缘，头长肌
	上界	舌骨下缘	下界	环状软骨下缘
	前界	胸骨舌骨肌侧后外缘，胸乳肌前缘	后界	胸乳肌后缘
IV	外侧界	胸乳肌内缘	内侧界	颈内动脉内缘，头长肌
	上界	环状软骨下缘	下界	胸锁关节上2cm
	前界	胸乳肌前内缘	后界	胸乳肌后缘
V	外侧界	胸乳肌内缘	内侧界	颈内动脉内缘，椎旁肌
	上界	舌骨体上缘	下界	CT上包括颈横血管
	前界	胸乳肌后缘	后界	斜方肌前外缘
咽后淋巴结	外侧界	颈阔肌，皮肤	内侧界	肩胛提肌，头夹肌
	上界	颅底	下界	舌骨上缘
	前界	咽部黏膜下筋膜	后界	椎前肌
	外侧界	颈内动脉内缘	内界	体中线

表2-1-2　鼻咽癌颈部淋巴结分区定义

分区	推荐边界
I区	上界：下颌舌骨肌，下界：舌骨，前界：下颌骨前缘，外侧界：下颌骨内侧缘，后界：颌下腺后缘，内侧界：二腹肌前腹外缘
IA：	颏下淋巴结（前正中线至二腹肌前腹与舌骨下缘之间的区域）
IB：	颌下淋巴结（下颌骨上缘、二腹肌前腹与颌下腺后缘间的区域）
II区	上界：颅底，下界：舌骨下缘，前界：颌下腺后缘，后界：胸乳肌后缘，内侧界：颈部血管鞘内缘，外侧界：胸乳肌内缘
IIA：	颈动脉前区
IIB：	颈动脉后区

续　表

分区	推荐边界
Ⅲ区	上界：舌骨下缘，下界：环状软骨下缘，前界：胸骨舌骨肌侧后缘，后界：胸锁乳突肌后缘，内侧界：颈部血管鞘内缘，头长肌，外侧界：胸锁乳突肌内缘
Ⅳ区	上界：环状软骨下缘，下界：锁骨上缘，前界：胸乳肌后外侧缘，后界：椎旁肌前缘
Ⅴ区	上界：颅底，下界：锁骨上缘，前界：胸乳肌后缘，后界：斜方肌前缘
ⅤA：	环状软骨下缘以上区域
ⅤB：	环状软骨下缘至锁骨上缘区域
Ⅵ区	颈前淋巴结（上界：舌骨，下界：胸骨切迹，后界：颈动脉鞘前方）
Ⅶ区	上纵隔淋巴结（至主动脉弓上缘）
咽后 LN	上界：颅底，下界：舌骨上缘，前界：腭帆提肌，后界：椎前肌，内界：体中线，外侧界：颈血管鞘内缘

对于术后或颈部淋巴结阳性患者，应该注意：

1. 如果在Ⅱ、Ⅳ或Ⅴb有阳性淋巴结，CTV向上要包括茎突后间隙，向下要包锁骨上区。

2. 如果有包膜外受侵（影像或病理），CTV包括相邻的肌肉。

3. 淋巴结位于两个分区交界处，CTV包括两个区；术后放射治疗，CTV包括整个手术床。

4. 咽部肿瘤患者，CTV包括咽后间隙。

茎突后间隙和锁骨上区定义如下：

解剖区域	边　界					
	上界	下界	前界	后界	外界	内界
茎突后间隙	颅底、颈静脉孔	Ⅱ区上界	咽旁间隙	椎体/颅底	腮腺间隙	咽后淋巴结外界
锁骨上窝	Ⅳ/Ⅴb 下界	胸锁关节	胸乳肌/皮肤/锁骨	后斜角肌前缘	后斜角肌外缘	甲状腺/气管

各淋巴结分区代表性层面图谱:

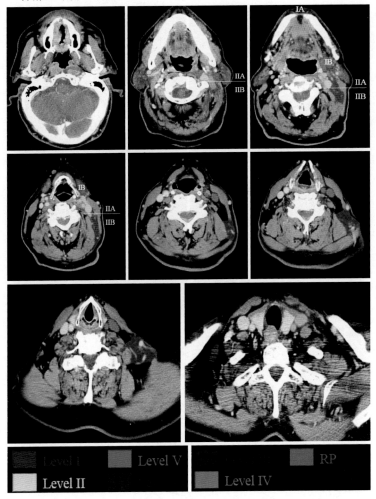

茎突后间隙：

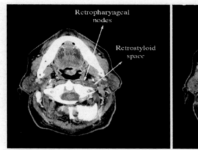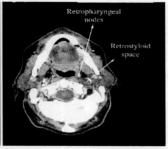

锁骨上窝：

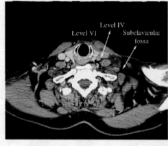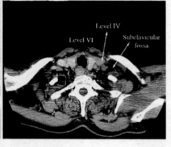

鼻咽癌锁骨上窝的定义：

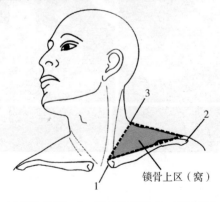

锁骨上区（窝）

1. 锁骨胸骨端，2. 锁骨外侧端 3. 肩颈汇合点

（高　黎　易俊林）

二、头颈放疗入院检查常规

检查项目	疗前	50Gy	疗终	说　明
血常规 + 血型 + 凝血三项	每周 1 次			凝血三项　疗前查 1 次即可
尿便常规	√			糖尿病患者必要时每周查两次尿糖
咽拭子细菌培养 + 药敏	√			可能的话，最好在肿瘤表面取标本
增强 CT +/-MRI	√	√	√	NPC 增强 CT + 增强 MRI
病理（活检或切片会诊）	√			放疗前一天进行，同时送放射生物室
传染病指标全套	√			
血液生化（肝肾功能全套）	√	√ 化疗者	√	异常者疗中、疗终均要复查，糖尿病患者必要时每周查血糖一次
激素水平（T_3、T_4、FT_3、FT_4、GH、PRL、TSH）*	√		√	出院后每半年复查 1 次
胸正侧位片	√		√	
颈部、腹部彩超	√	√	√	
骨扫描	√		√	（限高危远转病例）
心电图	√		√	（限化疗及 EKG 异常者）
间接鼻咽、喉镜	每周 1～2 次			
纤维鼻咽、喉镜检查	√	√	√	最好每周 1 次
口腔科会诊	√			非五官科患者除外
其他科室会诊		√		需综合治疗的患者
β-HCG*				育龄期女性

* 生育期妇女应查 HCG。

三、头颈放疗入院医嘱常规

长 期 医 嘱	临 时 医 嘱
1. ××级护理[*]	1. 三大常规＋血型
2. 普食/软食/半流/流食/禁食/糖尿病饮食	2. 凝血三（四）项
3. 陪护一人[**]	3. 增强 CT/增强 MRI[##]
4. 威氏克　　0.2g tid	4. 血液生化和传染病指标（门诊一个月内已查者除外）
5. Vit C　　0.2g tid	5. 间接鼻咽镜/间接喉镜检查
6. Vit B_2　　10mg tid	6. 活检[#]（最好在第一次治疗前进行）
7. 维生素 E　　20mg tid	7. 纤维鼻咽/喉镜（每查一次下一次医嘱）
8. 洗必泰漱口液　　tid	8. 胸片（正、侧位）
9. 免疫增强剂…	9. 颈部、腹部彩超
10. 辅助放疗的中药	10. EKG
	11. 骨扫描
	12. EB 病毒抗体
	13. 激素水平（T_3、FT_3、T_4、FT_4、GH、PRL、TSH）[###]
	14. 口腔科会诊（每会诊一次下一次医嘱）
	15. 肺功能（限老年患者/既往有慢性肺部疾病者、甲状腺、颈段食管患者）
	16. 其他科室会诊（同时填会诊单）
	17. 咽试子（细菌培养＋药敏）

[*]脑瘤患者、>70 岁的患者和儿童为Ⅱ级护理，其他根据病情需要；[**]脑瘤患者、>70 岁的患者和儿童可开陪伴，其他根据病情需要；[#]活检标本分别送病理室和放射生物室；[##]NPC 患者最好两项均做；[###]凡照射野包括垂体和或甲状腺者；注：外院或门诊检查超过 1 个月者均须复查以上实验室和化验室检查。

四、医师对患者自我护理的建议

1. 保护放射区域内的皮肤　①禁用刺激性清洁剂；②尽量避免曝晒；③禁止抓挠、热敷等物理刺激，皮肤有破损请及时就诊，防止感染。

2. 保持口腔卫生　①进食后要漱口；②每日刷牙 2 ~ 3 次，并使用含氟、钙牙膏；③每年最好洁齿 1 ~ 2 次；④最好不拔牙，如必须拔牙，应向牙科医师说明放疗史，并在拔牙后遵医嘱使用抗生素；⑤有口腔感染时，需及时就诊。

3. 保养　保持鼻腔清洁、湿润（干燥季节可使用加湿器，必要时可在医师指导下使用薄荷滴鼻剂等）。保持房间湿润，经常通风，避免感冒及中耳炎。

4. 功能锻炼

（1）张口训练　①持续性张口，口含直径 3 ~ 4cm 木质开口器，每日 2 ~ 4 次，每次 10 ~ 30 分钟，如果一开始即已有一定的张口困难，则宜采用锥（或楔）形木塞，每天记录牙印，以便知道自己锻炼的效果；②爆发性锻炼，口腔迅速一张一合。

（2）颈部运动　在坐位进行点头、转头锻炼，动作要轻柔、幅度不宜过大。功能锻炼要持之以恒，方才能保持其锻炼效果。

5. 饮食　高蛋白、高纤维素、高维生素、低脂肪均衡饮食，饮食无特殊禁忌。建议戒烟、少饮酒。

6. 工作、锻炼、生活　如果病情稳定，根据自身情况可在休息一段时间后进行正常工作，但注意不能过于劳累。适宜、适量的运动对疾病的恢复及增强体质有促进作用，但体育锻炼强度不宜过大。正常的性生活不会对身体健康造成不利的影响，女性患者应避免妊娠。避免熬夜等不良习惯，保持良好的心情和体力。

7. 复查　遵医嘱，定期复查。一般情况下 2 年内每 3 个月复查 1次，3 ~ 5 年每半年复查一次，5 年以后每年复查 1 次。如有需要，可随时就诊。复查内容包括：头颈部增强 CT 或 MRI 检查、胸部正侧位片、颈部及腹部彩超、血常规、EBV 抗体、激素水平等或遵医嘱。

8. 自查　在放疗急性反应消退后，可自查是否有颈部肿块，是否有原发肿瘤的症状，是否有骨固定点压痛（呈进行性加重），如果有，请及时就诊。

（高　黎）

第二节　口　腔　癌

一、概述

口腔癌居头颈部恶性肿瘤的第二位。口腔黏膜白斑（或红斑）等被认为是癌前病变，密切相关的病因：长期异物刺激（义齿）、饮酒、嚼槟榔、吸烟、紫外线（唇）电离辐射等。可能相关的病因：基因相关疾病（范可尼综合征、济失调性毛细血管扩张病、干皮病色素沉着）、HIV 感染、维生素 A 缺乏等。

二、解剖学、淋巴引流、血行转移

1. 解剖学　包括唇、颊黏膜、磨牙后区、龈颊沟、上下齿龈、硬腭、口底和舌活动部。

2. 淋巴引流

（1）上唇引流至颌下淋巴结、上颈淋巴结、耳前或腮腺淋巴结；下唇引流至颌下或颏下　淋巴结；近中线处至颏下淋巴结；口角处至颊淋巴结。

（2）舌体淋巴引流最常见二腹肌淋巴结，其次为颌下淋巴结和中颈淋巴结。舌前 1/3 或舌尖的淋巴常引流至颈中、下深淋巴结，而舌后部的淋巴则常引流至颈上深淋巴结。

（3）口底淋巴引流最常见为颌下淋巴结，其次是二腹肌淋巴结、颈中深淋巴结和颏下淋巴结

（4）上、下齿龈的淋巴引流基本相同，齿龈颊面淋巴引流至颌下、颏下和二腹肌淋巴结，齿龈舌面淋巴引流常至二腹肌淋巴结、颈上深和咽后淋巴结。

（5）颊黏膜引流以颌下淋巴结转移常见，其次是上颈和腮腺淋巴结转移。

（6）磨牙后三角区引流到二腹肌淋巴结，其次为颌下、上颈淋巴结。

（7）硬腭淋巴引流主要至咽后、颌下、二腹肌和颈外侧深淋

巴结。

3. 血行转移　口腔癌血行转移出现较晚，常见的转移部位为肺和骨。

三、病理

口腔癌的病理类型以鳞癌为主，大多为分化好的鳞癌。

四、临床表现

原发肿瘤：多表现为上述解剖部位的肿块，最先可表现为经久不愈的溃疡，逐渐发展成为局部肿物，直接破坏邻近组织和结构相应症状和体征，如疼痛，牙痛，牙齿松动、脱落，出血，语言、进食不利等症状。

转移淋巴结：口腔癌淋巴结转移较为常见。影响淋巴结转移的主要因素有：肿瘤部位，分期，浸润深度、分化程度等。

容易出现淋巴结转移的原发肿瘤依次为：舌癌，口底癌、齿龈癌、颊黏膜癌、磨牙后三角区癌、硬腭癌、唇癌。

各期淋巴结转移几率为 T_1 10% ~ 20%，T_2 25% ~ 30%，T_3 和 T_4 50% ~ 70%。

中线结构或靠近中线的病变容易出现双侧/对侧颈淋巴转移。

浸润深度 < 2mm 时，隐匿性转移率为 7.5%；2 ~ 8mm 时，为 25.7%；超过 8mm 时，高达 41.2%。

分化程度差，转移率高。

远地转移：常见的血行转移部位为骨，肺，肝等。

五、分期检查

临床查体（包括原发灶和颈部）。

原发灶部位的 CT 或 MRI，颈部彩色超声，胸片，腹部超声，Ⅲ/Ⅳ期患者骨扫描

除外上消化道和上呼吸道第二原发癌的检查［气管镜、胸部 CT（增强）、食管镜或下咽、食管造影等］。

六、分期（UICC 2002 年第 6 版）

（一）T 分期

T_1：肿瘤最大直径≤2cm

T_2：肿瘤最大直径 >2cm，但 ≤4cm

T_3：肿瘤最大直径 >4cm

T_{4a}：唇：肿瘤侵犯骨皮质、下牙槽神经、口底或皮肤（颏或鼻部）；口腔：肿瘤侵犯骨皮质、舌深部肌肉/舌外肌（颏舌肌、舌骨舌肌、腭舌肌和茎突舌骨肌）、上颌窦或面部皮肤

T_{4b}：肿瘤侵犯咀嚼肌间隙、翼板或颅底、或包绕颈内动脉

（二）N 分期

N_1：同侧单个转移淋巴结转移，最大直径 ≤3cm

N_{2a}：3cm < 同侧单个淋巴结转移最大直径 ≤6cm

N_{2b}：同侧多个淋巴结转移，最大直径 ≤6cm

N_{2c}：双侧或对侧淋巴结转移，最大直径 ≤6cm

N_3：转移淋巴结的最大直径 >6cm

（三）临床分期

0 期：Tis N_0 M_0

Ⅰ期：T_1 N_0 M_0

Ⅱ期：T_2 N_0 M_0

Ⅲ期：T_3 $N_{0\sim1}$ M_0、$T_{1\sim2}$ N_1 M_0

Ⅳ期：

　　A：$T_{1\sim3}$ N_2 M_0、T_{4a} $N_{0\sim2}$ M_0

　　B：T_{4b} $N_{0\sim3}$ M_0、$T_{1\sim4}$ N_3 M_0

　　C：$T_{1\sim4}$ $N_{0\sim3}$ M_1

七、治疗原则和适应证

口腔癌的治疗对功能及美容的要求均较高，治疗方式应由外科和放疗专家讨论并且要充分考虑患者的意愿后决定。

早期唇或口腔癌病例（T_1、T_2 早）无论手术或放疗均可取得较好的疗效。

T_3、$T_4 N_0$ 或 $T_{1\sim4} N_{1\sim3}$ 的病例应以综合治疗为主，中国医学科学院肿瘤医院通常采用术前放疗和/或术前同步放化疗的综合治疗原则。

术后放射治疗指征：$T_{3/4}$ 病变；切缘阳性或安全距离不足（<5mm）；淋巴结包膜外受侵；N_2 及 N_2 以上；肿瘤侵及血管、淋巴管，神经；分化差或未分化癌；多次手术后，估计再次复发手术难以保留功

能和根治者。

八、放射治疗的原则

1. 根治性放疗 ①原发灶和转移淋巴结剂量 66～70 Gy；②高危区：60Gy；③预防区：50Gy。

2. 术后放疗 ①原发灶瘤床和包膜外受侵淋巴结区域 66Gy；②手术区域 60Gy；③根治性（改良）颈清扫全颈淋巴结阴性，D_T 50Gy 或观察。

3. 术后同步放化疗 具有术后放疗指征的高危患者，有证据表明术后同步放化比单纯术后放射治疗能提高疗效。

4. 术前放疗/同步放化疗 D_T 50Gy 时疗效评价，原发灶：CR 继续放疗，PR 则手术治疗；颈部淋巴结：$N_{0～1}$，CR 单纯放疗，PR 颈清扫。$N_{2～3}$，计划性颈清扫。

5. 照射野设计 根治性放疗

（1）体位及固定 一般采用仰卧位，平架并选用适当头枕，用 U 形或头颈肩热成型面罩固定。舌癌和口底癌可选择张口含瓶。

（2）射野设计原则 原发灶和上颈水平野照射；下颈、锁骨上野垂直野射。

（3）照射范围 早期病变，原发肿瘤外放 2～2.5cm；淋巴结根据原发灶部位和期别、分化程度给予 Ⅰ、Ⅱ、Ⅲ 区照射或全颈照射。

九、常见口腔肿瘤照射野设计

1. 舌癌

（1）原发灶野 包括原发灶和双上颈淋巴结（图 2－2－1 A）。

上界：在含口含器，将舌压至口底状况下，应于舌面上 1.5～2cm。

后界：至椎体后缘，应包括颈静脉链。

前界：以避开下唇为度。

下界：舌骨水平。

（2）颈部野 中下颈和锁骨上区（图 2－2－1 B）。

术后放疗照射野应包括整个手术区和全颈，而且放疗应在伤口愈合后即开始，一般认为手术与放疗的间隔应 <4～6 周。

2. 口底癌（图 2－2－2）

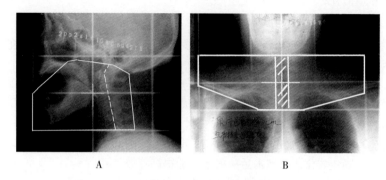

图 2 - 2 - 1　舌瘤照射野设计
A：原发灶野；B：颈部野。

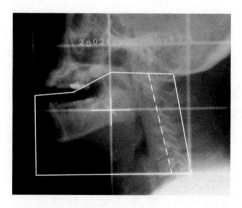

图 2 - 2 - 2　口底癌照射野设计（张口含瓶），颈部野参考舌癌

　　上界：（前份）舌背上 1.0cm，（后份）包括二区淋巴结，N_0 时在第 C_1 横突水平，N + 时，到颅底水平。
　　下界：舌骨下缘水平。
　　前界：开放。
　　后界：椎管后缘水平。
　　3. 齿龈癌

（1）原发灶照射野 根据病灶期别采用一前一侧或两侧对穿野照射，照射野应包括同侧全下颌骨（尤其下齿龈癌侵及颌骨时）。上齿龈癌常易侵及上颌骨及上颌窦，照射野在满足肿瘤情况的同时，应包括同侧上颌窦。

（2）颈部淋巴结照射范围（原则）

$T_{1\sim2}$病变：颈部淋巴结阴性，照射双侧 I ～ Ⅲ 区。

$T_{3\sim4}$病变：颈部淋巴结阴性，照射双侧 I ～ Ⅲ，同侧Ⅳ～Ⅴ。

$T_{3\sim4}$病变：同侧颈部淋巴结阳性，同侧 I ～ Ⅴ 区，对侧 I ～ Ⅲ 区，对侧Ⅳ～Ⅴ区预防。

$T_{3\sim4}$病变，双颈淋巴结阳性，双颈 I ～ Ⅴ区。

4. 颊黏膜癌

（1）早期病变 采用 X 线与电子线结合（或与近距离插植治疗结合）局部治疗，保护颌骨。

（2）原发灶照射野 采用同侧两楔形野或一前野＋一侧野照射，照射野的上界应放至颧弓水平，后界至1/2椎体处。

（3）早期病变 不作颈部预防照射。

（4）中晚期病变 对区域淋巴结进行治疗或预防性照射，参考齿龈癌设计原则。

5. 硬腭癌（图 2 – 2 – 3）

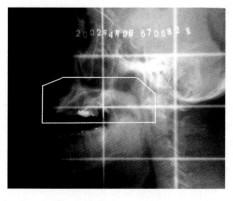

图 2 – 2 – 3 硬腭癌 $T_{1\sim2}$ N_0照射野（张口含瓶）

（1）早期病变　照射野应包括上颌窦下半部、全部硬腭和部分软腭。

（2）原发灶照射野　可采用平行相对野、平行相对野加前野或前野加侧野两楔形野照射，小涎腺来源的腺样囊性癌，因其有沿神经鞘播散的可能，照射野要适当加大，上界应至颅底，后界至 1/2 椎体处，下界至舌骨水平。

（3）早期病变　一般不需要作颈部预防照射。

（4）颈部淋巴结阳性或局部晚期，参考齿龈癌设计颈部淋巴引流区照射野。

上界：硬腭上缘上 1.5 ~ 2.0 cm。

下界：硬腭下缘下 1.5 ~ 2.0 cm。

前界：包括硬腭并保护唇红。

后界：椎体前缘。

十、预后

1. 疗效与肿瘤的大小和有无淋巴结转移有关。

2. 局部控制率　T_1：75% ~ 80%，T_2：50% ~ 60%，T_3、T_4：20% ~ 30%。

3. N_0 患者 5 年生存率为 50% ~ 70%。N_+ 患者则降低 30% ~ 40%。

4. T_1 舌癌单纯放射治疗 5 年生存率可达 95%。

（高　黎）

第三节　口　咽　癌

一、概述

口咽部的恶性肿瘤，临床上以上皮来源的癌及恶性淋巴瘤多见。扁桃体区恶性肿瘤最常见，约占口咽部恶性肿瘤的 60%，其次为舌根，占 25% 左右，发生于软腭部位的约占 15%。

二、解剖学，局部侵犯，淋巴及血行转移

1. 解剖学　口咽介于软腭与舌骨水平之间。上借软腭与鼻咽为界，下至舌会厌谷并与下咽相毗邻，前方以舌腭弓及舌轮廓乳头与口

腔为界，分为四个解剖分区。

（1）前壁　即舌会厌区，包括舌根部（轮廓乳头以后部分或舌的后1/3）和舌会厌谷。

（2）顶壁　包括软腭舌面及腭垂。

（3）后壁　为一层软组织覆盖于颈椎椎体的前缘。

（4）侧壁　包括扁桃体、扁桃体窝、咽柱及舌扁桃体沟。

2. 淋巴引流

（1）口咽淋巴组织丰富，淋巴引流经常交互到对侧。

（2）腭垂、软腭、舌根等部位的肿瘤，淋巴结转移的几率高，而且通常转移到对侧；扁桃体区的肿瘤淋巴结转移的几率与肿瘤大小、分化程度有关，病期晚、分化差的肿瘤发生淋巴结转移的几率高，也容易转移到对侧。

（3）最常见的淋巴结转移部位为Ⅱ区和Ⅲ区淋巴结。在确诊时颈部淋巴结转移的阳性率占60%～75%，若原发肿瘤已越过中线，则对侧淋巴结发生转移的几率为20%～30%。

三、病理分类

咽前、后柱以高分化鳞癌为多，扁桃体以低分化癌多见；软腭高分化癌多见；舌根癌分化程度较差。

四、临床表现

1. 口咽部异物感/咽部疼痛。

2. 口咽部肿物。

3. 颈部淋巴结肿大。

4. 病变晚期，可致吞咽困难，呼吸困难，张口困难，言语不清。

5. 因营养不良导致疲乏、贫血等症状。

6. 不同部位转移导致相应症状。

五、分期检查

1. 临床检查

（1）原发灶检查　间接咽喉镜、鼻咽镜、纤维光导鼻咽喉镜明确原发肿瘤的部位及侵犯范围。手指触诊检查肿瘤浸润范围，明确有无舌根和舌会厌谷的侵犯。

（2）颈部淋巴结检查 记录有无淋巴结肿大，肿大淋巴结的部位及数目，质地、活动度、颈部皮肤是否受侵等。

2. 辅助检查

（1）诊断及分期相关的影像学检查 包括口咽侧位片、下颌骨曲面体层片，CT、MRI 及胸片、腹部超声等。

（2）除外第二原发肿瘤的检查 ①口腔、口咽，食管，肺等器官均应详细检查；②口咽和下咽癌患者一般要求进行食管造影和食道镜检查。

（3）病理诊断 病理诊断是开始放射治疗的前提条件。

六、临床分期（UICC2002 年第 6 版分期标准）

（一）T 分期

T_1：肿瘤最大直径≤2cm

T_2：肿瘤最大直径＞2cm，但≤4cm

T_3：肿瘤最大直径＞4cm

T_{4a}：肿瘤侵犯下列任一结构：喉、舌深部肌肉/舌外肌（颏舌肌、舌骨舌肌、腭舌肌和茎突舌骨肌），翼内肌、硬腭和下颌骨

T_{4b}：肿瘤侵犯下列任一结构：翼外肌、翼板、鼻咽侧壁、颅底或肿瘤包绕颈动脉

（二）N 分期

N_x：区域淋巴结无法评价

N_0：无区域淋巴结转移

N_1：同侧单个转移淋巴结转移，最大直径≤3cm

N_{2a}：同侧单个淋巴结转移最大直径＞3cm，但≤6cm

N_{2b}：同侧多个淋巴结转移，最大直径≤6cm

N_{2c}：双侧或对侧淋巴结转移，最大直径≤6cm

N_3：转移淋巴结的最大直径＞6cm

注：中线部位的淋巴结归入同侧淋巴结

（三）M 分期

M（远处转移）分期

M_0：无远处转移

M_1：有远处转移

（四）临床分期

0 期：$Tis\ N_0\ M_0$

Ⅰ期：$T_1\ N_0\ M_0$

Ⅱ期：$T_2\ N_0\ M_0$

Ⅲ期：$T_{1\sim2}\ N_1\ M_0$、$T_3\ N_{0\sim1}\ M_0$

Ⅳ期：

　　A：$T_{1\sim3}\ N_2\ M_0$、$T_{4a}\ N_{0\sim2}\ M_0$

　　B：$T_{4b}\ N_{0\sim2}\ M_0$、$T_{1\sim4}\ N_3\ M_0$

　　C：$T_{1\sim4}\ N_{0\sim3}\ M_1$

七、治疗原则

总则：在考虑局部控制的同时，还应考虑尽量保留口咽部的功能，提高患者生活质量。

（一）原发灶的处理

1. 早期口咽癌　放射治疗和手术治疗的效果相似。可首选放射治疗，不仅可取得治愈性效果，而且能有效地保留器官解剖结构的完整性。

2. 晚期口咽癌

（1）放射治疗与手术治疗的综合　是局部晚期口咽癌的标准手段。①外生型肿瘤，若无明显的坏死溃疡、周围浸润及骨受侵等情况；分化差的癌或未分化癌就可首选术前放射治疗；②浸润型、溃疡型病变、伴有骨受侵等；分化程度较高的腺癌可首选手术±术后放射治疗/术后同步放化疗。

（2）同步放化疗±手术挽救　①不可手术患者：同步放化疗的疗效明显好于单纯放射治疗；②可手术患者，术前同步放化疗能够提高器官功能保全率和生存率。D_T50Gy 时进行疗效评价，原发灶完全消退，继续根治放疗，如未完全消退，行手术治疗。

（3）术后放疗指征　同口腔癌。

（二）颈部淋巴结的处理

参考表 2-3-1。根据口咽癌的 TNM 分期的靶区及剂量建议，其中 CTV1 所包含的淋巴引流区为常规照射时的治疗区，需要给与

60Gy，阳性淋巴结通过缩野加量到 70Gy，CTV2 为预防区，通常给与 50Gy 照射。

表 2 - 3 - 1　根据口咽癌的 TNM 分期的靶区及剂量建议

临床期别	GTV	CTV1	CTV2
$T_{1\sim2}N_0$	影像学和临床检查所示肿瘤，包括阳性淋巴结	GTV 及周围邻近软组织和淋巴引流区	同侧 I b~Ⅳ，咽后淋巴引流区 ± 对侧区 I b~Ⅳ区
$T_{3\sim4}N_+$	影像学和临床检查所示肿瘤，包括阳性淋巴结	GTV 及周围邻近软组织 + 同侧 I ~ Ⅴ区及咽后淋巴	对侧 Ⅱ ~ Ⅳ区及咽后淋巴引流区
N_{2c}	影像学和临床检查所示肿瘤，包括阳性淋巴结	GTV 及周围邻近软组织 + 双侧 I ~ Ⅳ区及咽后淋巴区	
剂量	68 ~ 76Gy	60 ~ 66Gy	50 ~ 56GY

八、放射治疗技术

（一）常规放射治疗

1. 体位　采用仰卧位水平野照射，头、肩垫合适角度的头、肩枕，热塑面罩固定。

2. 照射野　上、中颈一般和原发病变区包括在一个照射野内，以两侧面颈联合野水平对穿照射为主。$D_T36 \sim 40$Gy 时注意避开脊髓。下颈、锁骨上区常规预防性照射，应另设一个单前野垂直照射。

3. 剂量

（1）根治性放疗　原发灶及阳性淋巴结 D_T 68 ~ 72Gy，高危区 D_T60Gy，低危区（预防区）D_T 50Gy。

（2）术前放疗　原发灶及阳性淋巴结 D_T 50 ~ 60Gy，低危区（预防区）D_T 50Gy。

（3）术后放疗　根治性手术原发灶及手术区域 D_T60Gy，高危区 66Gy；切缘不净，D_T70Gy。

（二）三维适形/调强放射治疗技术（流程见总论）

靶区规定和剂量要求　见表2-3-2。

表2-3-2　口咽癌根治性放射治疗和术后放射疗的
靶区规定和剂量要求

靶区	根治性调强放疗	高危患者术后 IMRT	中等危险患者的术后 IMRT
大体肿瘤（GTV）	影像学和临床检查所示肿瘤，包括阳性淋巴结	-	-
高危亚临床区（CTV1）	GTV 及周围邻近软组织和淋巴引流区	受累软组织的手术区和/或有包膜外受侵的淋巴结区域	未受累软组织的手术区和/或有无包膜外受侵的阳性淋巴结区域
低危亚临床区（CTV2）	选择性林巴引流区	选择性淋巴引流区	选择性淋巴引流区

九、具体部位肿瘤的放射治疗

（一）扁桃体癌

1. 常规照射技术　照射野设计：两侧面颈联合野包括原发病变、周围邻近结构和上颈淋巴结。上界位于颧弓水平，下界位于甲状软骨切迹水平或根据病变向下侵犯的范围而定，前界应至少超出病变前缘前2cm，后界包括 VA 区淋巴结。D_T36～40Gy 时，照射野后界前移至脊髓前缘，并继续加量放疗（图2-3-1）。颈后区如需继续加量时，可用合适能量的电子线补量。

下颈、锁骨上区常规预防性照射，一般用单前野垂直照射。

颈部淋巴结阴性，体中线处挡2～3cm 宽的铅以保护喉和脊髓。

对于颈部有不规则手术史，或上颈部有大淋巴结患者，或中、下颈及锁骨上区有肿大淋巴结，喉头处挡铅为 2cm×2cm～3cm×3cm，致 D_T36～40Gy 时，改为全挡脊髓。

2. 术后放射治疗射野设计　对于具有术后失败高危因素的扁桃

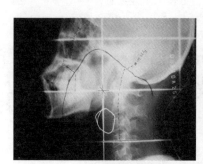
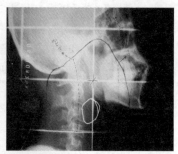

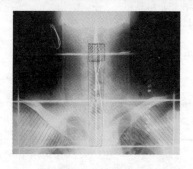

图 2 - 3 - 1　扁桃体癌常规照射射野设计（$T_3N_1M_0$）

D_T 36～40Gy 时，缩野避开脊髓（虚线表示分界线）继续照射，虚线后部
分可用 8～10MeV 电子线补量。

体癌患者，应该给予术后放射治疗或术后同步化放疗，照射野设计两
者相同。原则是瘤床＋手术区必须包括在照射范围内，并且作为高危
区处理，并对可能出现淋巴结转移的区域给予预防性照射。

（二）软腭癌

如病变为高分化鳞癌，而上颈又无转移淋巴结，则照射野仅包括
原发病变及上颈部淋巴引流区即可，中、下颈不需要预防性照射；如
一侧上颈淋巴结阳性，则同侧中下颈、及锁骨上区应行预防性照射，
而对侧中下颈无需照射；如双侧上颈淋巴结阳性，则双侧下颈、锁骨
上区均要预防性照射。

如病理为分化较低的鳞癌、或低分化癌、或未分化癌，则不论上
颈是否有淋巴结转移，双侧中下颈、锁骨上区都要给予预防性照射。

具体方法可参照扁桃体癌的颈部照射技术。

（三）舌根癌

照射野：双侧对穿野＋下颈锁骨野。

双侧照射野包括原发病变及上颈部淋巴引流区。

常规照射时，患者取仰卧位，下颌上仰，张口含瓶/或楔形压舌器，将舌压于瓶底，面罩固定。

上界：要求超过舌和舌根表面 1.5～2.0cm，如果肿瘤侵及口咽咽前后柱，或鼻咽，上界相应提高，可达颅底，包全整个受侵的解剖结构。

下界：舌骨下缘水平，可根据颈部转移淋巴结位置适当调整位置。

前界：应包括咽峡及部分舌体。

后界：包括 VA 淋巴引流区。

下颈锁骨上野：单前野垂直照射，但要注意单前野脊髓挡铅或两野交界处挡 2cm×2cm～3cm×3cm 铅，以避免两相邻野处脊髓过量照射（图 2－3－2）。

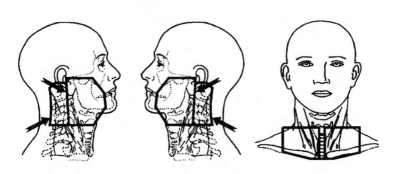

图 2－3－2 舌根癌照射野

十、放疗副作用和晚期并发症

口咽癌放射治疗最常见的急性反应是口咽部黏膜炎，中到重度的吞咽疼痛和吞咽困难。

大约 10% 的患者会出现严重营养不良，绝大多数患者在治疗过程中体重下降会超过 10% 。通常需要给患者置放胃管或胃造瘘来解决患者的营养问题并需要保持水、电解质平衡。

下颌骨放射性骨坏死是比较严重的后遗症，可以采用高压氧保守治疗，但保守治疗手段疗效相对较差，坏死段下颌骨切除 + 修补术疗效更肯定。

十一、预后

扁桃体癌 I、II 期患者放疗后的 5 年生存率可分别达到 100% 与 80% 。晚期病变 20% ~ 40% 左右。中国医学科学院肿瘤医院 160 例扁桃体癌单纯放射治疗结果总的 5 年生存为 59.2% ，其中 T_1 ~ T_4 期 5 年生存率分别为 82.4% 、62.7% 、55.7% 、41.7% ；N_0 ~ N_3 期 5 年生存率分别为 78.4% 、68.9% 、44.5% 、34.0% ；I ~ IV 期的 5 年生存率分别为 83.3% 、83.7% 、73.5% 、40.7% 。

软腭癌单纯放疗的 5 年生存率在 30% ~ 60% 左右，其中 T_1 病变为 80% ~ 90% ，T_2 病变，60% ~ 80% ，而 T_3，T_4 病变仅为 20% ~ 40% 。

舌根癌放疗后总的 5 年生存率可达 40% ~ 60% 。T_1、T_2 病变放疗的局部控制率可高达 80 ~ 100% 。即使是晚期的 T_3、T_4 病变，放疗的局部控制率也能达到 30% ~ 60% 。

（高　黎　徐国镇　易俊林）

第四节　下　咽　癌

一、概述

下咽癌约占头颈部恶性肿瘤的 0.8% ~ 1.5% ，下咽癌发病率与烟酒的消耗量呈显著正相关。下咽癌患者发生上消化/呼吸道第二原发癌的几率在 1/4 ~ 1/3 。

二、解剖学、淋巴引流、血行转移

1. 解剖学　下咽是口咽的延续部分，相当于第三到第六颈椎水平，临床上分为 3 个区域：梨状窝区、环后区和咽后壁区。

梨状窝区其上至会厌咽皱襞，下至食管入口，内邻构会厌皱襞、杓状软骨和环状软骨,外邻甲状软骨板。

环后区,即环状软骨后缘的区域,其上至杓会厌皱襞,下至环状软骨下缘,外邻梨状窝。

咽后壁区为会厌溪的底部(相当于舌骨上缘水平)至环状软骨下缘之间的咽后壁。

2. 淋巴引流 淋巴引流主要通过甲状舌骨膜至Ⅱ,Ⅲ,Ⅳ区,少数可到ⅤA,甚至锁骨上区(ⅤB)。

同侧Ⅱ区淋巴结是最常见的转移部位,其次为Ⅲ,Ⅳ区,Ⅴ区和咽后淋巴结。

下咽下部如环后区、梨状窝顶部的淋巴引流还可随着喉返神经引流至气管旁、食管旁和锁骨上淋巴结。

咽后壁区淋巴引流的一个显著特点是其与咽后淋巴结及咽侧间隙的淋巴结相互贯通。

不同部位原发肿瘤和 T 分期的淋巴结转移情况见表 2 - 4 - 1。

表 2 - 4 - 1　不同部位原发肿瘤和 T 分期的淋巴结转移情况(%)

部位分期	T_1	T_2	T_3	T_4
梨状窝	38 ~ 91	67 ~ 83	69 ~ 80	60 ~ 98
咽后壁	33 ~ 70	31 ~ 79	47 ~ 85	70 ~ 82
环后区	6	17	38	50

三、病理类型

下咽癌约 95% 以上为鳞癌,且其分化程度较低。

四、临床表现

1. 男女之比为 2 ~ 3∶1,多数发病年龄在 60 ~ 65 岁之间。

2. 梨状窝者最为常见,占 60% ~ 70%;其次为咽后壁区,占 25% ~ 30%;环后区占 5% 左右。

3. 初次就诊时,大约 40% 的患者的疾病局限于原发灶部位,40% 多为原发灶伴区域淋巴结转移,还有 10% ~ 20% 的患者合并有远地转移。

4. 主要临床症状 咽部异物感，吞咽困难、吞咽疼痛、声嘶、喉鸣、痰血、咳嗽，颈部淋巴结肿大等。

五、分期检查（同口咽癌）

特别强调第二原发肿瘤的检查，下咽癌合并食管癌发病率较高，要求进行食管造影和食管镜检查，口腔、口咽、食管、肺等器官均应详细检查。

六、分期（UICC 2002 年分期标准）

（一）T 分期

T_1：肿瘤局限于下咽的一个亚区，并且最大直径≤2cm

T_2：肿瘤侵犯一个以上的亚区或临近结构，肿瘤最大直径 >2cm，但≤4cm，不伴半喉固定

T_3：肿瘤最大直径 >4cm，或伴有半喉固定

T_{4a}：肿瘤侵犯下列结构：甲状/环状软骨、舌骨、甲状腺、食管、软组织中心部分（喉前带状肌和皮下脂肪）

T_{4b}：肿瘤侵犯椎前筋膜、包绕颈动脉，或侵犯纵隔结构。

（二）N 分期

N_1：同侧单个转移淋巴结转移，最大直径≤3cm

N_{2a}：同侧单个淋巴结转移最大直径 >3cm，但≤6cm

N_{2b}：同侧多个淋巴结转移，最大直径≤6cm

N_{2c}：双侧或对侧淋巴结转移，最大直径≤6cm

N_3：转移淋巴结的最大直径 >6cm

注：中线淋巴结按同侧淋巴结处理

（三）M 分期

M_0：无远地转移

M_1：有远地转移

（四）临床分期：

0 期：$T_{is} N_0 M_0$

Ⅰ期：$T_1 N_0 M_0$

Ⅱ期：$T_2 N_0 M_0$

Ⅲ期：$T_{1\sim2} N_1 M_0$、$T_3 N_{0\sim1} M_0$

Ⅳ期：

　A：$T_{1～3} N_2 M_0$、$T_{4a} N_{0～2} M_0$

　B：$T_{4b} N_{0～2} M_0$、$T_{1～4} N_3 M_0$

　C：$T_{1～4} N_{0～3} M_1$

七、治疗原则与疗效

总则：既要最大可能地提高肿瘤的局部区域控制率，又要尽量降低治疗手段对器官功能损害。早期下咽癌应该首选放射治疗。晚期病变采用"放射治疗＋化疗±手术"的综合治疗模式。

八、放射治疗

（一）适应证

1. 单纯放射治疗　T_1、$T_2 N_0$病变，尤其是肿物呈外生性生长的可首选根治性放射治疗。病理类型为低分化癌或未分化癌者，不论病期早晚，均应首选放射治疗。如放射治疗后有残存，可行手术切除

2. 术前放疗　可以手术的 T_3、$T_4 N_{0～1}$的患者作计划性的术前放射治疗或术前同步化放疗。对放疗反应好，D_T50Gy后肿瘤完全消退（临床及影像学评价，只有临床评价不能准确反映疗效），可采用根治性放射治疗和/或同步化放疗，手术作为挽救治疗手段。

3. 术后放射治疗　首先采用手术治疗的患者，有以下高危因素：手术切缘安全距不够（通常小于5mm为标准），切缘不净、肿瘤明显残存，淋巴结直径＞3cm，或者多个淋巴结转移，或颈清扫术后提示广泛的淋巴结转移、淋巴结包膜外受侵、周围神经受侵者，均应行术后放射治疗或者术后同步化放疗。

4. 姑息性放射治疗　①一般情况差、局部晚期、不能手术者拒绝手术者可作姑息性放射治疗；②手术后、首程放疗后复发的患者行姑息性放射治疗。

（二）常规放射治疗技术

1. 体位　仰卧位，头垫平架，选用合适型号的头枕使颈椎拉直，面罩固定，采用水平相对野，在模拟机下摄定位片，并按照照射野的形状及大小制作整体铅挡。

2. 射野设计　主要采用面颈联合野对穿照射＋下颈锁骨上野垂直照射技术，如果原发灶位置低或患者颈部较短，同术后放疗照射野

设计。

（1）面颈联合野（图2-4-1）

上界：一般至颅底；

下界：至食管入口（相当于环状软骨下缘水平），包括整个咽侧间隙、口咽、下咽部、喉部、颈段食管入口及上、中颈部和咽后淋巴引流区；

后界：的位置应根据颈部有无转移淋巴结而定：如颈部阴性，后界置于颈椎棘突的位置；如颈部阳性，则后界应后移以包括颈后淋巴结为准；

前界：一般开放。

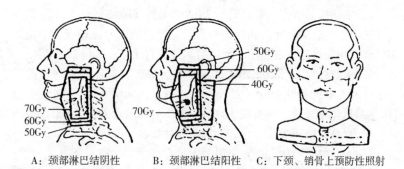

A：颈部淋巴结阴性　　B：颈部淋巴结阳性　　C：下颈、锁骨上预防性照射

图2-4-1　下咽癌照射野的体表标志

（2）下颈锁骨上野　常规作预防性照射。预防性照射的剂量为50Gy/25F。

3. 术后放射治疗照射野设计　对术后具有高危复发因素，需要放射治疗的患者，照射范围应该包括所有手术区域。采用转床±10°，两侧大野水平对穿照射（图2-4-2）。

4. 照射剂量

（1）根治性放疗　原发灶及阳性淋巴结 D_T 68～72Gy；高危区 D_T 60Gy，低危区（预防区）D_T 50Gy。

（2）术前放疗　原发灶及阳性淋巴结 D_T 50～60Gy，低危区（预防）D_T 50Gy。

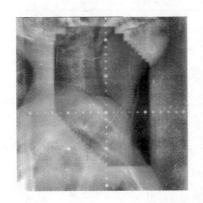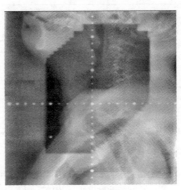

图 2 - 4 - 2 下咽癌术后放射治疗射野设计图示

（3）术后放疗 根治性手术原发灶及手术区域 D_T60Gy；高危区 66Gy；切缘不净，D_T70Gy。

（三）适形和调强放射治疗技术

1. 适形、调强放射治疗流程参见口咽癌有关章节。

2. 体位固定 适形调强放射治疗对体位重复性要求高，要求很好的固定方式，一般采用热塑膜头颈肩固定方法。

3. 靶区定义及确定 如果患者接受了诱导化疗，靶区应该按照化疗前的侵犯范围来确定。不同期别下咽癌推荐靶区定义及剂量见表 2 - 4 - 2。

九、并发症及处理

1. 放疗前如有呼吸困难，请外科会诊，必要时先行气管切开。

2. 放射治疗并发症

（1）急性放疗反应 主要包括：①急性黏膜反应；②口腔干燥、味觉障碍；③喉水肿：一般在放疗后 6 月消退。超过 6 月仍持续存在的喉水肿，应警惕有肿瘤残存或复发的危险，应紧密随访，必要时活检证实，但应注意活检有可能导致周围喉软骨坏死的危险；④放射性皮肤反应。

表 2-4-2　不同期别下咽癌推荐靶区定义及剂量要求

临床期别	GTV	CTV1	CTV2	CTV3
$T_{1~2}N_0$	原发肿瘤	GTV 外放 1cm + IN Ⅱ, Ⅲ, 同侧 RPN	IN Ⅳ~V	CN Ⅱ~V, RPN
$T_{3~4}N_0$	原发肿瘤	GTV 外放 1cm + IN Ⅱ~V, RPN	CN Ⅲ, RPN	CN Ⅱ, Ⅳ, V
$T_{1~2}N_1$	原发肿瘤 + 阳性淋巴结	GTV 外放 1cm + IN Ⅱ~V, RPN	CNⅢ + RPN	CN Ⅱ, Ⅳ~V,
$T_{1~2}N_{2a~b}$	原发肿瘤 + 阳性淋巴结	GTV 外放 1cm + IN Ⅱ~V, RPN + CN RPN,	CN Ⅱ~Ⅲ	CN Ⅳ~V
$T_{1~2}N_{2c}$	原发肿瘤 + 阳性淋巴结	GTV 外放 1cm + IN Ⅱ~V, RPN + CN 阳性 LN 区,	CN 阴性 LN 区, RPN	
$T_{3~4}N_1$	原发肿瘤 + 阳性淋巴结	GTV 外放 1cm + IN Ⅱ~V, RPN + CN Ⅲ, RPN	CN Ⅱ, Ⅳ, V	
$T_{3~4}N_{2a~b}$	原发肿瘤 + 阳性淋巴结	GTV 外放 1cm + IN Ⅱ~V, RPN + CN RPN, Ⅱ~Ⅲ	CN Ⅳ~V	
$T_{3~4}N_{2c}$	原发肿瘤 + 阳性淋巴结	GTV 外放 1cm + IN Ⅱ~V, RPN + CN 阳性 LN 区,	CN 阴性 LN 区, RPN	
剂量范围	70~76Gy	60~66Gy	56~60Gy	50Gy~56Gy

备注：IN 同侧，CN 对侧，RPN 咽后淋巴结；淋巴结分区，参看本手册第二章第一节头颈部肿瘤放射治疗总论。

（2）晚期损伤　晚期损伤主要包括：①喉软骨坏死、软组织坏死；②严重喉水肿需要紧急气管切开；③颈部皮肤纤维化；④单纯放射治疗后因吞咽困难而需要胃造瘘。

十、预后

单纯手术 5 年生存率为 30%~40%，单纯放射治疗 5 年生存率为 10%~20%。手术 + 放射治疗的综合治疗在局部区域控制率和无瘤生存率明显好于单纯放射治疗，中国医学科学院肿瘤医院梨状窝癌术前放射治疗组的 5 年局部控制率、总生存率、无瘤生存率分别为

77.4%、58.1%、51.6%；而单纯放射治疗则分别为 55.0%、29.4%、32.5%。

（易俊林 罗京伟 高 黎）

第五节 喉 癌

一、概述

喉癌好发年龄多集中于 50～70 岁。男性多见，男女之比为 4∶1。烟酒的消费量与喉癌的发生直接相关。声门癌最常见占 60%，其次为声门上区癌占 30%，少见的为声门下区癌，仅占 5% 左右。

二、解剖学结构

喉位于颈前中央，成人相当于第四至第六颈椎椎体水平。

解剖学上将喉分为声门上区、声门区和声门下区 3 个区域（图 2–5–1，2–5–2）。

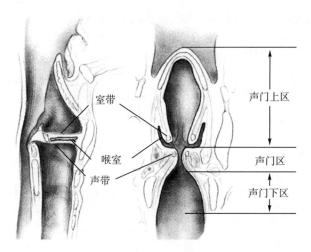

图 2–5–1 喉的解剖分区

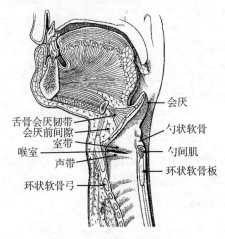

图 2 - 5 - 2 喉的矢状面图

（一）声门上区

是指声带以上的喉部，包括以下几个亚区：

1. 舌骨上会厌，包括会厌尖、会厌舌面和会厌喉面。

2. 勺会厌皱襞、喉侧缘。

3. 勺状软骨部。

4. 舌骨下会厌。

5. 室带（假声带）。

（二）声门区

包括声带，前、后联合及声带游离缘下 0.5cm 范围内的区域。

（三）声门下区

是指声门区以下至环状软骨下缘水平，长约 2cm，包括声带游离缘下 5mm 至第一气管环上缘之间的结构。

三、喉的淋巴引流

声门上、下区淋巴引流以声带为界限分别引流至不同的淋巴结组（图 2 - 5 - 3）。

声门上型喉癌转移部位多见于颈深淋巴结的上、中组（Ⅱ区及Ⅲ

区）；声门下型喉癌转移常见于颈中深、颈下深淋巴结即Ⅲ区及Ⅳ区，以及气管食管周围淋巴结转移（Ⅵ区）。最后可至锁骨上和上纵隔淋巴结。

真声带基本没有毛细淋巴管，故早期声带癌甚少发生淋巴结转移：T_1 病变淋巴结转移率为 0%，T_2 病变最高不超过 5%。但声门癌侵及前联合、声门上区或声门下区后，淋巴结转移率则相应增加，发生率可达 15% ~ 30%。

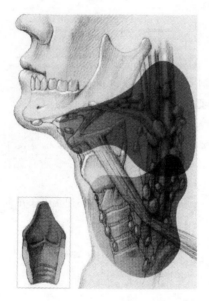

图 2 - 5 - 3 声门上下区癌常见淋巴结转移部位

四、病理分类

喉癌 90% 以上为鳞癌。分化程度最好的是声门区，而声门上区癌分化较差，声门下区癌介于两者之间。少见病理类型有腺癌、未分化癌、淋巴瘤、肉瘤等。

五、临床表现

常因发病部位及病期早晚的不同而出现不同的症状，常见的临床表现包括：

1. 声音嘶哑。

2. 咽喉部不适、异物感、咽喉部疼痛，甚至放射到同侧耳内。

3. 咳嗽、痰中带血。

4. 喘鸣、呼吸困难。

5. 颈部转移淋巴结。

六、分期检查

（一）临床检查

1. 观察喉外形。

2. 颈部淋巴结的检查。

3. 喉摩擦音的检查。

4. 口腔、口咽的检查　目的：①除外口腔第二原发肿瘤；②观察喉病变是否侵犯口咽；③常规行放疗前口腔处理。

（二）内镜检查

1. 间接喉镜、光导纤维喉镜检查　注意喉镜下肿瘤形态，如属于菜花样、溃疡状、结节状或包块状等，表面有无坏死，声带是否活动，周围临近结构如口咽、下咽是否受侵等。

2. 食管镜检　为常规检查，以除外同时合并食管第二原发癌的可能。

（三）辅助检查

1. 喉 CT/MRI 检查。

2. 胸部 X 线、下咽喉造影。

3. 颈部、腹部超声。

（四）病理检查

内镜下发现肿物，必须活检病理证实，一次活检阴性而又高度怀疑者需重复活检，必要时直接手术、术中冰冻病理证实。

七、临床分期

目前临床上多采用 2002 年 UICC 提出的 TNM 分期：

T：原发病灶

T_x：原发肿瘤不能被确定

T_0：无原发肿瘤的证据

Tis：原位癌

（一）声门上区癌

T_1：肿瘤局限于声门上一侧，声带活动正常

T_2：肿瘤累及声门上区一个以上邻近结构的黏膜，或声带受侵，或病变超出声门上区，如侵及舌根黏膜、会厌、梨状窝内侧壁，不伴有喉的固定

T_3：肿瘤限于喉内，声带固定和/或侵犯以下的任何一个结构：环后区、会厌前间隙

T_{4a}：肿瘤侵及甲状软骨，和/或侵及喉外组织（如气管、颈部软组织，包括舌深部肌肉、带状肌、甲状腺、或食管）（可切除）

T_{4b}：肿瘤侵及椎前间隙、包裹颈总动脉，或侵犯纵隔结构（不可切除）

（二）声门癌

T_1：肿瘤限于声带，可以累及前、后联合，声带活动正常

T_{1a}：肿瘤限于一侧声带

T_{1b}：肿瘤限于两侧声带

T_2：肿瘤累及声门上区和/或声门下区，或声带活动受限

T_3：肿瘤限于喉内，声带固定

T_{4a}：肿瘤侵及甲状软骨，和/或侵及喉外组织（如气管、颈部软组织，包括舌深部肌肉、带状肌、甲状腺、或食管）（可切除）

T_{4b}：肿瘤侵及椎前间隙、包裹颈总动脉，或侵犯纵隔结构（不可切除）

（三）声门下区癌

T_1：肿瘤局限于声门下区

T_2：肿瘤累及声带，声带活动正常或受限

T_3：肿瘤限于喉内，声带固定

T_{4a}：肿瘤侵及环状软骨、或甲状软骨，和/或侵及喉外组织（如气管、颈部软组织，包括舌深部肌肉、带状肌、甲状腺、或食管）（可切除）

T_{4b}：肿瘤侵及椎前间隙、包裹颈总动脉，或侵犯纵隔结构（不可切除）

N：淋巴结

N_0：临床无淋巴结转移

N_1：同侧单个淋巴结转移，其最大径 ≤3cm

N_2：同侧单个淋巴结转移，其最大径 >3cm 但 ≤6cm；或同侧多个淋巴结转移，但最大径均 ≤6cm；或双侧、对侧淋巴结转移，但最大径均 ≤6cm

N_{2a}：同侧单个淋巴结转移，其最大径 >3cm 但 ≤6cm

N_{2b}：同侧多个淋巴结转移，其最大径 ≤6cm

N_{2c}：双侧或对侧淋巴结转移，其最大径 ≤6cm

N_3：转移淋巴结的最大径 >6cm

M：远地转移

M_x：不能确定。

M_0：无远地转移。

M_1：有远地转移。

分期组合：

0 期：$TisN_0M_0$

Ⅰ期：$T_1N_0M_0$

Ⅱ期：$T_2N_0M_0$

Ⅲ期：$T_3N_0M_0$，$T_{1\sim3}N_1M_0$

Ⅳ期：

A：$T_{4a}N_0M_0$，$T_{4a}N_1M_0$，$T_{1\sim4a}N_2M_0$

B：T_{4b}，任何 N，M_0，任何 T，N_3，M_0

C：任何 T，任何 N，M_1

八、治疗原则

喉癌确诊后的治疗手段主要为手术和放射治疗。一般而言，任何部位的早期喉癌（T_1、T_2，N_0），无论是采用手术还是放射治疗，其总的生存率相似。而采用放射治疗后的发音功能要明显好于手术治疗者，而且放射治疗失败者，手术又有着较高挽救成功率，因此多主张放射治疗为首选。

晚期喉癌的治疗原则：气道梗阻明显时，行全喉切除术 ± 术后放射治疗；气道梗阻不严重者，则以术前放射治疗 + 手术治疗为主，部分患者经有效的术前放射治疗后，则可行较为保守的手术。为最大可能地增加喉保留，目前已有越来越多的临床研究表明，对选择性的晚期喉癌采用单纯根治性放疗、或诱导化疗＋放疗、或同步放化疗的方法，可获得和根治性手术＋术后放疗一样的疗效，而且约半数患者的喉功能得以保留。

（一）手术治疗原则

1. Ⅲ期、Ⅳ期病例经术前放射治疗后行全喉切除术或根据情况行保留喉功能的手术。

2. 放疗后复发者可行手术挽救。

3. 伴严重喉阻塞的喉癌病例可先手术切除，术后根据具体情况决定是否需要术后放射治疗。

4. 有颈部淋巴结转移者，一般应作颈部淋巴结清扫术。原发灶的处理分两种情况：如原发病变较局限（属 T_1、T_2 期），可用放射治疗控制原发灶，放射治疗后休息 2 ~ 4 周行颈清扫术；如原发病变范围广泛如 T_3、T_4 病变，放射治疗不能控制，应以手术为主，行术前放射治疗＋手术（包括原发灶的手术切除和颈部淋巴结清扫术）或手术＋术后放射治疗等综合治疗。

（二）放射治疗原则

1. 早期喉癌（Ⅰ、Ⅱ期早）　可首选根治性放射治疗。

2. 晚期病例可作计划性术前放射治疗。

3. 低分化癌或未分化癌应首选放射治疗。

4. 晚期病例的姑息减症治疗。

5. 术后放射治疗的指征

（1）手术切缘不净、残存或安全界不够。

（2）局部晚期病变如 T_3、T_4 病变。

（3）广泛性的淋巴结转移（≥2 个）、或淋巴结包膜受侵、或转移的淋巴结直径超过 3cm。

（4）软骨受侵。

（5）周围神经受侵。

（6）颈部软组织受侵。

术后放射治疗的病例如有以下指征，则气管造瘘口必须包括在照射野内：

（1）病变侵及声门下区。

（2）术前行紧急气管切开术者。

（3）颈部软组织受侵（包括淋巴结包膜外受侵）。

（4）气管切缘阳性或安全界不够。

（5）手术切痕通过造瘘口。

术后放射治疗一般在术后 3～4 周开始，最迟不超过 6 周，否则术后放射治疗的局部区域控制率明显下降。对高危病例，如淋巴结包膜外受侵、转移淋巴结数超过 4 个、切缘阳性、原发肿瘤侵及颈部软组织、周围神经受侵、转移的淋巴结直径超过 6cm、局部复发性病变等，术后放射治疗时间应限制在 4 周内开始。

（三）放射治疗相对禁忌证

1. 肿瘤或肿瘤周围组织明显水肿者。

2. 肿瘤或肿瘤周围组织有广泛的坏死或严重感染者。

3. 肿瘤严重阻塞气道，伴有呼吸困难者。

（四）化疗

目前在临床上用于晚期喉癌的化疗有诱导化疗和同步放化疗，因同步放化疗喉保留成功率明显好于诱导化疗，因此临床上不再主张诱导化疗，而推荐同步放化疗的综合治疗方案。

九、放疗技术

（一）常规放疗技术

1. 体位　照射体位为仰卧水平照射，头垫合适角度的头枕，采用热塑面罩固定技术。

2. 定位

（1）普通模拟机定位法　即直接用普通模拟定位机进行定位的一种技术。此种定位技术为目前临床应用的主流技术。

（2）CT 模拟机定位法　利用螺旋 CT 定位模拟机上进行薄层扫描（一般层厚 3mm），重建 DRR，在 DRR 像上直接勾画照射范围，不规则野可采用整体挡铅或 MLC 技术（图 2 - 5 - 4）。

3. 分割方式　采用常规分割照射法，晚期病变、或放疗不敏感者可考虑超分割。

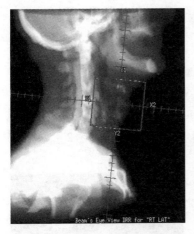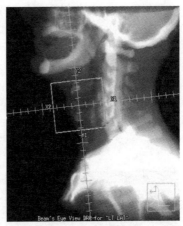

图 2 – 5 – 4 早期声门癌 DRR 上设计的照射野

4. 剂量

（1）根治性放疗 原发灶 D_T 70Gy/35F/7w；高危区 D_T 60Gy/30F/6w；低危区（预防区） D_T 50Gy/25F/5w。

（2）术前放疗 原发灶、阳性淋巴结及预防区域均为 D_T 50Gy/25F/5w。

（3）术后放疗 根治性手术原发灶及手术区域 D_T 60Gy/30F/6w；高危区 66Gy；切缘不净， D_T 70Gy。

（二）适形放疗技术

除 T_{1-2} 早期声门癌不考虑适形外，其他喉癌病例均可行适形放疗技术。

中国医学科学院肿瘤医院的靶区勾画原则为：根据临床检查、包括影像学检查所见，分为 GTV、CTV1、CTV2 等。GTV 以包括影像学所见的原发肿瘤及转移的淋巴结；CTV1 包括 GTV、全部喉结构、梨状窝、舌会厌溪、声门旁间隙、会厌前间隙和整个甲状软骨，以及高危淋巴引流区（声门上区病变应包括双侧颈部 II ～ IV 区淋巴引流区，T_{3-4} 声门癌靶区勾画同声门上区，声门下区病变在声门上区勾画的基础上包括双侧 VI 区淋巴结）；CTV2 包括下颈锁骨上预防照射区域。将相应靶区外放 3mm 即为 PTV，分次剂量及总剂量按 PTV 给量，PGTV 分次剂量 2.12Gy，总剂量 70Gy/33F，PTV1 分次剂量 1.82Gy，总剂量 60Gy/33F，PTV2 分次剂量 1.8Gy，总剂量 50～54Gy/28～30F，也可采用单前野照射 50Gy/25F。

十、不同部位、不同分期喉癌的放射治疗技术

（一）声门癌的放射治疗

1. T_1、T_2 声门癌照射野的设计

（1）病变靠前者，多采用两侧水平野对穿照射（图 2-5-5）。

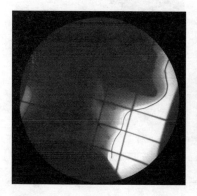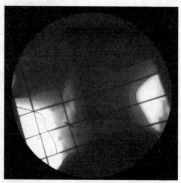

图 2-5-5 T_1N_0 声门癌的模拟机设野

上界：舌骨水平、或舌骨下缘、或喉切迹上缘水平（根据具体情况选择）。

下界：环状软骨下缘水平。

前界：颈前缘前 1cm 左右。

后界：喉咽后壁的前缘、或颈椎椎体的前缘、或颈椎椎体的前、中 1/3 交界处（根据具体情况选择）。

（2）病变靠后或侵及全部声带者，可采用两侧水平楔形野或两前斜野楔形照射技术，其目地是使高剂量区后移达到声带前、后部位的剂量接近，从而使整个靶区受到均匀的照射，但在选用楔形板的度数时应由计划系统根据病变范围、需要照射的区域和颈部轮廓等因素具体决定。

2. T_3、T_4 声门癌的治疗 患者无明显呼吸困难或肿瘤广泛坏死、严重感染、喉组织水肿等放射治疗禁忌证时，均可采用术前放射治疗。术前放射治疗宜用大野，设野方法基本同声门上区癌的原则。D_T50Gy 时如肿瘤消退满意，估计放射治疗可取得较好局部控制效果的，则可改为根治性放射治疗或做较为保守的手术；如 D_T50Gy 时肿瘤消退不满意，则请外科会诊考虑手术治疗。

3. 颈淋巴结转移的声门癌的放射治疗 对单侧上颈淋巴结转移者，同侧下颈、锁骨上区要作预防性照射；双侧上颈淋巴结转移者，双下颈及锁骨上区均要作预防性照射。

（二）声门上区癌放射治疗

1. N_0 病例照射野的设计 声门上区癌具有颈部淋巴结转移率高及转移发生早的特点，故照射野的设计以充分包括原发病灶及颈部区域性引流淋巴结为原则，即使是 N_0 的病例也必须行上、中颈淋巴引流区的预防性照射，而下颈不作预防性照射。照射体位取仰卧位，头垫合适角度的头枕使颈椎伸直，常规面罩固定，行双侧水平野对穿照射（图 2-5-6）。

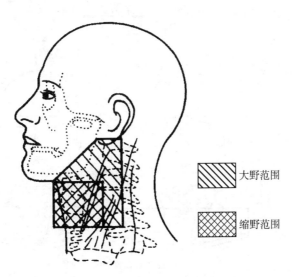

大野范围

缩野范围

图 2-5-6 N_0 声门上区癌的照射野

上界：第一颈椎横突水平，如口咽或咽旁受侵，则上界置于颅底水平；

下界：环状软骨下缘；

前界：颈前缘，但如果前联合或会厌前间隙受侵，前界应在颈前缘前 1～2cm 以保证该部位得到足够的剂量，避免剂量冷点；

后界：颈椎横突。

2. 颈淋巴结阳性病例的设野（图 2-5-7） 双侧水平野＋下颈、锁骨上野；双侧水平野的上、下、前界同 N_0 患者，后界应相应

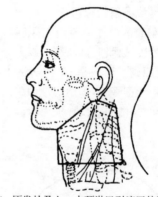

A. 原发灶及上、中颈淋巴引流区的照射野

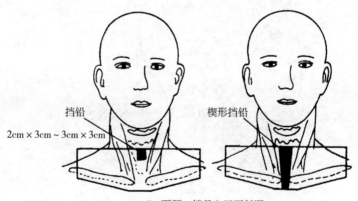

挡铅
楔形挡铅
2cm × 3cm ～ 3cm × 3cm

B. 下颈、锁骨上区照射野

图 2-5-7 淋巴结转移的声门上区癌的照射野

后移包括颈后淋巴结或根据肿大淋巴结的位置以完全包括为准。

下颈锁上野的上界与双侧水平野的下界共线，但在共线与体中线相交处的下方应挡铅 2cm×2cm~3cm×3cm（最好在侧野挡铅，详见图 2-5-8），以避免颈髓处两野剂量重叠而造成过量，或挡楔形挡块；下界沿锁骨下缘走行，外界位于肩关节内侧。

如有下咽受侵，则应避免在前方挡铅、而置于侧方挡铅（图 2-5-8）。

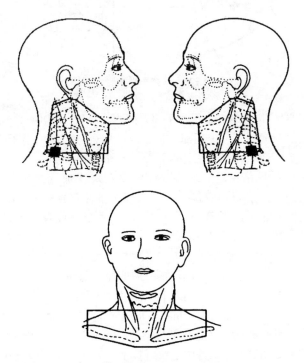

图 2-5-8 水平野侧方挡铅示意图

3. 双侧水平大野 对穿照射 如患者有下咽受侵、而颈部又较短时，可采用双侧水平大野对穿，下界置于锁骨下缘水平以包括全颈淋巴引流区，此时一般需转动床角 5°~10°以避开同侧肩部在照射野内（图 2-5-9）。

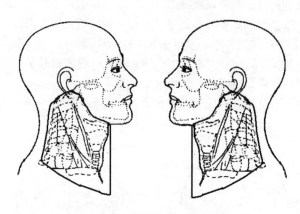

图 2-5-9 双侧水平大野示意图

4. 剂量 因脊髓在双侧水平照射野内，故 $D_T \leq 40Gy$ 时缩野避开颈髓继续照射喉和上、中颈部，颈后区可用合适能量的电子线照射，既增加了治疗剂量，又不使脊髓过量。至 $D_T 50 \sim 60Gy$ 时，上中颈部的预防性照射可结束，继续缩野针对原发病变加量照射至 $D_T 66 \sim 70Gy$，此时的照射野仍应包括全部喉部，而且上界应位于喉切迹上 2cm 以包括舌骨上会厌部分，对会厌溪或舌根受侵者，上界还要提高，最好是在模拟机下定位。

（三）声门下区癌放射治疗

声门下区癌的放射治疗应包括肿瘤的原发部位，下颈、锁骨上淋巴结，气管及上纵隔。可采用以下两种照射技术：

1. 小斗篷野照射技术（mini - mantle field） 将原发肿瘤，下颈、锁骨上淋巴结和上纵隔全部包括在一个靶区内（图 2-5-10）。其采用前、后两野对穿的等中心照射技术，等中心点一般选在颈椎椎体前缘水平。前野颈髓不挡铅而后野颈髓挡铅，前后两野剂量比为 4：1，每日同时照射。因为颈部前、后间的距离较大，所以主张用 10MV 高能 X 线照射，$D_T 40Gy$ 时改为双侧水平野以避开颈髓，包括喉、气管上部，加量至总量 $D_T 66Gy \sim 70Gy$。对 $4 \sim 6MV$ X 线照射，如采用此种照射技术，则可能由于后野挡铅而造成颈前相对应区域的低剂量，此时应在计划系统的指导下颈前方加一合适能量的条状电子线野以弥补这一缺失，达到10MV X线如图2-5-10的等剂量分布。

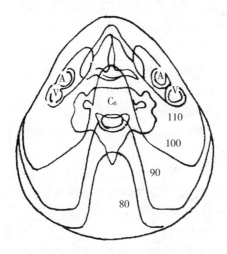

图2-5-10 小斗篷野照射技术的剂量分布（10MV X线）

2. 先设单前野或前、后两野对穿，上界根据病变侵犯的范围而定，下界接近隆突水平以包括气管、上纵隔。高能 X 线照至 $D_T \leqslant$ 40Gy（图2-5-11）（为消除颈薄胸厚的影响，可使用大头朝上，小头朝下的楔形板进行校正）时，脊髓处挡3cm铅，继续 X 线照射至 D_T 50Gy，而挡铅处用合适能量的电子线补量 10Gy 使其总量也达到

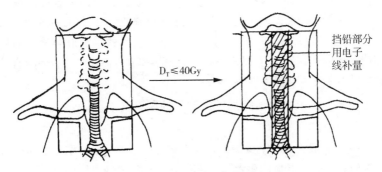

$D_T \leqslant 40Gy$

挡铅部分
用电子
线补量

图2-5-11 声门下区癌的照射野

50Gy。因下颈、锁骨上及上纵隔已到预防剂量，可停照，然后改为双侧水平野避开颈髓针对喉和气管上段进行加量，使总量达70Gy左右。

十一、放射治疗并发症及处理

1. 急性并发症　指发生在放射治疗过程中或放射治疗后1个月出现的任何不适。患者主要表现为声嘶、咽下疼痛、咽下不利，以及照射野内皮肤色素沉着等。

声带癌由于照射野较小，急性放疗反应不严重。

声门上区癌照射野较大，颌下腺及部分腮腺也在照射野内，因此放疗中除有声嘶、咽痛的症状外，还会出现口干、味觉改变、吞咽困难、体重减轻等反应，而且这种反应随着照射野面积的增加而加重。

2. 晚期并发症　最常见的并发症是喉水肿、喉软骨炎和喉软骨坏死，约占全部患者的5%~10%。

3. 综合治疗的并发症　手术+放疗综合治疗常见的晚期并发症为颈部软组织纤维化程度加重、吻合口狭窄和咽狭窄。

化疗合并放疗可引起放疗的急性反应明显加重，而且容易出现血液学毒性，且同步化疗也增加放疗的晚期并发症。

十二、疗效

1. 早期声门癌 $T_{1~2}$ 的放射治疗效果　单纯放射治疗的5年生存率在 T_1N_0 为80%~95%，T_2N_0 为65%~85%，若放射治疗失败经手术挽救的最终5年生存率 T_1 可高达90%~100%，T_2 可80%~90%。

2. 声门上区癌的放射治疗效果　总的说来，声门上区癌的放射治疗效果较声门癌差。单纯放射治疗的局部控制率，T_1N_0 接近80%，T_2N_0 接近60%；T_3、T_4 病变有或无淋巴结转移的单纯放射治疗的局部控制率分别为37%和23%左右，而手术和放射治疗的综合治疗有着较高的有效率，接近50%~60%。

十三、影响放射治疗局部控制率的因素

1. 自身因素

（1）一般情况　全身情况好，无贫血患者的预后，明显好于全身情况较差、合并贫血的患者。

（2）有无内科并发症　合并有内科疾病如糖尿病者，其放疗的肿

瘤局部控制率明显下降，且放疗并发症明显加重。

2. 肿瘤因素

（1）T、N分期。

（2）肿瘤的大小。

（3）肿瘤生长方式　外生型病变较浸润型病变放射敏感性高，放疗效果好。

3. 治疗因素

（1）射线的能量　早期声门癌用^{60}Co或4MV高能X线加速器治疗的效果好于8～10MV高能直线加速器照射。

（2）治疗总时间的长短　因分次剂量低或分段放疗所引起的治疗总时间延长，可显著地降低放射治疗的局部控制率。

（罗京伟　徐国镇　高　黎）

第六节　鼻腔及鼻窦肿瘤

一、发病情况

鼻腔、鼻窦的肿瘤多发生于鼻腔筛窦和上颌窦，以癌最多见。鼻腔、鼻窦恶性肿瘤占全身恶性肿瘤的0.5%～2%；占头颈部肿瘤的9.7%～11.9%。各部位发病率为：外鼻4.1%～10%，鼻腔癌占47.9%～55.3%，上颌窦癌占34.1%～40.3%，筛窦4%～4.4%、蝶窦0.4%～2%、额窦1.2%。鼻腔、鼻窦癌的高发年龄为50～60岁，男性与女性发病比例约为2:1。

二、病因

鼻腔与鼻窦癌的发病原因目前还不十分清楚，已知的与本病可能有关的因素较多，主要有环境、物理、化学及病毒感染等因素。

三、解剖及淋巴结引流（图2-6-1，图2-6-2）

（一）鼻腔

鼻腔由鼻前庭、鼻甲、鼻道组成。鼻中隔将鼻腔分为左右两侧。每侧鼻腔均有四个壁。上壁由鼻骨筛骨水平板和蝶窦前壁构成，下壁为硬腭内侧份，内壁即鼻中隔，外侧壁有上、中、下三个鼻甲突起。

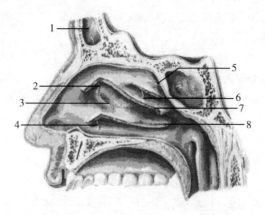

图 2 – 6 – 1　鼻腔、鼻窦开口示意图

1：额窦；2：探针通过额窦开口至额窦；3：探针通过上颌窦开口；4：探针通鼻泪管；5：探针通过蝶窦开口；6：探针通筛窦；7：中鼻甲；8：下鼻甲。

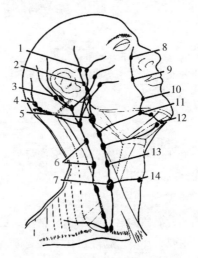

图 2 – 6 – 2　头颈部淋巴结引流图示

1：腮腺淋巴结；2：耳前淋巴结；3：耳后淋巴结；4：枕淋巴结；5：颈内静脉二腹肌淋巴结；6：颈浅淋巴结；7：颈内静脉肩胛舌骨肌淋巴结；8：眶下淋巴结；9：颊淋巴结；10：下颌淋巴结；11：颌下淋巴结；12：颏下淋巴结；13：颈深淋巴结；14：气管前淋巴结。

1. **鼻前庭** 为鼻腔的皮肤部分,有汗腺,皮脂腺和较多鼻毛,下壁是上颌骨,两侧是纤维脂肪组织的鼻翼,鼻前庭的后部也是与鼻腔黏膜的移行处。

2. **鼻甲** 含有丰富的血管组织,特别是下鼻甲血管极其丰富。每个上、中、下鼻甲的下外方空隙即是上、中、下鼻道。上鼻甲以下的部分为鼻腔的呼吸部,上鼻甲平面以上为鼻腔的嗅部。在上鼻甲后上方有蝶筛隐窝,此处有蝶窦的开口。中鼻甲与鼻中隔之间的空隙称嗅裂。

3. **鼻道** 上鼻道有后组筛窦和蝶窦开口。中鼻道有上颌窦、前组筛窦、额窦开口。下鼻道前上部,距鼻孔约3cm处有鼻泪管开口。各鼻道和鼻甲与鼻中隔之间的腔隙称为总鼻道。

4. **鼻腔淋巴引流** 鼻腔的淋巴管极为丰富,呼吸部淋巴管网较嗅部稀疏,其前部的淋巴管与鼻前庭的相吻合,引流至颌下淋巴结,后部引流至咽后淋巴结和颈深上淋巴结。嗅部淋巴引流至咽后淋巴结。

（二）上颌窦

上颌窦是四对鼻窦中最大的一对,容积为15~30ml,可分为6个壁。内壁即鼻腔外侧壁,部分骨壁较薄,肿瘤易由此侵入鼻腔。前壁犬齿窝处最薄,上颌窦开窗由此进入窦腔。顶壁即为眼眶的底壁。上颌窦底壁为硬腭外侧份和上颌骨牙槽突。上颌窦腔与第二前磨牙、第一、二磨牙仅隔非常薄的一层骨质,肿瘤容易经此向外扩展。后壁与外壁分别与翼腭窝颞下窝相邻,两壁间没有明确分界线。上颌窦淋巴引流至Ⅱ区淋巴结。

（三）筛窦

筛窦位于鼻腔上部与两眶间的筛骨迷路内,两侧常不对称,每侧约有10个筛房。以中鼻甲附着缘为界,将筛窦分为前后两组。后组筛窦与视神经关系密切。筛窦的上壁是位于前颅窝底很薄的筛骨水平板,外壁极薄,故称纸样板,与眼眶相邻。前组筛窦引流至颌下淋巴结,后组筛窦引流至咽后淋巴结。

（四）鼻腔、鼻窦的生理功能

鼻腔是正常呼吸时的主要通道,对通过的空气具有加温、湿润和清洁作用。

　　鼻窦的生理功能目前还不十分清楚，一般认为可湿润和温暖吸入的空气，对发音有共鸣作用。

　　四、诊断

　　（一）鼻腔、筛窦肿瘤临床表现

　　1. **血涕**　鼻腔受侵或肿瘤原发于鼻腔，表现为患侧鼻腔涕中带血或鼻出血，反复发作，逐渐加重，伴有感染者则为脓血涕。早期筛窦癌症状多不明显。

　　2. **鼻堵**　肿瘤原发于鼻腔或由筛窦侵至鼻腔，出现鼻堵、嗅觉减退、脓血涕伴有恶臭、鼻外形改变等，肿瘤压迫堵塞鼻泪管或鼻泪管受侵，则出现溢泪；肿瘤在鼻腔堵塞相应的窦腔开口时，即可见相应的窦腔发生堵塞性炎症。

　　3. **眼球移位**　肿瘤经纸样板侵及眼眶出现眼球移位、复视等，侵及眼球后部或眶尖可出现眼球外突、视力减退、Ⅱ、Ⅲ、Ⅳ脑神经麻痹等症状。

　　4. **其他**　鼻咽受侵则出现耳鸣、听力下降，侵及鼻底出现硬腭肿块。

　　（二）上颌窦肿瘤的临床表现

　　侵及部位不同临床表现也不同。早期肿瘤局限于窦腔内黏膜，常无明显临床症状。以下按其侵犯部位叙述临床表现。

　　1. **侵及内侧壁或鼻腔**　出现上述血涕、鼻出血、鼻堵等症状。

　　2. **侵及底壁**　可出现牙痛，牙齿松动甚至脱落，患者常因此就诊于口腔科。此时颊龈沟或硬腭外份可触及肿物。

　　3. **前壁受侵**　可出现面部疼痛，软组织受侵出现面部肿胀，严重者可发生皮肤破溃。眼裂与唇裂间的皮肤感觉减退或面麻。

　　4. **顶壁受侵**　出现眼球胀痛、向上移位、外突、复视等；累及眶周肌肉或视神经时，眼球活动障碍及视力减退。

　　5. **肿瘤穿破后壁侵及翼腭窝及翼内外肌**　出现颞部疼痛；张口困难；严重者可出现牙关紧闭。

　　6. 肿瘤还可侵及颞下窝、鼻咽、颅底等部位；同时伴有头痛、耳鸣听力下降等。

淋巴结转移 鼻腔、筛窦、上颌窦癌常见Ⅱ区淋巴结转移，当肿瘤位于或侵及鼻腔后 1/3 或鼻咽时，可发生咽后淋巴结转移。肿瘤侵及鼻腔前庭时，发生双侧颌下淋巴结转移的机会增加。

（三）影像学检查

目前 CT 和 MRI 增强扫描已成为鼻腔、鼻窦癌的常规检查。此两项检查可清楚显示肿瘤部位，侵犯范围，骨质是否受侵，及肿瘤与周围组织器官的关系。对部分肿瘤广泛的晚期患者，有助于确定原发部位，和临床 TNM 分期，有利于治疗方案的确定，并指导放射治疗计划的设计和明确手术范围，也是治疗后判断疗效和随诊过程中观察肿瘤有无复发和转移不可或缺的检查手段之一。

（四）组织学检查

鼻腔、鼻窦肿瘤在治疗前，应取得组织学或细胞学证实。原发于鼻腔的肿瘤，或鼻窦肿瘤侵及鼻腔，可直接取鼻腔肿物活检。活检前应去除肿瘤表面的坏死组织，用麻黄素收缩鼻甲，避免误取正常组织引发不必要的出血。当肿瘤伴有息肉、乳头状瘤时，需要深取或多点、多次活检才能获得阳性结果。如果肿瘤局限在上颌窦腔内则应行上颌窦开窗术，一方面取得病理证实，另一方面开窗引流。

五、鼻腔、鼻窦常见肿瘤组织学类型

1. 鳞状细胞癌 鼻腔、筛窦癌中最常见。约占鼻腔、鼻窦肿瘤的 50%。可分为高、中、低和未分化 4 个级别。分化差的鳞癌发生淋巴结转移的机会增加。亦可发生远地转移。基底细胞样鳞状细胞癌并不常见，其生物学行为与鳞状细胞癌类似。

2. 腺癌 可分为低度恶性和高度恶性，后者较前者侵袭性更强。

3. 乳头状腺癌 为低度恶性肿瘤，预后较好。

4. 腺泡细胞癌，粘液表皮样癌和腺样囊性癌 是发生于鼻腔、鼻窦小涎腺上皮的恶性肿瘤。其生物学行为与发生在其他部位的同类肿瘤一样。其中以腺样囊性癌居多，好发于鼻腔上部。容易向周围组织广泛浸润。

5. 腺鳞癌 为高度恶性肿瘤，侵袭性强，易发生转移，但发病率很低。

6. 肉瘤 来自软组织的纤维肉瘤多发生自鼻甲，横纹肌肉瘤可分为成人型和胚胎型两种类型，以后者最常见。但是，原发于鼻腔、鼻窦者少见。血管肉瘤发病率极低，好发于上颌窦，发生于鼻腔、鼻窦的血管肉瘤预后可能好于其他部位。鼻腔、鼻窦的软骨肉瘤和骨肉瘤非常少见。

7. 嗅神经母细胞瘤　以男性多发，发病高峰在 20～30 岁。肿瘤起源于鼻腔顶部嗅黏膜的神经上皮细胞。属高度恶性肿瘤，易发生淋巴结转移和血行转移。

8. 恶性黑色素瘤　高发年龄 40～60 岁，男女发病比例无明显差异。鼻腔、鼻窦恶性黑色素瘤并不多见。鼻腔恶性黑色素瘤多发生于鼻中隔、中下鼻甲，只有少数发生于鼻窦。淋巴结转移率为 20%～40%，血行转移亦较常见。

9. 内翻性乳头状瘤　为良性肿瘤，但其生物学行为呈恶性表现，易向周围组织侵犯和破坏骨组织。内翻性乳头状瘤好发于鼻腔外侧壁和中鼻甲；鼻窦以筛窦多见，常为多中心、弥漫性生长，术后复发率极高，并进行性发展。50%～70% 有既往手术史。有癌变倾向。由于肿瘤上皮向内翻转，长入肿瘤基质，临床组织学活检有时需要多次深取方可取得阳性结果。

六、放疗前准备工作

1. 口腔处理　包括：洁齿、拔除无保留价值的残根、修补龋齿，治疗牙周炎等。口腔处理最好在放疗前一周完成，以便使口腔处理引起的组织损伤得以修复。牙齿拔除较多或周围组织损伤较重的情况下，应给予抗炎治疗。

2. 上颌窦开窗　上颌窦癌患者放疗前需要行上颌窦开窗术。其目的有两个，一是取得组织学证实，明确诊断，二是开窗引流，减轻炎症，减少乏氧细胞，提高放疗敏感性。

上颌窦开窗术后，如果出血较多，需要进行上颌窦填塞压迫止血，一般情况下 24 小时后取出填塞物，观察无活动性出血，既可置入带有侧孔的塑胶管进行引流和冲洗。放疗期间每日用生理盐水冲洗上颌窦 1～2 次，伴有感染时可在冲洗液中加入抗生素。

七、治疗

（一）治疗原则

综合治疗是鼻腔、鼻窦癌的主要治疗模式。以下治疗原则供参考。

1. 术前放疗 除分化差的肿瘤以外，凡有手术指征的鼻腔、鼻窦癌都适合采用术前放疗，部分分化差的肿瘤术前放疗 50Gy 消退不满意时，应改为术前放疗。

2. 术后放疗

(1) 因大出血或肿瘤巨大引发呼吸困难的患者应先手术治疗。

(2) 腺样囊性癌。

(3) 术后切缘不净或安全界不够。

(4) 由于其他原因先采用手术治疗的分化差的肿瘤。

(5) T_3、T_4 及有淋巴结转移的晚期病变。

(6) 多次术后复发的内翻性乳头状瘤等。

3. 单纯放疗 可分为根治性和姑息性两种。姑息或根治都是相对而言，在治疗中可能因治疗效果或病情变化而互相转化。

(1) 根治性放疗 组织学分化差的肿瘤原则上采用根治性放疗的方法，但是，放疗 50Gy 时肿瘤消退不满意者应改为术前放疗。有手术指征，但因其他疾患无法接受手术或拒绝手术者可行根治性放疗。

(2) 姑息性放疗 肿瘤晚期无手术指征、放疗无希望根治，疼痛明显、肿瘤生长快、伴出血、肿瘤堵塞进食通道等，以姑息减症为目的进行放疗。肿瘤堵塞或压迫呼吸道时，先行气管切开，再行放疗。

4. 单纯手术治疗 分化好的早期鼻腔肿瘤或拒绝放射治疗的患者，可行单纯手术治疗。

5. 化疗 晚期肿瘤、组织学分化差、脉管内有瘤栓的患者，可考虑化疗与手术、与放射不同形式的综合治疗。拒绝手术和放疗的患者可行单纯化疗，但效果不佳。

6. 淋巴结的处理原则

(1) 早期、组织学分化好的鼻腔、鼻窦癌，因淋巴结转移率低，无需行常规颈部淋巴结预防照射。

(2) T_3、T_4 的晚期肿瘤患者，应行颈部淋巴结预防照射。

(3) 组织学分化差的鼻腔、鼻窦癌应行颈部淋巴结预防性照射。

(4) 已发生淋巴结转移者，无论采用哪种治疗模式，原发灶与转移灶应同时进行治疗，并行相应淋巴引流区的预防照射。

（5）根治性放疗的患者，如果原发病灶控制满意，颈部淋巴结残存，可手术挽救。

（二）放射治疗技术

1. 模拟机定位　患者采用仰卧位，张口含瓶，将舌压在瓶子的下面，目的是使舌在放疗中少受照射。根据患者的具体情况选用合适的头枕，将患者头颈部摆正后，进行热塑面罩固定。然后在模拟机拍摄定位片，或在 CT 模拟机连续扫描获得定位图像，并将定位中心及相邻野共用界线标记在面罩上。定位时应注意以下问题：

（1）常规外照射的患者，尽可能使其面部与床面平行，以利于 X 线与电子线放射野的设计、衔接和治疗的实施。

（2）调强适形放疗的患者，在 CT 模拟机定位时，应将头颈部尽可能摆正，并行增强扫描。

（3）碘过敏患者禁忌使用碘造影剂。

2. 靶区设定　根据临床检查和影像学检查等所观察到的肿瘤情况，在普通定位片或 CT 定位图像上进行靶区勾画。以下靶区勾画原则仅供参考。

（1）肿瘤位于鼻中隔，局限于一侧鼻腔，但未侵及鼻腔外侧壁，放射野包括双侧鼻腔、筛窦、和同侧上颌窦内侧壁。肿瘤穿透鼻中隔，放射野应包括双侧上颌窦内侧壁

（2）肿瘤位于一侧鼻腔，侵及鼻腔外侧壁或上颌窦，筛窦；或上颌窦肿瘤侵及前述部位时，放射野包括双侧鼻腔、筛窦、同侧上颌窦。肿瘤侵及翼板、翼内外肌、鼻腔后 1/3 或鼻咽时，应将鼻咽腔包括在放射野内。肿瘤局限于一侧上颌窦内，为侵及鼻腔筛窦，放射野包括患侧上颌窦、鼻腔及筛窦。

（3）眼眶受侵，单一纸样板受侵时，放射野外界在患侧角膜内侧缘即可，如果眼眶多壁受侵或肿瘤明显侵入眶内，则应包括整个眼眶。根据肿瘤侵犯范围决定是否保护泪腺。

（4）蝶窦、额窦、口腔、颞下窝、颅内等部位受侵，或双侧鼻腔、筛窦、上颌窦受侵时，需相应扩大照射野范围。

（5）淋巴引流区照射野设计　根据前述淋巴结处理原则，早期分

化好的鼻腔、鼻窦癌无需行颈部淋巴结预防照射。无淋巴结转移、肿瘤分化差、$T_3 \sim T_4$ 病变的患者，应行颈部淋巴结预防性照射；放射范围只包括 II 、区淋巴引流区；病变侵及鼻腔后 1/3 时，应行咽后淋巴结及双颈 II 、III 区淋巴结预防照射；鼻咽受侵时，需要行咽后淋巴结及双颈 II ~ V 区淋巴结预防照射。已发生淋巴结转移的患者，应行相应转移部位的治疗性照射和下颈锁骨上等淋巴结引流区预防照射。必要时包括 I 区淋巴引流区。面部皮肤受侵时，应将耳前淋巴结、腮腺淋巴结、颊淋巴结等包括在放射野内。鼻腔前庭病变容易发生双侧 II 区淋巴结转移，需引起临床大夫注意。

（6）眼睛是否保留，应根据肿瘤范围和患者意见决定，并依此确定放射野范围。在保眼睛的情况下，应注意在包全肿瘤的前提下尽量保护晶体，角膜和泪腺。如果确定不保留眶内容，在治疗计划设计时尽可能减少角膜剂量，避免发生角膜溃疡，或延缓角膜溃疡的发生时间。当双侧眼眶受侵时，治疗中尽可能保护病变较轻一侧的眼睛功能。

鼻腔、鼻窦癌普通常规外照射可采用一前一侧野、两前斜野、或两侧野加一前、筛窦及眼眶区补电子线等布野方式，同时加楔形板，等中心照射。常规外照射采用整体挡铅或多叶光栅技术。但是多叶光栅的适形度不如整体挡铅好，所以主张使用整体挡铅技术（图 2 - 6 - 3 ~5）。

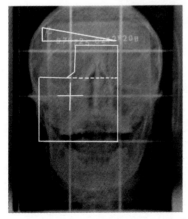
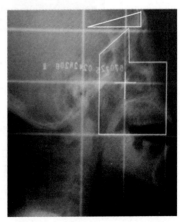

图 2 - 6 - 3　鼻腔上颌窦野不包眼眶

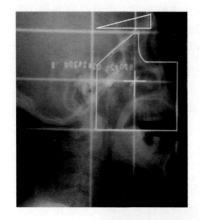
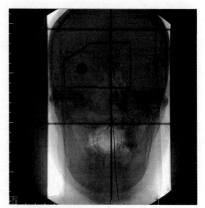
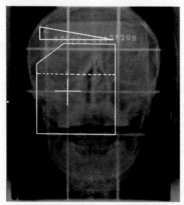

图2-6-4　鼻腔上颌窦野包括眼眶电子线野需铅珠挡晶体

　　调强适形放疗靶区须根据近期的影像学检查、CT定位图像和临床检查等来确定，分别勾画出GTV或GTVtb（瘤床）、CTV、GTVnd、PTV和重要器官，确定不同靶区的靶体积要求达到的处方剂量，和重要器官的剂量限制要求，然后在治疗计划系统进行治疗计划设计。

　　3. 治疗计划设计　治疗计划力求个体化，无论采用常规外照射或调强适形放疗，都应在取得定位图像后，到治疗计划系统进行治疗计划设计。通过调整放射野数目、射野角度、楔形板角度、各野之间剂量配比、X线与电子线能量的搭配等，来保证靶区内剂量分布均匀

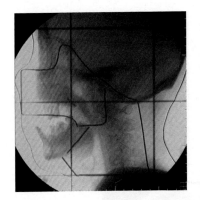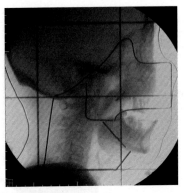

图2-6-5 常规治疗对穿野 上颌窦区X线、眼眶区及颈部电子线野

和周围重要组织或器官得以保护。应避免用非定位图像设计二维治疗计划，因其体位不同，会给治疗带来较大的不准确性。

4. 鼻腔副鼻窦肿瘤调强计划剂量分布图（图2-6-6，图2-6-7）

5. 能量选择 多选用6MV高能X线进行治疗，电子线用于筛窦、眼眶区和颈部淋巴结补量照射，一般选择6~12MeV的能量。

6. 靶区剂量 普通外照射每周5次，2Gy/次，一般情况下术前剂量为50~60Gy/5~6w。当上颌窦后壁受侵或腺样囊性癌行术前放疗时，剂量应达到60GY/6w。术后放疗或单纯放疗剂量60Gy~70Gy/6~7w。切缘阳性或安全界不够，应按根治性放疗处理，但要注意及时缩野。

调强适形放疗每周5次，每日1次。

术前放疗剂量GTVp，GTVnd，2.12~2.3Gy/F，总剂量59.36~64.4Gy/28F，PTV11.82~2.0Gy/F，总剂量50.96~56Gy/28F。

术后放疗剂量GTVp或GTVtb、GTVnd，2.12~2.3Gy/F，总剂量63.6~69Gy/30F，PTV1.82~2.0Gy/F，总剂量54.6~60Gy/30F。术后肿瘤残存或切缘阳性时，按根治放疗处理。

单纯放疗 GTVp、GTVnd，2.12~2.3Gy/F，总剂量60.96~75.9Gy/33F，PTV1，1.82~2.0Gy/F，60.06~66Gy/33F。PTV2，

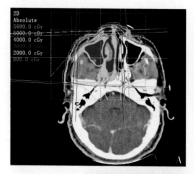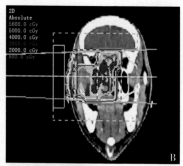

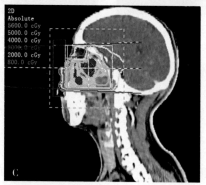

图 2-6-6 上颌窦肿瘤二维治疗剂量分布图

1.82Gy/F，总剂量 50.96Gy/28F。

八、预后及影响预后的因素

鼻腔及鼻窦癌治疗失败的主要原因是局部未控或复发；其次是淋巴结转移和远地转移。

（一）鼻腔、筛窦癌的预后及影响预后的因素

鼻腔、筛窦癌总 5 年生存率在 35% ~ 60% 之间。医科院肿瘤医院 231 例鼻腔、筛窦癌不同治疗方法的 5 年生存率为：单纯放疗 34.1%，综合治疗 R + S 61.9%，S + R 75.0%。

原发性鼻腔癌总的 5 年生存率为 42.2% ~ 62.2%，单纯放疗的 5 年生存率为 33.7% ~ 38.3%，不如放疗加手术和手术加放疗分别的

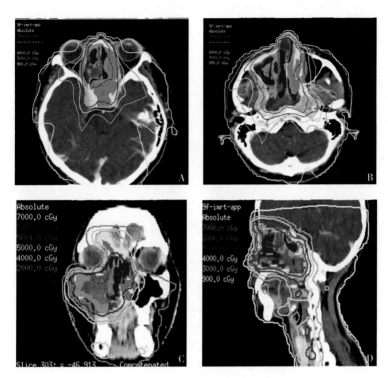

图 2 - 6 - 7　上颌窦肿瘤调强适形放疗计划剂量分布图

57.1%～76.0%和61.5%。

腺样囊性癌单纯放疗与综合治疗的 5 年生存率基本相同（80.3%：80%）。未分化癌单纯放疗也可获得较好的 5 年生存率（45.8%）；鳞癌、腺癌和低分化癌综合治疗 5 年生存率效果明显好于单纯放射治疗。

（二）上颌窦癌的预后及影响预后的因素

上颌窦癌总的 5 年生存率为 32.5%～43.6%。上颌窦癌预后因素分析显示临床分期是影响预后的重要因素之一，不同临床分期的 5 年生存率为：Ⅰ、Ⅱ期80%～85.7%，Ⅲ、Ⅳ期32.7%～45.8%。

1. 上颌窦 TNM 分期（2002　6th　UICC）

T_1：肿瘤局限于窦腔黏膜，无骨受侵或骨质破坏

T_2：肿瘤侵犯骨或有骨质破坏，包括侵犯硬腭和/或中鼻道，未侵犯上颌窦后壁和翼板

T_3：肿瘤侵及下列任何一个组织结构：上颌窦后壁、皮下组织、眼眶底壁或内侧壁、翼腭窝、筛窦

T_{4a}：肿瘤侵及下列任何一个组织结构：前部眶内容、颊部皮肤、翼板、颞下窝、筛板或额窦

T_{4b}：肿瘤侵犯下列任何一个组织结构：眶尖、脑膜、脑、中颅窝、脑神经（三叉神经上颌支除外）、鼻咽、斜坡

2. 鼻腔筛窦 TNM 分期（2002　6th　UICC）

T_1：肿瘤局限于鼻腔或筛窦的一个亚区，有或无骨质破坏

T_2：肿瘤侵犯一个解剖部位的两个亚区，或侵及鼻腔筛窦内的一个相邻结构

T_3：肿瘤侵犯眼眶底壁或内侧壁、上颌窦、腭或筛板

T_{4a}：肿瘤侵犯下列任何一个组织结构：前部眶内容物、鼻或颊部皮肤、前颅窝微小受侵、翼板、蝶窦或额窦

T_{4b}：肿瘤侵犯下列任何一个组织结构：眶尖、脑膜、脑、中颅窝、脑神经（三叉神经上颌支除外）、鼻咽、斜坡

N_0：无淋巴结转移

N_1：同侧单个淋巴结转移，最大径 ≤3cm

N_{2a}：同侧单个淋巴结转移，最大径大于 3cm，小于等于 6cm

N_{2b}：同侧多个淋巴结转移，最大径 ≤6cm

N_{2c}：双侧或对侧淋巴结转移，最大径 ≤6cm

N_3：转移淋巴结最大径 >6cm

M_0：无远地转移

M_1：有远地转移

分期：

0 期：$T_{is} N_0 M_0$

Ⅰ期：$T_1 N_0 M_0$

Ⅱ期：$T_2 N_0 M_0$

Ⅲ期：$T_3 N_{0\sim1} M_0$，$T_{1\sim2} N_1 M_0$

Ⅳ期：

A：$T_{1\sim3} N_2 M_0$，$T_{4a} N_{0\sim2} M_0$

B：$T_{4b} N_{0\sim3} M_0$；$T_{1\sim4} N_3 M_0$

C：$T_{1\sim4} N_{0\sim3} M_1$

（李素艳）

第七节 鼻 咽 癌

一、概述

鼻咽癌发病具有地域聚集性，种族易感性和家族高发倾向，以华南、西南各省为高发区。40～59 岁为发病高峰。较为肯定的致病因素为：EB 病毒感染、化学致癌因素或环境因素、遗传因素等。

二、解剖学，局部侵犯，淋巴及血行转移

鼻咽位于颅底与软腭之间，垂直径和横径各 3～4cm，前后径 2～3cm，由前、顶、后、底和左右两侧壁等 6 个壁构成。紧邻鼻腔、颅底（蝶窦、筛窦）、$C_{1,2}$ 椎体，借破裂孔、卵圆孔与颅内相通。

鼻咽癌的通常的淋巴引流途径主要有两条：颈静脉链和副神经链。

鼻咽癌血形转移较为常见，最常见部位是骨，其次是肺或肝。

三、病理类型

鼻咽肿瘤大体表现为外生型和黏膜下浸润型。

2003 年 WHO 将鼻咽癌的病理类型分为：角化型鳞状细胞癌，非角化型癌（非角化性又分为分化型和未分化型两个亚型）及 基底细胞样鳞状细胞癌等 3 种类型。

鼻咽其他癌较少见，其组织类型有腺癌、腺样囊性癌、黏液表皮样癌以及恶性多形性腺瘤，其具体形态特点与涎腺同样类型的癌一致。

四、临床表现

1. 原发灶引起的临床表现 回吸性血涕、耳鸣及听力下降、鼻堵、头痛、面部麻木、复视、张口困难、软腭麻痹、颅底受侵引发的

颅神经麻痹综合征：如 眶上裂综合征、眶尖综合征、垂体蝶窦综合征、岩蝶综合征、颈静脉孔综合征、舌下神经孔症状等

2. 转移淋巴结引起的临床表现　颈部包块、压迫症状如搏动性头痛、面颈胀痛；颈动脉窦过敏综合征，Horners 征等。

3. 血型转移引起临床表现　纵隔淋巴结转移：胸闷及通气不畅；腹膜后淋巴结转移：持续性发热，白细胞不增多，抗炎无效；骨转移引起局部疼痛、固定压痛或局部包块，病理性骨折或压缩性骨折等。

五、检查

（一）临床检查

1. 一般项目　行为状况评价（KPS）、体重、身高、视力、生命体征的测定，心、肺、肝、脾 骨及神经系统。

2. 专科检查　包括眼、耳、鼻等检查，口腔检查有无牙及牙周疾病、龋齿，残根，缺齿（治疗前请口腔科会诊），扁桃体等情况，下咽、喉检查。

3. 肿瘤相关检查

（1）原发灶

1）做好患者的解释工作，接触患者的紧张情绪。

2）麻黄素收缩鼻甲，1% 丁卡因充分麻醉口腔及口咽黏膜。

3）前鼻镜检查鼻道是否通畅，黏膜是否正常，有无出血，有无肿瘤。

4）间接鼻咽镜检查鼻咽肿瘤情况，详细描述肿瘤的部位，外观，有无溃疡及出血以及与鼻咽各壁的关系。有无口咽受侵。

5）根据情况，使用鼻咽纤维光导镜检查，获得更为详细的肿瘤情况。

（2）转移淋巴结　对耳前/耳后，枕后，全颈、双侧腋窝进行仔细触摸。根据颈部影像学分区（见表）记录肿大淋巴结的部位、大小、质地、活动度、是否侵皮等，分区中没有提及的另外文字描述。

（3）脑神经　对十二对脑神经及颈交感神经所支配的肌肉，器官等进行检查，记录功能损害情况。

（二）影像学检查

1. 必须检查　胸片，颈部腹部 B 超，鼻咽颅底上颈部 MRI 和

CT，下颈部 CT 或 MRI。

2. 备选检查 局部晚期患者，骨扫描。

（三）实验室检查

1. 血常规（血型），肝肾功能，甲状腺功能，垂体功能，凝血三项检查。

2. 血清 EB 病毒抗体（VCA-IgA 和 EA-IgA）。

（四）病理检查

1. 经原发灶活检，获取病理诊断。鼻咽重复活检病理阴性或鼻咽镜检未发现原发灶时，才行颈部淋巴结的活检。

2. 外院有病理诊断，必须经我院会诊。

六、分期

（一）1992 年福州分期

1. T 分期

T_{is}：原位癌

T_x：未发现癌灶

T_1：局限于鼻咽腔内

T_2：局部浸润至鼻腔、口咽、茎突前间隙、软腭、椎前软组织、颈动脉鞘区部分侵犯

T_3：颈动脉鞘区被肿瘤占据、单一前组脑神经损害、颅底、翼突区、翼腭窝

T_4：前后组脑神经均受损害、鼻窦、海绵窦、眼眶、颞下窝侵犯、颈椎 1~2 直接受侵

2. N 分期

N_0：未触及肿大淋巴结

N_1：上颈淋巴结直径 <4cm，活动

N_2：下颈有肿大淋巴结，或直径 4~7cm，或活动受限

N_3：锁骨上区有肿大淋巴结，或直径 >7cm，或固定及皮肤浸润

注：上下颈分界线为环状软骨下缘

3. M 分期

M_0：无远处转移

M_1：有远处转移

4．临床分期

I：$T_1 N_0 M_0$

II：$T_2 N_{0\sim1} M_0$，$T_{1\sim2} N_1 M_0$

III：$T_3 N_{0\sim2} M_0$，$T_{1\sim3} N_2 M_0$

IVa：$T_4 N_{0\sim3} M_0$，$T_{1\sim4} N_3 M_0$

IVb：M_1

（二）2002 年国际抗癌联盟（UICC）分期

1．T 分期

T_{is}：原位癌

T_x：未发现癌灶

T_1：局限于鼻咽腔内

T_2：肿瘤侵犯软组织

　　　a：口咽和/或鼻腔

　　　b：咽旁间隙

T_3：肿瘤侵犯骨结构和/或鼻窦

T_4：肿瘤侵及颅内和/或脑神经、颞下窝、下咽、眼眶或咀嚼肌间隙

2．N 分期

N_0：未触及淋巴结。

N_1：锁骨上窝以上单侧颈部淋巴结转移，最大直径≤6cm

N_2：锁骨上窝以上双侧颈部淋巴结转移，最大直径≤6cm

N_{3a}：颈部转移淋巴结的最大直径＞6cm

N_{3b}：锁骨上窝淋巴结转移

3．M 分期

M_0：无远处转移

M_1：有远处转移。

4．临床分期

0：$T_{is} N_0 M_0$

I：$T_1 N_0 M_0$

II：IIa：$T_{2a} N_0 M_0$；IIb：$T_{1\sim2a} N_1 M_0$，$T_{2b} N_{0\sim1} M_0$

III：$T_3 N_{0\sim2} M_0$，$T_{1\sim3} N_2 M_0$

Ⅳ：Ⅳa：$T_4N_{0\sim2}M_0$；Ⅳb：$T_{1\sim4}N_3M_0$；Ⅳc：$T_{1\sim4}N_{0\sim3}M_1$

七、治疗原则

Ⅰ期：根治性放射治疗（外照射或外照射＋后装）。

Ⅱ期：根治性放射治疗，合并化疗处在临床研究阶段。

Ⅲ/ⅣM_0期：放疗与化疗综合治疗，以顺铂为基础同步放化疗为主，其他方案的化疗以及结合方式处在临床研究中；放化疗与分子靶向治疗（如表皮生长因子等）正处在临床研究中。

M_1期：以化疗为主。

对于颈部大淋巴结，可同时给予热疗。

根治性放疗后残存淋巴结，观察 2～3 月后，如残存灶无变化或进展，可考虑分区颈清扫或残存淋巴结剜除术。

八、放射治疗

（一）常规放射治疗

1. 体位及体位固定　仰卧位、平架、头部置于合适角度的头枕，一般选用 C 枕，将患者颈部淋巴结和/或手术切口瘢痕用铅丝标记。模拟机下（GA 0°）调整体中线与激光灯或射野中心轴在重合，并在体表作出标记，GA270°以双外耳孔为标志使双外耳孔连线平行于床面，采用 U 型热塑面罩固定。

2. 拍摄定位片（图 2 - 7 - 1）

（1）面颈联合野　在患者体中线（主要是下颌骨到舌骨水平的颈前区）、外眦或眼球最高点用铅丝标记。在透视下将射野中心移至体中线，再将机架转至 90°，将等中心移至鼻咽腔的位置，确定照射野中心和上下界，一般面颈联合野上界包颅底，下界在舌骨下缘水平，在面罩上标记射野中心，记录该射野深度，并将射野下界标记颈部皮肤上，拍摄 X 线胶片。同样方式拍摄 270°的定位片。最后将机架回至零度，在面罩上标记射野中心，记录升床高度。

（2）下颈锁骨上野　采用源皮距垂直照射技术，其上界与面颈野下界共线，下界沿锁骨头下缘，两侧界位于肩锁关节内侧缘（以避开肩锁关节）摄定位片一张（GA＝0°，HA＝0°）并标记射野中心。

3. 设计照射野（原则）　面颈联合野：包括颅底、鼻咽、咽旁间隙、鼻腔及上颌窦腔的后 1/3（包括翼腭窝），舌骨平以上的颈部淋

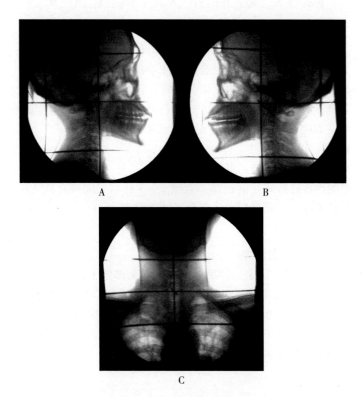

图 2 - 7 - 1　面颈联合野定位片
A：左侧位；B：右侧位；C：中下颈、锁骨上。

巴引流区。照射野的上界根据肿瘤侵犯颅底的多少决定与颅底线以及斜坡的距离，必要时根据治疗过程中肿瘤消退情况在 $D_T50 \sim 60Gy$ 时进行调整。

　　下颈锁骨上野，照射范围包括双颈Ⅲ、Ⅳ、ⅤB区淋巴引流区，在定位片上画出照射野（具体见后）。

　　4. 模板制作和射野校对　将画好照射野的定位片，送铅模制作室，根据源片距，源托距和照射技术制作铅块的铅丝模板。并在模拟机下按照拍摄定位片的条件核对模板上铅丝的位置和形状，适当调整使之定位片一致，如图。

5. 整体铅挡块制作（图 2 - 7 - 2）　将调整后的模板送模室，根据源片距和源托距的相对关系制作低熔点铅的整体挡块。

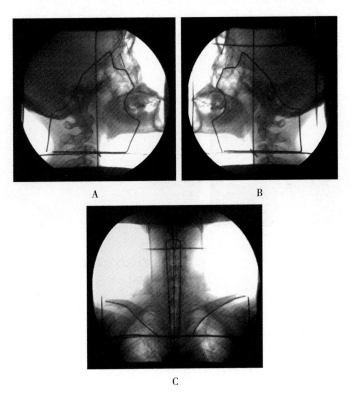

图 2 - 7 - 2　照射野模板校对

6. 照射方式、剂量和射野调整　射线能量一般选用 6 ~ 10MV 高能 X 射线，配合合适能量的电子线。原发灶和阳性淋巴结根治剂量为 70Gy，治疗结束后根据肿瘤消退情况决定是否推量以及使用何种技术推量。分割方式：一般采用常规分割，1.8 ~ 2.0Gy/次，5 次/周。

由于脊髓在面颈联合野内，脊髓耐受剂量使得在照射过程中需要调整照射野。面颈联合野的调整如下：

面颈联合野 D_T36 ~ 40Gy 后，改为小面颈野推量至 50Gy（a 线），

50Gy 时肿瘤完全消退者，小面颈野缩野为耳前野（b 线） + "L"形颈部电子线野，耳前野推量至 70 ~ 76Gy。如果病变侵犯口咽，或者 Rouviere's 淋巴结大，位置低，消退不满意，则在小面颈联合野到 60Gy 时再改耳前野和耳后电子线野，进一步缩野后推量至 70Gy，前界一般在 D_T60Gy 时缩至 e 线。颈部淋巴结区域 60Gy 后，可缩野针对转移淋巴结推量到 D_T70Gy（图 2 - 7 - 3）。

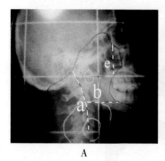 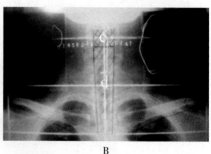

A   B

图 2 - 7 - 3   鼻咽癌照射野设计及调整

A：面颈联野；B：下颈锁骨上野。

下颈锁骨上切线野：

下颈锁骨上切线野分两种情况：第一种情况，初始野就设计脊髓挡快，一般为上宽为 2. 5 ~ 3cm 下为 2. 0 ~ 2. 5cm 的 "V"的挡快（c + d）。第二种情况，初始野只设计喉部挡快 3cm × 4cm（如图中 c，挡块上界应在照射野上界上 2cm，下界应在照射野上界下 2 ~ 3cm），避免面颈联合野与下颈锁骨上野造成的脊髓重叠，这种情况通常发生在下述条件下：①凡上颈淋巴结直径 > 6cm；②中、下颈部或锁骨上淋巴结转移；③颈部既往有手术史或行颈淋巴结切取活检的病例；④转移淋巴结侵及皮肤。注意，照射至 D_T36 ~ 40Gy 时应铅挡脊髓。

下颈锁骨上野照射剂量（可参见调强放射治疗处方剂量规定内容）：

全颈 N_0，D_T50Gy。

一侧上颈 N_1，同侧下颈 50 ~ 56Gy，对侧上颈 60Gy，下颈 50Gy。

双侧上颈 N_1，双下颈 D_T 50 ~ 56Gy。

N_2 以上，下颈锁骨上 $D_T 56 \sim 60Gy$。

7. 射野验证（图 2 - 7 - 4） 在放疗过程中，原发灶区域和颈转移灶区域的照射应始终在相同的体位下完成，以避免由于体位不同而造成照射野交界处的剂量重叠或漏照。至少在第一次治疗和每次改野时应拍验证片，如图所示。

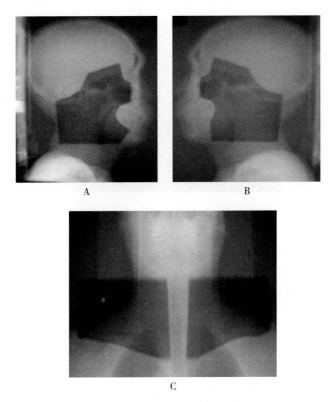

图 2 - 7 - 4 鼻咽面颈联合野加速器验证片

A：左侧野；B：下颈锁骨上野；C：右侧野。

（二）调强适形放射治疗（IMRT）

1. IMRT 流程

（1）体位及固定 治疗体位一般采用仰卧位、选择适当的头枕、用头颈肩热塑面罩固定，并将患者的姓名、病案号、头枕型号记录在面罩上如图 2-7-5。

（2）CT 扫描　直接用增强连续扫描，层厚 3mm，扫描范围从头顶至锁骨下 3cm 范围。

（3）勾画靶区及危及器官　结合 MRI 影像资料勾画靶区。

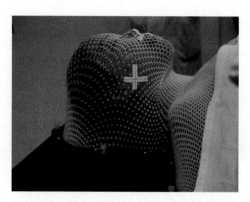

图 2-7-5　体位、固定、体表标记

（4）照射野的设计、计算和优化

（5）治疗计划的确认、验证、治疗及治疗验证。

2. 靶区的定义　肿瘤区（GTV），GTVnx 表示鼻咽原发肿瘤，GTVnd 阳性淋巴结。

阳性淋巴结影像学诊断依据：①颈静脉链淋巴结≥8mm，咽后外侧组淋巴结最小直径≥5mm；②任何可见的咽后内侧组淋巴结；③淋巴结伴有坏死；④在淋巴引流区 3 个或以上相邻的淋巴结；⑤淋巴结的包膜外侵犯（或融合的淋巴结）。

T 期别	靶区名称	定 义	备注
$T_{1\sim2}$	GTVnx	包括影像学和内窥镜可见的原发肿瘤部位	
	GTVnd	包括影像学和触诊可确定的转移淋巴结部位	
	PGTVnx	GTVnx + 外放 5mm	
	CTV1	PGTVnx + 周围高危区域 * + 上颈淋巴结引流区	
	PTV1	CTV1 + 外放 3mm	
	CTV2	中下颈淋巴结引流区	
	PTV2	CTV2 + 外放 3mm	
$T_{3\sim4}$	GTVnx	同 $T_{1\sim2}$	
	GTVnd	同 $T_{1\sim2}$	
	CTVnx	GTVnx + 外放 5mm + 鼻咽各壁	
	PTVnx	CTVnx + 外放 3mm	
	CTV1	同 $T_{1\sim2}$	
	PTV1	同 $T_{1\sim2}$	
	CTV2	同 $T_{1\sim2}$	
	PTV2	同 $T_{1\sim2}$	

* 包括 颅底，翼腭窝，咽旁间隙，鼻腔/上颌窦后 1/3，下界到舌骨下缘水平。

（1）临床靶区（CTV）（表 2 - 7 - 4）

CTV1：原发肿瘤周围可能受侵的临近区域或已有转移的淋巴结区域（高危区），包括整个鼻咽、咽后淋巴结区域、斜坡、颅底、咽旁间隙、翼腭窝、蝶窦（$T_{1/2}$者根据具体情况可仅包括部分蝶窦）、鼻腔和上颌窦后 1/3。

CTV1 应该完全涵括 GTVnx 和 GTVnd，在满足上述条件下，CTV1 与 GTV 的距离最好 5~10mm，除外：①当 GTV 与脑干或脊髓邻近时，CTV1 与 GTV 的距离可以为 1~3mm；②颈部皮下脂肪较少的病例 CTV1 与 GTVnd（转移淋巴结）之间距离根据具体情况综合考虑。距皮肤的距离最好不小于 5mm；③GTV 临近骨组织或空腔，CTV1 外放距离可根据情况适当减小。

表 2 – 7 – 4　中国医学科学院肿瘤医院鼻咽癌 IMRT 临床靶区的定义

福州分期	CTV1 包括范围	CTV2 包括范围
$T_{1-2}N_0$	P + BN（RPN + Ⅱ、Va 区淋巴结）	BN（Ⅲ、Ⅳ、Vb 区淋巴结）
$T_{1-4}N_1$（单颈）	P + BN（RPN + Ⅱ、Va）+ IN（Ⅲ）	IN（Ⅳ、Vb）+ CN（Ⅲ、Ⅳ、Vb）
$T_{1-4}N_1$（双颈）	P + BN（RPN + Ⅱ、Ⅲ、Va）	BN（Ⅳ、Vb）
$T_{3-4}N_2$（单颈） $T_{3-4}N_3$（单颈）	P + IN（RPN + Ⅱ ~ V）+ CN（Ⅱ、RPN）	BN（Ⅲ、Ⅳ、Vb）
$T_{3-4}N_2$（双颈） $T_{3-4}N_3$（双颈）	P + BN（Ⅱ ~ V，RPN）	————

注：同侧Ⅱ区淋巴结≥2cm、上颈淋巴结侵及皮肤或上颈部有手术史时，应考虑将 Ib 区包括在 CTV1 内。P：原发肿瘤的 CTV 定义区域及转移淋巴结；RPN：咽后淋巴结；IN：同侧颈淋巴结；CN：对侧颈淋巴结；BN：双侧颈淋巴结。

（2）计划靶区（PTV）　在 CTV 基础上外放形成 PTV 时，各个方向上并不是均匀外放，PTV 的外放实际是综合各种因素的一种最终妥协。

3. 靶区的处方剂量和剂量规定　见下表。

期别	靶区名称	剂量（Gy）
$T_{1~2}$	PGTVnx	70
	GTVnd	70
	PTV1	60 ~ 66
	PTV2	50 ~ 56
$T_{3~4}$	PTVnx	74 ~ 76
	GTVnd	70
	PTV1	60 ~ 66
	PTV2	50 ~ 56

4. 危及器官计划体积（planning organ at risk volume，PRV）及限量 PRV 是危及器官外放边界后的体积，类似于根据 CTV 形成 PTV。重要功能脏器和危及器官的限量为：脑干≤54Gy，脊髓≤40Gy，视神经和视交叉≤54Gy，颞颌关节≤50Gy，颞叶≤54～60Gy，下颌骨≤60Gy，腮腺50%体积≤30～35Gy 等。

5. 计划的评估（图 2-7-6，图 2-7-7） 至少95%PTV满足上述靶区的处方剂量，PTV 接受 >110% 的处方剂量的体积应 <20%，PTV 接受 <93% 的处方剂量的体积应 <3%，PTV 外的任何地方不能出现 >110%处方剂量。评估包括靶区和危及器官的剂量体积直方图（DVH）的评价和逐层评价。

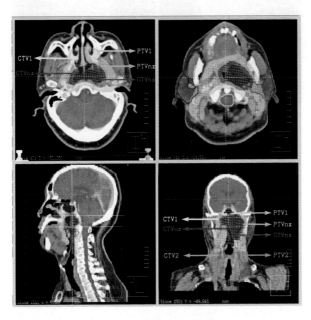

图 2-7-6 靶区勾画和命名

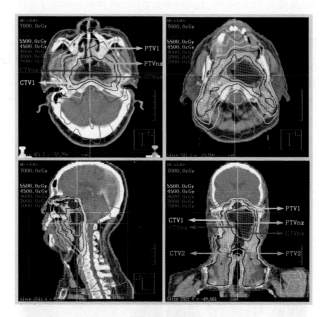

图 2 – 7 – 7 等剂量分布曲线

九、放疗前、中、后的临床处理（见总论部分）

十、疗效及影响预后的因素

（一）疗效

早期病变的局部控制率可达到 70% ~ 90%，但 $T_{3~4}$ 期者仅为 50%，远地转移率为 30% ~ 65%。5 年总生存率（OS）Ⅰ期 90^+%，Ⅱ期 80% 左右，Ⅲ 期 70% 左右，Ⅳ期 50% 左右。

（二）影响预后的因素

1. 患者相关因素 如行为状态评分（KPS），放疗前血红蛋白等影响预后。

2. 疾病相关因素 如分期、病理类型、原发肿瘤的体积、颅底和颅神经受侵、咽旁间隙受侵等是影响鼻咽癌放射治疗的预后因素。颈部淋巴结状态影响远地转移。

3. 治疗相关因素 放疗的方式（分段治疗、连续治疗、加速超分割治疗）、总剂量、化疗与否等均对预后有影响。

4. 分子生物学相关因素 表皮生长因子受体（EGFR）过度表达是不良预后的指标。

（高　黎　徐国镇　易俊林）

第八节　涎腺肿瘤

一、流行病学

涎腺肿瘤可发生于任何年龄，根据多家资料显示，涎腺肿瘤的发病率为：男性 0.5 ~ 0.6/10 万，女性 0.4 ~ 0.5/10 万。涎腺恶性肿瘤占全身恶性肿瘤的 0.7% ~ 1.6%，占头颈部恶性肿瘤的 2.3% ~ 10.4%。

腮腺恶性肿瘤所占比例不足 20%，颌下腺良恶性肿瘤约各占一半，舌下腺肿瘤中 80% ~ 90% 为恶性肿瘤。小涎腺肿瘤中恶性肿瘤略多于良性。小涎腺恶性肿瘤的发病率约占口腔恶性肿瘤的 10%。小涎腺肿瘤最常发生于腭腺，唇腺及颊腺。

二、病因学

涎腺肿瘤的发病原因目前尚不清楚。可能与下列因素有关：①物理因素；②化学因素；③生物因素；④遗传因素、内分泌因素和机体免疫状况等。

三、应用解剖及生理功能

大涎腺包括腮腺、颌下腺和舌下腺（图 2 - 8 - 1）。小涎腺数以百计，广泛分布于上呼吸道和上消化道的黏膜下。

（一）腮腺

腮腺是三大腺体中最大的一对，系浆液性腺体。腮腺区位于颧弓以下，颌骨下缘沿线以上，前外界为下颌支内面后份和翼内肌后缘，后外界为外耳道的前下部并延伸到乳突尖部。大体呈楔形。底向外尖向内，以面神经为界将腮腺分为深叶和浅叶。浅叶较大，覆盖于咬肌后部的浅面，腮腺肿瘤约 90% 发生在浅叶。腮腺深叶较小，在外耳道软骨下方绕下颌骨后缘向内，腮腺前缘和下端有面神经分支和面横动

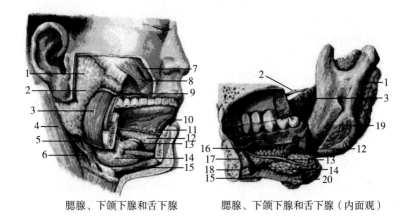

腮腺、下颌下腺和舌下腺　　　　腮腺、下颌下腺和舌下腺（内面观）

图 2 - 8 - 1　大涎腺的解剖结构

1：腮腺；2：腮腺管；3：咬肌；4：胸锁乳突肌；5：二腹肌后腹；6：茎突舌骨肌；7：提上唇肌；8：颧肌；9：口轮匝肌；10：舌下襞；11：舌下阜；12：舌下腺；13：颌下腺管；14：颌下腺；15：二腹肌前腹；16：舌下腺管；17：颏舌肌；18：颏舌骨肌；19：翼内肌；20：下颌舌骨肌。

脉穿出。腮腺导管全长约 3.5～5cm，直径约 0.3cm，自腮腺前缘穿出后，平行于颧弓下约 1.5cm 水平的咬肌表面，至咬肌前缘几乎呈直角转向内侧，开口于上颌第二磨牙相对应的颊黏膜处。约 50% 的人有副腺体，多位于腮腺导管的上方。

　　腮腺淋巴结可分为腮腺浅淋巴结和腮腺深淋巴结，即腺内和腺外淋巴结。腺内淋巴结位于腮腺实质内，面后静脉周围。腺外淋巴结主要在耳屏前，腮腺前缘的咬肌浅面以及腮腺后面和胸锁乳突肌间。腮腺的淋巴引流经腮腺浅和腮腺深淋巴至颈浅和颈深上淋巴结。

　　（二）颌下腺

　　颌下腺是混合性腺体，以浆液腺泡为主。颌下腺位于二腹肌前腹、后腹和下颌骨下缘所形成的颌下三角内。腺体外面紧邻下颌骨的内面和翼内肌的下部。舌下神经由腺体的内下方行于舌骨舌肌浅面入舌。舌神经管理舌前 1/3 的一般感觉和味觉，它在腺深部的上方经舌骨肌浅面入舌。颌下腺被致密的颈深筋膜所包裹，与周围组织有清楚分界。颌下腺开口位于口底黏膜的舌下肉阜。颌下腺周围有 4～6 个淋巴结，腺体内无淋巴结。淋巴引流自颌下至颈深上组。

（三）舌下腺

舌下腺是三大腺体中最小的一对，为混合腺体，以黏液腺泡为主。舌下腺呈扁平梭形，分内外两面，前后两端。位于颌下腺的内上方偏前的部位。其下方有下颌舌骨肌，外面与下颌骨体内侧面的舌下腺窝相接，内侧面紧邻颏舌肌，其间有舌神经和颌下腺管通过。前端与对侧舌下腺相邻。舌下腺导管开口于舌系带两侧。舌下腺的淋巴引流从颏下及颌下淋巴结至颈深上淋巴结。

（四）小涎腺

小涎腺主要分布于口腔黏膜下组织内，可见于软硬腭、颊、磨牙后、唇、口底、舌、扁桃体区和口咽。少部分小涎腺分布于上呼吸道的鼻腔、副鼻窦、鼻咽喉等部位。小涎腺腺体均无包膜，其中以腭腺最多，分布于软腭及后 1/3 硬腭处。硬腭的淋巴引流主要是颌下和颈深上淋巴结群，也可转移至咽后淋巴结。软腭的淋巴引流主要至颈深上淋巴结。

四、诊断

（一）临床表现

涎腺肿瘤多表现为缓慢生长的无痛性肿块，质地中等或偏硬，边界不清，部分可有囊性感，少数患者肿瘤生长较快，同时伴有间断或持续性疼痛，此时应警惕有无骨质受侵，部分患者有神经受侵表现，如与病变相关局部的麻木感。肿块的活动度依肿瘤与周围组织的粘连或浸润程度而定。当皮肤或黏膜受侵时，可出现经久不愈的溃疡。乳头状囊腺癌皮肤破溃后，可有黏液样或脓性分泌物。

1. 腮腺　腮腺浅叶肿瘤多表现为耳垂前下或耳垂后的无痛性肿块。腮腺深叶肿瘤因其部位深在，不容易早期发现，就诊有时可见肿瘤突入口咽侧壁。当咀嚼肌受侵时出现张口受限。

2. 颌下腺、舌下腺　颌下腺、舌下腺肿瘤多表现为颌下或舌下生长速度不一的肿块。舌下腺肿瘤不易被患者察觉，常因肿瘤生长影响某些功能而就诊，如张口受限。少数患者可有患侧舌痛或舌麻等症状。晚期肿瘤需与口底癌相鉴别。医师行双合诊检查舌下区及颌下区，有助于临床诊断和鉴别诊断。

3. 小涎腺　小涎腺肿瘤约 1/2 发生在腭腺，软硬腭交界处是好发部位，另外 1/2 的小涎腺肿瘤发生在颊腺、磨牙后腺、唇腺、舌后腺等部位。多数腺样囊性癌的肿瘤表面黏膜完整，发生在腭腺或磨牙后腺的黏液表皮样癌，肿物有囊性感，表面黏膜可呈浅蓝色。发生于腭腺的腺样囊性癌可沿腭大神经侵至颅底。肿瘤侵及部位不同，其临床症状也各异。

（二）辅助检查

1. 超声　是涎腺肿瘤常用的辅助检查方法之一。对于检查腮腺浅叶、颌下腺、舌下腺有无肿瘤及肿瘤大小和颈部有无淋巴结转移是简便易行的方法。但是对腮腺深叶的病变显示远不及 CT 和 MRI。

2. CT、MRI　增强扫描的优越性在于它可清晰的显示涎腺原发性肿瘤和转移淋巴结的位置、大小及其与周围组织结构的关系。MRI 软组织的分辨率高于 CT，MRI 不但能清晰显示肿瘤与周围软组织及血管的关系，还可显示腮腺、颌下腺的被膜及转移淋巴结被膜是否受侵，区分涎腺内和涎腺外病变等。

3. 放射性核素显像检查　如单光子发射计算机断层成像（SPECT）和以发射正电子放射性核素为显象剂的正电子发射计算机断层显像仪（PET），获得受检部位的三维或四维图像，由此显示肿瘤的位置大小，结合动态和静态显像，了解唾液腺功能和生理代谢的变化，综合判断肿瘤的性质。其缺点是，不易鉴别腺体内外病变和难以检测较小的占位病变。

4. 组织学检查　大涎腺肿瘤禁忌在手术前做切取活检，一般情况下是在术中进行冷冻切片检查。对于无手术指征的大涎腺肿瘤患者，在做其他治疗（放疗或化疗）之前，为明确肿瘤的性质，减少肿瘤种植和转移的机会，可行细针穿刺细胞学检查，或超声引导下穿刺活检。

五、常见的组织学类型

1. 黏液表皮样癌　是涎腺肿瘤中最常见的恶性肿瘤。

2. 腺样囊性癌（又称圆柱瘤或筛状癌）　居涎腺恶性肿瘤发病率的第二位。好发于腭部小涎腺和三大涎腺中较小的腺体。腺样囊性癌肿瘤生长较慢，很少发生淋巴结转移。但肿瘤侵袭性极强，与周围组织界限不清，易沿神经、血管向周围侵袭，最常见的转移部位是肺。

3. 腺泡细胞癌 较黏液表皮样癌和腺样囊性癌少见。好发于腮腺，少数患者发生双侧病变。颌下腺及小涎腺发病率较低。发生于小涎腺时，肿瘤表面常形成溃疡。此肿瘤虽然属低度恶性，但常侵犯包膜，可发生淋巴结转移或血行转移。

4. 腺癌（又称非特异性腺癌） 是指组织学有不同程度的腺性分化，但又不能归于某一特定类型的癌瘤。发病率虽低，其生物学行为高度恶性，局部复发率高，易发生区域淋巴结转移和远地转移。

5. 癌在多形性腺瘤（又称恶性多形性腺瘤，恶性混合瘤） 40~60 岁发病率较高，男女之比约为 1.5∶1。以腮腺多发，只有 10% ~15% 发生在颌下腺和小涎腺。WHO 将癌在多形性腺瘤中分为 4 型，①非侵袭性癌：不发生淋巴结转移和远地转移；②侵袭性癌：可发生区域淋巴结转移和远地转移；③癌肉瘤：极其罕见。预后极差；④转移性多形性腺瘤极为少见。

6. 未分化癌 少见，老年男性多发。好发于腭部小涎腺。大涎腺中多见于腮腺。属高度恶性肿瘤。肿瘤易向周围组织广泛浸润，常边界不清，容易发生区域淋巴结转移和远地转移。预后最差。

7. 肌上皮癌（又称恶性肌上皮瘤） 是一种很少见的肿瘤，多见于男性，好发于腮腺，其次为颌下腺和腭腺。较少发生淋巴结转移，晚期可出现血行转移，局部复发率高。放射敏感性差。

六、治疗原则

涎腺肿瘤的治疗原则是以外科手术治疗为主，一般不做术前放疗及单纯放疗。

（一）术后放疗适应证

对有下述情况之一者应行术后放射治疗。

1. 肿瘤组织学高度恶性、侵袭性强、容易侵及神经的组织学类型。

2. 治疗前已发生神经麻痹（面神经、舌神经、舌下神经麻痹）或手术中见肿瘤与面神经、舌神经、舌下神经关系密切，无论是否已行神经解剖及神经切除，无论术后病理结果神经受侵与否，均应行术后放疗。

3. 手术切缘阳性，或肿瘤残存，或由于解剖条件限制安全界 < 5mm，无再手术机会者。

4. 局部病变晚期（$T_3 \sim T_4$），肿瘤侵及包膜或包膜外，或术中肿瘤外溢污染术床，或肿瘤广泛侵及周围肌肉、神经、骨骼等组织，腮腺肿瘤深叶受侵。

5. 已发生区域淋巴结转移。

6. 单纯手术后复发的涎腺恶性肿瘤患者，或多次术后复发的良性混合瘤以往未行放射治疗者。

（二）单纯放疗适应证

1. 拒绝手术治疗或因其他疾患不能接受手术治疗者。

2. 因肿瘤晚期无手术指征且疼痛较重者。

3. 肿瘤占据进食通道影响进食，患者一般情况好，可试行单纯放射治疗。

4. 肿瘤堵塞呼吸通道者，需先行气管切开术，再行放疗。

上述情况的放射治疗属姑息减症治疗，部分患者可得到不同程度的缓解。个别患者可能长期生存。

（三）术前放疗适应证

涎腺肿瘤一般情况下不做术前放疗。个别晚期患者可能通过放疗获得手术机会。

（四）颈部区域淋巴结放射治疗指征

1. 颈部淋巴结阳性。

2. 局部晚期（$T_3 \sim T_4$）肿瘤。

3. 高度恶性、易发生淋巴结转移的组织学类型。

4. 发生在颌下腺、舌下腺、舌腺、软腭及咽部涎腺的肿瘤。

七、放射治疗技术

涎腺肿瘤的放射治疗，无论是二维普通放射治疗还是三维适形或三维调强适形治疗，普遍采用仰卧位，面罩固定装置，必要时张口含瓶。所有涎腺肿瘤的照射靶区应包括瘤床、术床、手术瘢痕外 1.5 ~ 2cm 的范围，对于高度恶性和局部晚期的涎腺肿瘤还应包括相应的颈部淋巴结引流区（图 2 - 8 - 2 ~ 5）。

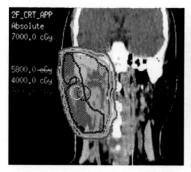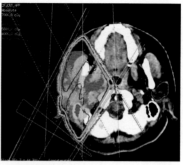

图 2 - 8 - 2 腮腺肿瘤二维治疗射野剂量分布图

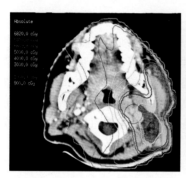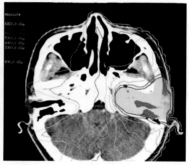

图 2 - 8 - 3 腮腺肿瘤调强适形靶区及治疗计划剂量分布图

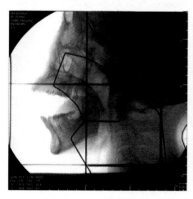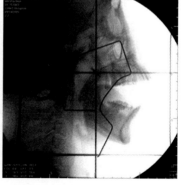

图 2 - 8 - 4 软腭非囊腺癌肿瘤原发灶及颈部预防野示意图

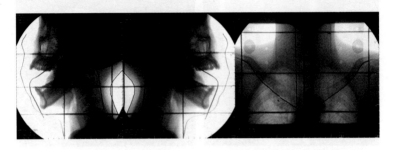

图 2-8-5 舌下腺与颌下腺癌放射野与下颈锁骨上照射野

（一）腮腺肿瘤

1. 可采用患侧前后两野交角、等中心、加楔板照射技术 此方法可得到一个比较好的计量分布曲线，但皮肤表面计量往往偏低，为使表面得到比较合理的计量，有时需要做等效组织补偿。有面罩固定的情况下，皮肤表面及两会相对提高。放射野大小及两野夹角度数应在治疗计划系统获得。放射野的上下前后界应根据每位患者腮腺位置和肿瘤情况而定。

2. X线和电子线混合束单野照射 此技术通过 X 线与电子线剂量的合理配比，既减少了眼，脑，脑干，脊髓的受量，又无需组织补偿提高了皮肤表面计量。由于术后改变，每位患者的情况相差很大，因此，X 线与电子线的剂量比例一定要在治疗计划系统确定，不可以想当然的完全套用其他患者的计划。单野照射时，应视肿瘤具体情况来确定放射野各部位界限。一般情况下前界：咬肌前缘，后界：至乳突后缘，上界：颧弓上缘或更高，下界：下颌骨水平下 1.0～1.5cm。具体界限应根据术前及术后 CT 或 MRI 的肿瘤情况及术后病理类型确定。腮腺癌淋巴结转移率依 Ⅱ、Ⅲ、Ⅳ、Ⅰ、Ⅴ区顺序递减。若组织学类型为分化差的肿瘤或颈部有淋巴结转移，需要行同侧下颈锁骨上区淋巴结预防照射。

（二）颌下腺舌下腺肿瘤

双侧平行对穿野照射适合舌下腺肿瘤及过中线或已达中线、或肿瘤分化差接近中线、或局部广泛浸润的颌下腺晚期肿瘤。一前或一前斜野加一侧野，加楔形板照射技术，适合分化好的距中线大于 1cm 的颌下腺肿瘤。

1. 侧野 上界：对于易侵及神经的组织学类型及已有神经受侵的患者应包括颅底（脑神经出颅及至病灶的途径）。下界：根据术前肿瘤情况、手术瘢痕、淋巴结转移位置及面罩固定后头后仰的程度等具体情况来确定，一般情况下在甲状软骨切迹水平。后界：包括Ⅱ区淋巴引流区。前下界开放，前上界适当保护口腔黏膜和部分鼻腔。

2. 前野 内界：根据肿瘤情况应过中线 0.5~1cm。适时避开脊髓，使脊髓的受量限制在 40 Gy 以内。外界开放，前野上下界要求与侧野一致。在不丢靶区的前提下使口腔黏膜和鼻腔少受照射。颌下腺肿瘤淋巴结转移率依Ⅰ、Ⅱ、Ⅲ、Ⅳ、Ⅴ区顺序递减。上颈已有淋巴结转移者，只做了区域性清扫，应行下颈锁骨上淋巴结预防照射。已行根治性颈清扫的患者，原则上可不做下颈淋巴结区域照射。如果为不规范的颈清扫，或淋巴结转移较多者应行下颈锁骨上淋巴结照射。

（三）小涎腺肿瘤

腭腺，舌腺、唇腺部位的肿瘤多采用双侧对穿野，颊腺肿瘤采用单侧野或一前一侧野，加楔形板照射。照射范围依具体肿瘤部位、侵及范围和病理类型而定。上颌窦底骨质受侵时，放射野应包括整个上颌窦。特别应该指出是，腭腺的腺样囊性癌具有极强的侵袭性，易侵犯相邻的骨壁，并沿骨髓腔、上颌窦黏膜、咽旁间隙、腭大神经及上颌神经等向周围蔓延生长。因此，放射野除包括相应受侵部位外，上界一定要包括颅底。

（四）颈部淋巴结的处理

对于分化好且无淋巴结转移的涎腺肿瘤，或病理为腺样囊性癌的患者无需行下颈锁骨上区淋巴结常规预防照射。如果肿瘤分化差，临床分期晚，神经受侵或已有淋巴结转移，应行颈部照射。已行淋巴结清扫，术后病理显示淋巴结包膜受侵或多个淋巴结转移亦应做下颈部和锁骨上区放疗。

无论大小涎腺肿瘤均可采用三维适形或调强治疗。靶区勾画原则是根据术前及 CT 或 MRI 所示肿瘤情况及放疗前定位 CT 勾画。原肿瘤部位术后定义为瘤床 GTVtb，残存肿瘤定义为 GTVP，外放 0.3 cm 为

PGTVtb 或 PGTVP。CTV1 包括亚临床病灶和高危淋巴结引流区，GTV1 外放 0.3~0.5 cm 为 PTV1，CTV2 为淋巴引流预防照射区，外放 0.3~0.5 cm 为 PTV2。

（五）能量选择及照射剂量

涎腺肿瘤放射治疗可选择 ^{60}Co 或 6MV-X 线。混合线照射时，需在治疗计划系统进行治疗计划设计，获得合适的电子线能量及其与 X 线的剂量配比。

术后常规外照射为每周 5 次，2.0Gy/F，一般总剂量不低于 60Gy/6w。术后切缘阳性或肿瘤残存者，需将照射剂量提高到 66~70Gy/6~7w。腺样囊性癌照射总剂量不应低于 66 Gy。

单纯放疗剂量应视患者全身状况和肿瘤消退情况而定，一般在 70Gy 左右。腺样囊性癌可适当提高剂量。

三维适形或调强适形术后放疗，如果有肿瘤残存，或组织学为腺样囊性癌，照射剂量应掌握在 95% GTVp：66~74 Gy，GTVnd：66~70Gy，术后无肿瘤残存 GTVtb（瘤床部位）：60~66Gy，GTVnd：66~70Gy，PTV-1：54~56 Gy。PTV-2：50Gy。GTVtb 或 GTVp 单次剂量 2.12~2.25Gy，PTV 单次剂量 1.8~2.0Gy。

（六）其他治疗

对于分化差的晚期涎腺肿瘤，化疗可安排在术后或放疗后，也可采用同步放化疗。化疗可单药或多药联用，单药化疗通常与其他治疗方法（放射治疗或手术治疗）联合应用，以增加治疗敏感性为目的。多药联合用于手术或放射治疗前后。

八、预后及影响预后的因素

腮腺癌预后最好，总的 5 年生存率 57%~80.2%，10 年生存率 43%~62.0%。腮腺癌不同临床分期的 5 年生存率分别是：Ⅰ期 96.8%~100%；Ⅱ期 87%~95.7%；Ⅲ期 43.7%~66.7%；Ⅳ期 28.6%~44.4%。不同治疗方法 5 年和 10 年生存率：单纯手术为 56.9%~77% 和 54.8%~61.9%；手术加放疗为 68.0%~86% 和 70%；手术加化疗为 50%~76.9% 和 0%。腮腺癌治疗后失败以局部复发为多。

颌下腺癌在大涎腺癌中预后最差，总的 5 年生存率 32.1%~

58.3%，10 年生存率 21.1% ~ 33.3%。局部复发是颌下腺癌治疗后的主要失败原因之一，总的局部复发率为 35.4%。远地转移是颌下腺癌治疗后另一主要失败原因，其中肺转移占绝大多数。舌下腺肿瘤的 3、5 年生存率分别为 64.7%，41.7%，术后复发率为 52.9%。

小涎腺恶性肿瘤总的 5 年和 10 年生存率分别为 65.6% ~ 74.6% 和 47.9% ~ 56.3%。

涎腺 TNM 分期（2002 6th UICC）

T_1：肿瘤直径 ≤ 2cm，无实质外侵犯[*]

T_2：肿瘤最大径 > 2cm，≤ 4cm，无实质外侵犯[*]

T_3：肿瘤最大径 > 4cm，和/或侵犯实质外结构[*]

T_{4a}：肿瘤侵犯皮肤，下颌骨，耳道或面神经

T_{4b}：肿瘤侵犯颅底，翼板，或包绕颈动脉

[*]实质外受侵是指临床或肉眼可见的软组织或神经受侵证据，T_{4a} 和 T_{4b} 除外。显微镜下实质外受侵不作为分期因素

N_0：无淋巴结转移

N_1：同侧单个淋巴结转移最大直径 ≤ 3cm

N_{2a}：同侧淋巴转移结最大径 > 3cm，但 ≤ 6cm

N_{2b}：同侧单个淋巴结转移，最大径 ≤ 6cm

N_{2c}：双侧或对侧淋巴结转移，最大径 ≤ 6cm

N_3：转移淋巴结的最大径 > 6cm

分期

0 期：$T_{is} N_0 M_0$

Ⅰ期：$T_1 N_0 M_0$

Ⅱ期：$T_2 N_0 M_0$

Ⅲ期：$T_3 N_{0~1} M_0$ $T_{1~2} N_1 M_0$

Ⅳ期：

a：$T_{1~3} N_2 M_0$ $T_{4a} N_{0~2} M_0$

b：$T_{4b} N_{0~3} M_0$ $T_{1~4} N_3 M_0$

c：$T_{1~4} N_{0~3} M_1$

（李素艳）

第九节 原发灶不明的颈部转移癌

一、概述

1. 一般情况 原发灶不明的颈部转移癌，是指有组织病理学证实的颈部转移癌，既往无肿瘤病史，而且临床检查又未发现原发肿瘤者。占全部头颈部癌的 3%~5%。

最常见的病理类型为鳞癌，其次为腺癌。尽管腺癌可来自甲状腺癌以及涎腺癌的颈部转移，但多数来自锁骨以下部位如肺癌、食管腺癌、消化道癌、乳腺癌等的转移。

2. 常见颈部淋巴结转移部位、发生几率及可能原发部位 见表2-9-1。

表2-9-1 常见颈部淋巴结转移部位、发生几率及可能原发部位

淋巴结部位	发生几率	可能原发部位
颈深上淋巴结（Ⅱ区A）	55%	鼻咽、口咽、声门上喉、下咽、口腔等
颈深上淋巴结（Ⅱ区B）	20%	鼻咽、口咽
中颈深淋巴结	10%	口咽、声门上喉、下咽、甲状腺、颈段食管等
下颈深淋巴结	5%	下咽、甲状腺、颈段食管等
颌下淋巴结	5%	口腔、鼻腔
颏下淋巴结	罕见	唇、舌尖、口底
颈后淋巴结	5%	鼻咽
锁骨上淋巴结		肺、甲状腺、消化道、
双侧颈部淋巴结	10%	鼻咽、舌根、软腭、声门上喉、梨状窝

3. 容易发生颈部淋巴结转移的前5位头颈部鳞癌 依次为：①第一位为鼻咽癌：常见淋巴结转移部位为颈深上淋巴结和颈后淋巴结；②第二位为舌根癌：常见淋巴结转移部位为颈深上淋巴结和颈后淋巴结；③第三位为下咽癌：常见淋巴结转移部位为中颈深淋巴结；④第四位为扁桃体区发生的肿瘤：常见淋巴结转移部位为颈深淋巴结；⑤第五位为声门上喉癌：常见淋巴结转移部位为颈深上淋巴结和

中颈深淋巴结。

二、临床表现

75%的患者表现为单发淋巴结肿大（N_1 或 N_{2a}）；15%的患者表现为单侧多发淋巴结肿大（N_{2b}）；仅10%的患者因双侧淋巴结肿大而就医（N_{2c}）。

三、诊断

1. 颈部淋巴结检查　转移淋巴结的部位对提示原发灶具有指导意义。查体中注意淋巴结的具体部位、数目，质地、活动度、颈部皮肤是否受侵等。

颈部转移淋巴结的确诊一般先行细针穿刺细胞学（FNA）检查。对 FNA 不能定性、或病理分型、分级困难时，可考虑颈部淋巴结切除术，或结合术中冰冻、直接颈清扫术，术后病理检查。

2. 寻找原发灶

（1）根据颈部转移淋巴结的部位有重点地选择相应的内镜检查如间接咽喉镜、鼻咽镜、纤维光导鼻咽喉镜等，以检查可能存在的原发灶。对高度怀疑鼻咽来源者，即便镜检正常，也应多点盲检。

（2）手指触诊　凡手指可触及之处均应常规触诊检查，如口底、扁桃体、舌根等，任何异常均应活检除外。

（3）影像学检查　包括：①头颈部 CT/MRI；②胸部、腹部、盆腔 CT；③常规胸正侧位片；④钡造影。

近年来，有报道利用 PET 全身检查明显提高了原发肿瘤的检出几率。

（4）实验室检查　EBV 相关抗体效价的检查及颈部转移淋巴结中 EBV 的 PCR 技术检测对 NPC 的诊断非常有帮助。

四、临床分期（UICC2002 年第 6 版分期标准）

T_x：原发肿瘤部位不详

N_1：单侧颈部的单个淋巴结肿大，且最大直径≤3 cm

N_{2a}：单侧颈部的单个淋巴结肿大，且最大直径 3～6 cm

N_{2b}：同侧颈部多发淋巴结肿大，但其最大径≤6 cm

N_{2c}：对侧或双侧多发淋巴结肿大，但其最大径均≤6 cm

N_3：淋巴结的最大直径 >6 cm

M_1：远处转移

分期组合

Stage III：$T_x N_1 M_0$

stage IVA：$T_x N_2 M_0$

stage IVB：$T_x N_3 M_0$

stage IVC：T_x，任何 N，M_1

五、治疗原则

主要的治疗手段包括手术治疗、放射治疗或两种治疗手段的综合治疗。

（一）手术治疗

1. 对颈部肿大淋巴结细针穿刺活检（FNA）不能定性、或不能明确病理类型者，可淋巴结切除活检、或术中冰冻检查明确为癌后根据具体情况决定是否行颈清扫术。

2. 颈清扫术的指征　淋巴结直径 > 3 cm（N_{2a}）、或多发淋巴结肿大（$N_{2b\sim c}$）、或淋巴结固定等提示淋巴结包膜受侵的征象者，一般放疗后要考虑颈清扫术。

（二）放射治疗指征

1. 低分化、未分化癌以及不超过 N_1 的鳞癌可行单纯放疗。

2. 腺癌以手术为主，根据具体情况决定是否采用术后放疗。

3. 超过 N_1 的鳞癌以术前放疗为主，疗终残存可考虑手术。

六、放射治疗技术

（一）靶区包括范围

双侧颈部 I ~ V 区和锁骨上淋巴引流区域，如果下颈阳性，则靶区需要包括上纵隔淋巴结引流区域。

高危粘膜区域：口咽、鼻咽、声门上喉、下咽。

（二）剂量

1. 临床阴性的颈部区域　50 Gy/25 次。

2. 临床阴性的高危黏膜部位　56 ~ 60 Gy/28 ~ 30 次。

3. 临床阳性的颈部区域　50 ~ 70 Gy/25 ~ 30 次（术前 50Gy、术后 56 ~ 66 Gy、根治性放疗 66 ~ 70 Gy）。

（三）体位

仰卧位。

下颏稍上抬。

热塑头颈面罩固定。

铅丝将肿大的淋巴结圈起（术前）、或将手术瘢痕标记出来。

（四）常规照射野（图2－9－1）

1. 双侧面颈联合野＋下颈锁骨上野　分界一般位于第六颈椎锥体下缘或环状软骨下缘，以充分包括下咽、喉黏膜，主张在侧野挡2cm×2cm铅块以降低脊髓剂量。

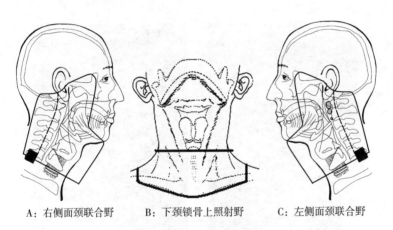

A：右侧面颈联合野　　B：下颈锁骨上照射野　　C：左侧面颈联合野

图2－9－1　原发灶不明的上颈转移癌的标准照射野示意图

第一阶段照射野：双侧面颈野＋下颈锁骨上野。

双侧面颈野：

上界：颅底、乳突尖上1cm走行；

下界：与下颈锁骨上野的上界共线；

前界：鼻腔、上颌窦、口腔的后1/3；

后界：包括棘突。

剂量：36Gy/18F。

第二阶段照射野：

面颈野避开脊髓，避开部位用9～12MeV电子线加量。

剂量：50～56Gy/25～28F

第三阶段照射野：

继续缩野，包括高危区域继续加量放疗。

术后放疗 60Gy，对淋巴结包膜受侵、多发淋巴结区域、以及术前 LN 直径 > 3 cm 的区域，局部剂量应争取到 63Gy。

2. 双侧大野（图 2 - 9 - 2） 部分患者颈部粗短、或颈部淋巴结明显，无法在颈 6 下缘分界者，可采用双侧大野转床的方法。因下界在锁骨下缘，容易被同侧肩膀所遮挡，故此种照射一般要求转床角 5°～10°。

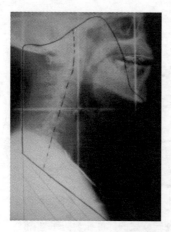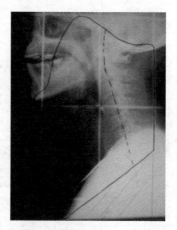

图 2 - 9 - 2 两侧单纯面颈联合野的定位片

3. 全颈部照射 适用于腺癌或下颈转移性鳞癌。

靶区范围包括全颈区域引流淋巴区：颌下、颏下、颈深、颈后、下颈锁骨上淋巴结。

体位以仰卧位为准，头过伸，使下颌骨下缘上 1cm 与耳垂根部连线垂直于床面。

有以下两种照射技术。

（1）单前野垂直照射

上界：下颌骨下缘上 1cm 与耳垂根部连线；

下界：沿锁骨下缘走行；

侧界：肩锁关节内侧缘。

（2）前后两野等中心照射　前后两野采用不同剂量比方式，具体由 TPS 确定剂量比。一方面保证颈部所有的淋巴引流区得到比较满意的剂量供应，另一方面又使得脊髓处于安全剂量范围内。

适用于锁骨上淋巴结转移，或其他颈部淋巴结转移且已合并其他部位的转移，放疗仅为姑息治疗者。

（五）三维适形/调强放射治疗技术

靶区勾画同常规照射野包括的范围。具体靶区设计多参考国外如 MD Andeson 的原则：CTV1 为阳性淋巴结及其周边 1cm 的区域，CTV1 外放 2cm 为 CTV2，其他区域如病变侧的 I B、Ⅱ、Ⅲ、Ⅳ、Ⅴ 淋巴引流区域、咽后淋巴结、对侧的 Ⅱ、Ⅲ、Ⅳ、Ⅴ 淋巴引流区域等勾画为 CTV3，同时对需要照射的鼻咽、下咽、喉也可根据具体情况包括在相关的 CTV3 内。剂量 CTV1 66Gy、CTV2 60Gy、CTV3 54Gy。另外，阳性淋巴结及手术瘤床我们常增加一个 GTV 给予较高的剂量及总剂量 70Gy/2.12Gy/F。

七、放疗常见副作用和晚期并发症

急性以及放疗晚期并发症同一般头颈部常见鳞癌如鼻咽癌、下咽癌等，参见相关章节内容。

八、预后

5 年总生存率 40%～50%。

影响预后的因素：

1. 随 N 分期的增加预后变差。

2. 疗后原发肿瘤发现者预后差。

3. 下颈淋巴结转移者预后差。

4. 放射治疗不敏感、肿瘤消退缓慢者预后差。

（罗京伟　徐国镇　高　黎　黄晓东）

第十节 嗅神经母细胞瘤

一、概述

嗅神经母细胞瘤（esthesioneuroblastoma，ENB）起源于鼻腔顶部的嗅神经上皮，属于神经外胚层肿瘤。

临床少见，仅占全部鼻腔、鼻窦肿瘤的 3% ~6%。

可发生于任何年龄，其中有两个发病高峰：20 ~ 30 岁、40 ~ 50 岁。

男女发病相似。

好发部位及病变中心多位于鼻腔顶部及前组筛窦，而发生于其他部位如上颌窦、鼻咽、蝶窦等，一般称为异位嗅神经母细胞瘤。

组织学表现为小细胞成分或未分化成分，与鼻腔起源的未分化癌较难鉴别，需免疫组化或电镜技术方能确诊。免疫组化染色阳性指标包括 NSE（神经元特异性烯醇酶）、S-100、MAP（微管相关蛋白）、Class Ⅱ B-tubulin isotype（Ⅱ型小管相关蛋白）、NF（神经微丝蛋白）、synaptophysin（突触素）等。

二、临床特点

由于病变主要局限在鼻腔、筛板，并容易侵犯邻近器官如鼻窦、眼眶等，因此表现相关症状，主要为单侧鼻塞、反复鼻出血、头痛、溢泪、嗅觉丧失、眼球凸出等，与其他鼻窦病变的症状相似，缺乏特异性，常造成延误诊断。

极少数病例出现内分泌异常，主要为抗利尿激素分泌增加和库欣综合征。

临床检查可见位于鼻顶、上鼻甲或鼻中隔后上方息肉样肿物，部分肿物呈结节状，质地偏脆，触之易出血。病变以鼻腔内生长为主，但易向周围浸润、呈破坏性或膨胀性生长，就诊时病变常已累及筛窦，并可侵犯上颌窦、眼眶、视神经、颅底及颅内脑组织。

颈部淋巴结转移较多见，就诊时 4% ~16% 的患者伴有颈部淋巴结转移，累积颈淋巴结转移率 20% ~33%。早期病例一般不超过 10%，但病变至晚期如 Kadish C 期颈部淋巴结转移可高达 30% 左右。

累积远地转移率可高达 33% ~ 40% ，最常见部位为骨和肺，少数患者可发生乳腺、大动脉、脾脏、前列腺等部位的转移。

三、分期检查

1. 对原发肿瘤的检查 主要包括 CT 或/和 MRI、内镜检查。

2. 其他检查 包括：①血常规、生化、肝肾功能；②胸部正侧位片；③颈部、腹部超声；④骨扫描。

四、临床分期

临床上常用 1976 年的 Kadish 分期、及 Morita 改良分期：

1. Kadish 分期

A 期：肿瘤局限于鼻腔

B 期：肿瘤局限于鼻腔和鼻窦

C 期：肿瘤超出鼻腔和鼻窦范围，包括筛板、颅底、眼眶、颅内受侵，以及颈部淋巴结转移和远处转移

2. Morita 改良分期

A、B 期：同 Kadish 分期

C：肿瘤超出鼻腔和鼻窦范围，包括筛板、颅底、眼眶、颅内受侵

D：肿瘤发生颈部淋巴结转移或远处转移

五、治疗原则

该病少见，临床上尚无成熟的治疗模式。

医科院肿瘤医院对已经病理明确诊断的 ENB 的治疗方案为：

Kadish A 和 B 期病变可采用单纯放射治疗，但 D_T50 ~ 60Gy 时评价疗效，如肿瘤达完全消退，或消退明显，可给予根治性放疗使 D_T 达 70Gy，而手术留待失败时挽救用；如肿瘤消退不明显，则 D_T60Gy 时停止放疗、休息 2 ~ 4 周外科手术切除。

对 C 期病变，医科院肿瘤医院正在进行的临床研究为：诱导化疗 + 同步放化疗 ± 手术（诱导化疗方案：DDP 60mg/m^2 + VP-16 300mg/m^2/周期，21 天为一个周期，共 2 周期，然后同步放化疗，放疗过程中单用 DDP 25mg/m^2，每周一次，7 ~ 8 次），如诱导化疗 + 同步放化疗后肿瘤达 CR，暂不行手术；局部肿瘤复发病例根据具体情况首先

可虑行手术挽救治疗。如同步放化后肿瘤为 PR，观察 6～8 周后临床及影像学仍提示局部肿瘤残存者则行手术挽救治疗＋辅助化疗。

六、放射治疗

（一）常规放射治疗技术

1. 治疗体位　仰卧位，头垫合适角度的头枕，一般为 B 枕，张口含物压舌向下尽可能保护正常组织，利用激光及透视下摆正体位，热缩面罩固定。

2. 照射野

（1）原发肿瘤（图 2 - 10 - 1，图 2 - 10 - 2）　设野同一般的鼻腔筛窦癌，具体根据病变的侵犯范围而设计为一正一侧两野交角 90 度照射，并加用 45 度楔性板（图 2 - 10 - 1）、或两侧野对穿照射技术。

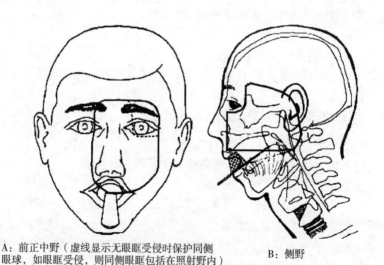

A：前正中野（虚线显示无眼眶受侵时保护同侧眼球，如眼眶受侵，则同侧眼眶包括在照射野内）　　B：侧野

图 2 - 10 - 1　两野交角楔性照射技术

因侧野未照射到筛窦前组及眼眶前部，因此前野单开一小电子线野，对前组筛窦及眼眶（眼眶受侵时包括眼眶，如无眼眶受侵，仅包括前组筛窦）进行补量（图 2 - 10 - 2），电子线能量多选择 6

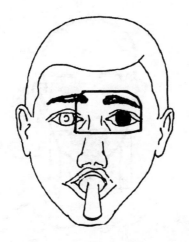

图 2 – 10 – 2 眼眶受侵时前组筛窦及眼眶的电子线同步补量

　　无眼眶受侵时，仅包括前组筛窦。要求放疗时铅珠挡角膜晶体、并睁眼正视前方。

~ 9MeV。

　　（2）淋巴结（图 2 – 10 – 3，图 2 – 10 – 4）　早期病变颈部淋巴结转移的几率不超过 10%，一般不主张颈部预防性放疗。但晚期病变应常规颈部预防性照射，可采用上中颈部预防照射技术、或全颈照射技术。如颈部照射采用和原发肿瘤一样的体位，则部分口腔、下颌骨需酒杯形挡铅块保护（图 2 – 10 – 3）；如颈部采用和原发肿瘤不一样的体位，如仰伸位，则可直接颈髓挡条形铅块（图 2 – 10 – 4）。

　　（二）适形照射或调强照射技术

　　GTV：包括临床检查及影像学检查所显示的瘤体。

　　CTV1：包括 GTV、侵犯的周围邻近器官、及周围的高危组织器官，如包括全部鼻腔、筛窦、侵犯上颌窦的全部、对侧上颌窦的 1/3、鼻咽腔、咽后淋巴结等。

　　CTV2：需要预防性照射的颈部预防区域，如双上中颈淋巴结（Ⅰb、Ⅱ、Ⅲ区）、或全颈预防性照射。

　　剂量：按相应靶区外放 3mm 产生的 PTV 给量：

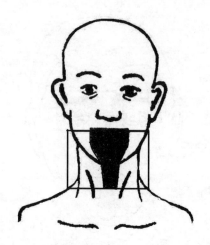

图 2 – 10 – 3　同样体位时上中颈部照射技术

（图中显示酒杯形挡铅块）

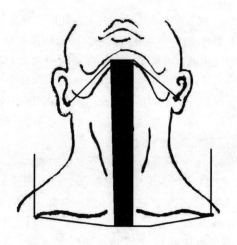

图 2 – 10 – 4　头仰伸时全颈照射技术

P_{GTV}：70～76Gy/6～7w

PTV1：60～66Gy/6～7w

PTV2：50-56Gy/5w

七、预后

中国医学科学院肿瘤医院 49 例嗅神经母细胞瘤的治疗效果：总的 5 年生存率为 60.7％，5 年无瘤生存率为 41.9％。中位随访时间 26 月，24 例出现复发：13 例为原发部位复发，6 例为区域淋巴结复发，14 例出现远处转移。最常见的远处转移部位为骨转移（7/14 例），其次为腹膜后淋巴结转移（4 例）和肺转移（3 例）。

影响预后的因素包括：

1. 临床分期　早期病变（KadishA、B 期）无复发者，预后好。

2. 病理分级　低病理分级（Ⅰ/Ⅱ级）预后好于高分级者（Ⅲ/Ⅳ级）。

3. 颈部区域淋巴结转移的有无。

4. 治疗方式对预后的影响

（1）手术治疗　①手术切除的彻底程度明显影响预后；②手术方式的改进：采用颅面联合手术，使 ENB 的手术治疗效果明显得到改善。

（2）综合治疗　综合治疗组如放疗＋手术的疗效最佳，其次为单纯放射治疗，而单纯手术的效果最差。

（3）颈部预防性放疗　晚期病变颈部预防性照射的预后明显好于未行颈部处理者。

（罗京伟　徐国镇　高　黎）

第三章 胸 部 肿 瘤

第一节 食管癌的放射治疗

一、序言

我国是食管癌的高发国家，世界卫生组织 1978 年公布的五大洲食管癌的死亡率资料与我国 1974～1976 年恶性肿瘤病死亡回顾调查资料相比全世界食管癌死亡率以中国为最高，男性为 31.66/10 万，女性为 15.93/10 万。食管癌的死亡占全部恶性肿瘤死亡的 16.05%，居第四位，在世界各国中仍然位居前列。食管癌的发病率和死亡率有明显的地域性和性别差异。迄今为止还没有肯定引起食管癌的病因，但国内外已做了大量的有关食管癌病因的研究，认为是多因素协同作用所致。相关因素有：亚硝胺，真菌，营养不足，维生素，微量元素，饮酒，吸烟等。

二、解剖、局部侵犯、血循转移

1. 食管的解剖　上接咽起于环状软骨，相当第六颈椎下缘，相当于第 11 胸椎水平止于胃的贲门。成人的食管长度一般为 25～30cm。食管正常有三个生理性狭窄：①位于食管入口处；②位于主动脉弓处；③位于隔肌入口处，即食管穿经膈的食管裂孔。

食管分段标准与食管镜检查距门齿距离见图 3－1－1。

2. 肿瘤直接侵犯到邻近组织器官占 32%～36%，最常见为气管及支气管，其次为主动脉和心包。

3. 食管癌淋巴结的转移率　见表 3－1－1。

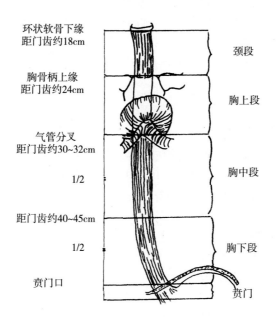

环状软骨下缘
距门齿约18cm

胸骨柄上缘
距门齿约24cm

气管分叉
距门齿约30~32cm

1/2

距门齿约40~45cm

1/2

贲门口

颈段

胸上段

胸中段

胸下段

贲门

图 3 - 1 - 1　食管分段标准与食管镜检查距门齿距离

表 3 - 1 - 1　**食管癌淋巴结的转移率（尸检和手术时**
两野/三野淋巴结清扫）

病变部位	锁骨上淋巴结（%）	纵隔淋巴结（%）	膈下淋巴结（%）
上段	6 ~ 46. 3	56. 1 ~ 75	9 ~ 40
中段	6 ~ 35	53 ~ 55	25 ~ 46
下段	4 ~ 38	38 ~ 52	42 ~ 74. 1

4. 血行转移　尸检发现内脏转移率为 39% ~ 57%。最常见的部位为肝（23% ~ 57%），肺（18% ~ 52%）。

三、食管癌常见症状

吞咽食物哽咽感；胸骨后不适或闷胀；进行性吞咽困难；声音嘶

哑；颈部和/或锁骨上肿物；压迫症状等。

食管癌穿孔前的表现：①白细胞特别是中性粒细胞数增高；②发热；③胸背疼痛或胸部不适。

四、食管癌治疗前的各项检查

食管镜加食管腔内超声 EUS、胸部 CT/MRI、食管造影、食管脱落细胞学检查，其他检查包括脑 MRI、ECT 和颈部、腹部超声等。

五．病理类型

食管癌 90% 以上的病理类型为鳞状细胞癌或腺癌。偶见食管其他的恶性肿瘤（如未分化癌占 1.4%～1.5%，其他如恶性黑色素瘤、平滑肌肉瘤、淋巴瘤和良性肿瘤等约占 1.7%）。

2002 年 AJCC 食管癌国际 TNM 分期标准：

T：原发肿瘤

T_x：原发肿瘤不能测定

T_0：无原发肿瘤证据

Tis：原发癌

T_1：肿瘤只侵及黏膜固有层和黏膜下层

T_2：肿瘤侵及肌层

T_3：肿瘤侵及外膜

T_4：肿瘤侵及邻近器官

N：区域淋巴结

N_x：区域淋巴结不能测定

N_0：无区域淋巴结转移

N_1：区域淋巴结转移

M：远处转移

M_x：远处转移不能测定

M_0：无远处转移

M_1：有远处转移

胸上段食管癌

M_{1a}：颈淋巴结转移

M_{1b}：其他的远处转移

胸中段食管癌

M_{1a}：不应用

M_{1b}：非区域淋巴结或其他的淋巴结

胸下食管癌

M_{1a}：腹主动脉旁的淋巴结

M_{1b}：其他的远地转移

临床分期

0 期：$T_{is}N_0M_0$

I 期：$T_1N_0M_0$

II$_a$ 期：$T_2N_0M_0$　　$T_3N_0M_0$

II$_b$ 期：$T_1N_1M_0$　　$T_2N_1M_0$

III 期：T_3，N_1M_0；T_4，任何 N，M_0

IV 期：任何 T，任何 N，M_1

IVa 期：任何 T，任何 N，M_{1a}

IVb 期：任何 T，任何 N，M_{1b}

注：食管癌区域淋巴结定义：颈段食管癌：颈淋巴结包括锁骨上淋巴结，胸段食管癌：纵隔淋巴结和胃周淋巴结，不包括腹主动脉旁淋巴结。

六、治疗原则

手术治疗仍为首选治疗，不能手术和局部晚期患者，放射治疗为标准治疗，目前多主张放化同步治疗。

1. 根治性放射治疗

（1）目的　是希望局部肿瘤得到控制，获得较好的效果。放射治疗后不能因放射所致的并发症而影响生存质量。

（2）适应证　一般情况好，病变比较短，食管病变处狭窄不明显（能进半流），无明显的外侵（症状：无明显的胸背疼痛，CT 示未侵及主动脉或气管支气管等邻近的组织和器官），无锁骨上和腹腔淋巴结转移（包括 CT 无明显肿大的淋巴结），无严重的并发症。

（3）禁忌证　食管穿孔（食管气管瘘或可能发生食管主动脉瘘），恶病质，已有明显症状且多处远处转移者。

2. 姑息放射治疗

（1）目的　减轻痛苦（如骨转移的止痛放疗，转移淋巴结压迫症状等），缓解进食困难，延长寿命。

（2）禁忌证　已有食管穿孔，恶病质。

七、放射治疗技术

（一）单一放射治疗

1. 常规放射治疗（图3-1-2，图3-1-3）

模拟机定位：体位固定→用胸部CT做TPS计划→模拟机校位。

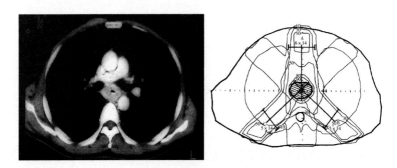

图3-1-2　模拟机定位

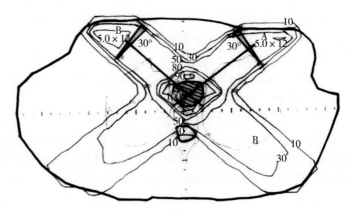

图3-1-3　照射野设计

照射野设计：长度为肿瘤上下各放3~5cm。

胸中、下段食管癌：肿瘤横径<5cm　三野等中心（一前两后斜）

照射，后斜野机架角 ±130°。

颈段、胸上段食管癌：两前斜野等中心照射，野宽 4.5 ~ 5cm，机架角 50° ~ 60°，30°楔形板。

原发肿瘤较大（≥ T_3）和/或 CT 扫描片显示肿大淋巴结（II_b ~ IV期）

胸中、下段食管癌：前后对穿等中心照射，D_T 36 ~ 40Gy 后，改斜野等中心，避开脊髓。

颈段、胸上段食管癌：纵隔 + 锁骨上联合野照射，D_T 36Gy 后，改分野照射，避开脊髓。

2. 三维适形放射治疗　食管癌三维适形放射治疗计划的实施及工作流程：

在 CT 模拟机做体位固定→胸部 CT 扫描→局域网传送 CT 扫描的图像→医师勾画肿瘤靶区（必须参照食管造影和/食管镜检的结果勾画靶区/CT – PET/食管腔内超声）→上级医师确定并认可靶区→由物理师设计照射野→物理主任核对并认可治疗计划→副主任以上的医师认可治疗计划→CT 模拟校位→由医师/物理师/放疗的技术人员共同在加速器校对照射野→照射计划的实施。

食管癌放射治疗靶区定义：

GTV：以影像学（如食管造影片）和内镜（食管镜和/或腔内超声）可见的肿瘤长度。

CT 片（纵隔窗和肺窗）显示食管原发肿瘤的（左右前后）大小为 GTV。GTV：为食管原发病灶。以食管造影片显示和/食管镜检和/或腔内超声所示的肿瘤长度。肿大转移淋巴结为 GTVnd：如 CT 片显示肿大转移淋巴结远离原发病灶或/和触诊可确定的转移淋巴结部位如锁骨上淋巴结，气管旁淋巴结等部位。

CTV：包括 GTV 和 GTVnd + 淋巴引流区，并在 GTV 和 GTVnd 左右前后方向（四周）均放 0.8 ~ 1.0cm（平面），外放后按解剖屏障调整。在 GTV 上下方向均放 3 ~ 5cm，或在有淋巴结肿大转移的 CT 层面的上下各外放 1.5 ~ 2.0cm。同时包括淋巴结转移率较高的相应淋巴引流区域：

上段：锁骨上淋巴引流区、食管旁、2 区、4 区、5 区、7 区；

中段：食管旁、2 区、4 区、5 区、7 区的淋巴引流区；

下段：食管旁、4 区、5 区、7 区和胃左、贲门周围的淋巴引流区。

PTV：在 CTV 基础上各外放 0.5cm。

单一放疗剂量：95% PTV 60～64Gy/2Gy/30～32F。

靶体积内的剂量均匀度为 95%～105% 的等剂量线范围内，PTV：93%～107%。

正常组织剂量：①肺平均剂量≤13Gy，两肺 V_{20}≤30%，两肺 V_{30}≤20%；②脊髓剂量：平均剂量 9～21Gy 和 0 体积剂量≥45Gy/6w；③心脏：V_{40}≤40%～50%。

（二）术前放射治疗

1. 勾画靶区的标准　GTV 见三维适形放射治疗靶区定义。

（1）胸上段（CTV）　上界：环甲膜水平，下界：隆突下 2～3cm，包括食管旁、气管旁、下颈、锁骨上、2 区、4 区、5 区、7 区等相应淋巴引流。

（2）胸中段（CTV）　上界包括锁骨头水平气管周围的淋巴结，下界贲门淋巴结引流区，包括相应纵隔的淋巴引流区（如食管旁、气管旁、锁骨上、2 区、4 区、5 区、7 区等）。

（3）胸下段（CTV）　上界包括锁骨头水平气管周围的淋巴结，下界胃左淋巴结引流区，包括相应纵隔的淋巴引流区（如食管旁、气管旁、锁骨上、2 区、4 区、5 区、7 区等）。

（4）PTV　在 CTV 基础上均外放 0.5cm。

2. 处方剂量　95% PTV 40Gy/2Gy/20F。

（三）术后放射治疗

1. 根治性手术后（R_0 切除）Ⅱ$_a$（$T_{2～3}N_0M_0$ - 淋巴结阴性组）患者　推荐放射治疗。

勾画靶区的标准

（1）胸上段（CTV）　上界：环甲膜水平，下界：隆突下 2～3cm，包括吻合口、食管旁、气管旁、下颈、锁骨上、2 区、4 区、5 区、7 区等相应淋巴引流。

（2）胸中段（CTV）　上界为胸 1 椎体的上缘包括锁骨头水平气

管周围的淋巴结，下界为瘤床下缘 2~3cm，包括相应纵隔的淋巴引流区（如食管旁、气管旁、下颈、锁骨上、2 区、4 区、5 区、7 区等）。

（3）PTV 在 CTV 基础上均外放 0.5cm。

2. II_b ~ III 期患者 推荐放疗或放疗、化疗同时进行。

（1）勾画靶区的标准 胸上段食管癌患者的照射范围（CTV）与 IIa 期（淋巴结阴性组）相同：

上界：环甲膜水平，下界：隆突下 3~4cm。包括吻合口、食管旁、气管旁、锁骨上、2 区、4 区、5 区、7 区等相应淋巴引流区；

中下段食管癌（CTV）：原发病变的长度 + 病变上下各外放 5cm + 相应淋巴引流区。（建议：中段食管癌患者的放疗上界设在 T_1 上缘，下段食管癌患者目前建议包胃左和贲门淋巴引流区）。

PTV：在 CTV 基础上均放 0.5cm。

（2）同步化疗的建议方案

1）PDD 25~30mg/m^2 ×3~5 天，5-FU 450~500mg/m2 ×5 天（推荐静脉连续输注），28 天为一周期 ×2 周期 1~3 个月后巩固化疗 3~4 周期。

2）紫素 + PDD（21 天为一周期，共 2 周期或每周 1 次，共 6 周）1~3 个月后巩固化疗 3~4 周期。

3. 处方剂量 95% PTV 54~60Gy/2Gy/27~30F。

4. 术后胸胃 V_{40} ≤40% ~50%（不能有高剂量点），同步化放疗者两肺 V_{20} ≤28%。

（四）放化疗同步治疗

推荐中晚期食管癌进行同步放化疗。建议化疗方案：同术后同步化疗方案。同步放化疗时的放疗剂量：95% PTV 56~60Gy/1.8~2Gy/30F。

八、放射治疗副反应的处理

1. 全身放疗反应 多数患者无明显的全身反应或有很轻，无需处理。有个别的患者较明显。常表现为乏力，食欲缺乏，恶心欲吐。给予输液，支持治疗及增加食欲的药物治疗，即可保证顺利完成放射治疗。

2. 放射性食管炎 多数患者表现为吞咽疼痛，进食困难的症状

较前有加重。或术后放疗患者出现吞咽梗阻的症状。发生时间多数为
D_T 20Gy，40 Gy 左右，主要原因为食管黏膜的充血，水肿，渗出，以
及糜烂。处理：①消除患者误认为病情加重的思想负担，解释其原
因；②轻者观察，重者则给与输液。适当少量的激素和抗菌素治疗，
可获得较好的效果。

3. 气管反应　多数表现为刺激性干咳或痰不易吐出。症状轻患
者无需处理，或对症治疗，如氯化铵等，雾化治疗（可加用糜蛋白酶
和少量的激素行雾化吸入治疗），可以帮助排痰。

4. 晚期并发症　少数患者出现局部肺纤维化；放射性肺炎；食
管狭窄；吻合口狭窄等。

九、预后

早期或能手术但因内科疾病不能手术或不愿手术患者，放射治疗
的 5 年生存率为 20%～73%；对局部病期偏晚又没有淋巴结转移者，
术前放疗 5 年生存率为 18%～60.7%；选择性术后放射治疗的 5 年生
存率为 18.7%～41.3%；局部晚期食管癌放化综合治疗 5 年生存率为
16.2%～30%。

（梁　军　肖泽芬）

第二节　肺　　癌

一、概述

肺癌是世界范围内最为常见的恶性肿瘤之一，国内肺癌的发病率
和死亡率占城市恶性肿瘤之首位。非小细胞肺癌占全部肺癌病例的
80%，可手术病例仅占全部肺癌病例的 20%～30%。约 30%～40% 的
患者在确诊时为局部晚期，40% 的患者确诊时发现有远地转移。肺癌
的治疗需要采用综合治疗手段，放射治疗是肺癌治疗的重要手段之
一，不仅能够用于局部病变的治疗（早期和局部晚期病例），对于晚
期病例，合理地选择放射治疗，将能够获得满意的姑息治疗效果。

二、解剖学，局部侵犯，淋巴及血行转移

（一）解剖学

肺位于左、右胸膜腔内。两肺借助肺根及肺韧带固定于纵隔两侧。右肺分为上、中、下3叶；左肺分为上、下两叶，上、下叶之间的裂隙称为叶间裂。右肺水平裂与第4肋一致，向外侧达腋中线与叶间裂相交。隆突相当于4～5胸椎和胸骨角水平。

（二）局部侵犯

肺癌可直接侵犯邻近组织及器官产生相应的症状和体征，如侵犯胸膜可产生胸腔积液；侵犯胸壁可破坏肋骨并局部产生软组织肿块；侵犯心包产生心包积液；侵犯喉返神经或膈神经造成声带麻痹或横膈麻痹；侵犯气管或食管引起呼吸或吞咽困难。

（三）淋巴道转移

肺癌往往沿淋巴道依次转移至同侧肺门淋巴结，隆突下淋巴结，纵隔淋巴结，锁骨上淋巴结，然后进入血循环。也可见到跳站性转移。在肺组织内，淋巴引流和支气管血管系统是平行的，淋巴结位于段和叶支气管旁。下叶引流至后纵隔和隆突下区淋巴结，右肺上叶引流至右上纵隔，而左肺上叶同时引流至主动脉弓旁、前纵隔锁骨下动脉淋巴结，也可沿主气管至左上纵隔。Mountain 和 Dresler 提出的肺癌淋巴结分期被广泛应用，见图3-2-1。

（四）血行转移

肺癌常发生血行转移到多个器官，包括脑、骨、肝、肾上腺、双肺等。Winstanley（1968）和 Mathew（1973）报告肺癌根治术后30天死亡尸检结果79例及202例中，分别发现21例（26%）及49例（24%）已有远地转移。说明肺癌远地转移是治疗失败的重要因素。

三、病理分类

1. 非小细胞肺癌　包括鳞状细胞癌，腺癌，大细胞癌，腺鳞癌等。

2. 小细胞肺癌。

四、检查步骤

1. 全面体格检查。

2. 实验室检查　血常规，肝、肾功能，肿瘤标志物等。

3. 胸部X线检查　胸部X线检查是诊断肺癌的必要手段，肺癌的X线表现可以是肿瘤本身的影像，或者是由于肺癌造成支气管阻塞

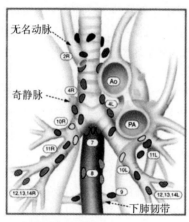

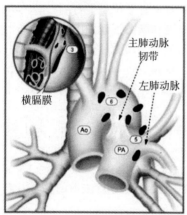

上纵隔淋巴结
- 1 最上纵隔
- 2 上气管旁
- 3 血管前和气管后
- 4 下气管旁
（包括奇静脉淋巴结）

主动脉淋巴结
- 5 主动脉下（主肺动脉窗）
- 6 主动脉旁
（升主动脉或横膈膜）

下纵隔淋巴结
- 7 隆突下
- 8 食管旁
（隆突以下）
- 9 肺韧带

N1淋巴结
- 10 肺门
- 11 肺叶间
- 12 肺叶
- 13 肺段
- 14 肺段以下

图 3－2－1　Mountain 和 Dresler 淋巴结分期系统（引自 Regional lymph node classification for lung cancer staging. Chest, 1997, 111 (6)：1718－1723）

（肺不张，堵塞性肺炎）所形成的继发肺部改变，及肺癌在肺内或胸外的表现。

4. 胸部 CT 检查　CT 能够进一步明确 X 线片上所发现的胸部异常改变，能发现早期病变以及纵隔病变和转移淋巴结。用 CT 影像作肺癌分期比常规 X 线检查更准确。是目前应用最广泛的肺癌分期诊断方法。

5. MRI 检查　MRI 是对 CT 检查的补充，MRI 对鉴别肺门及纵隔区的血管或是淋巴结转移有帮助，对纵隔病变能够分辨血管、神经、心包和心脏的受侵及其范围。对肺尖癌能够较准确地判断周围组织器官受累的程度。目前应用 3T-MRI 增强扫描可以对阻塞性炎症及肺不张有较好的判断。增强 MRI 用于头颅扫描，以诊断是否有颅内转移。

6. PET 和 PET/CT 检查　PET 的出现为肿瘤的诊断提供了新的功能性诊断的手段，提高了肺癌分期的敏感性和特异性。PET 对放疗科医师最大的帮助是（与 CT 相比）能够较好地区分肿瘤与肺不张、阻塞性炎症，以及诊断直径小于 1cm 的淋巴结。

7. 痰脱落细胞检查　痰脱落细胞检查是一种简便、有效而无痛苦的方法。中心型肺癌痰脱落细胞检查阳性率 75% ~ 86% ，假阳性 1% ~ 3% 。周围性肺癌阳性率约为 20% 。其阳性率与选择标本有关。痰脱落细胞检查用于普查时，可以先于 X 线检查而确诊。

8. 纤维光导支气管镜（FOB）检查　不但是获取组织学诊断的可靠手段，明确肿瘤与气管、支气管及隆突的关系，同时还可以提高临床分期的准确性。其活检阳性率可达 60% ~ 70% 。假阳性 0.8% 。

9. 经皮或 CT 导向下针吸活检法　已有百余年历史，简便易行。活检阳性率一般 70% ~ 80% ，假阳性率 2.4% ，假阴性率 23% 。CT 导向下针吸活检阳性率约为 90% ，安全可行。

10. 纵隔镜检查　纵隔镜经颈部入镜可以检查出上纵隔 2、4 区和肺门 10 区淋巴结有无转移，经左前胸骨旁入镜可以检查出纵隔 5、6 和 7 区淋巴结有无转移。

五、诊断

一般均要有病理或细胞学诊断。

六、非小细胞肺癌的临床分期

AJCC TNM 分期（2002）

原发肿瘤（T）

T_x：支气管肺分泌物中找到癌细胞但 X 线或支气管镜检未见病灶，不能评估的肿瘤

T_0：无原发瘤的证据

T_{1s}：原位癌

T_1：肿瘤最大径≤3cm，为肺或脏层胸膜包绕，支气管镜检查肿瘤末侵及叶支气管近端（即未侵犯主支气管）

T_2：肿瘤直径与外侵具备下例任何特征：肿瘤最大径＞3cm；肿瘤侵犯主支气管但距隆突＞2cm；肿瘤侵犯脏层胸膜；已扩展到肺门区的肺不张或阻塞性肺炎，但未累及全肺

T_3：任何大小的肿瘤侵犯以下结构者：胸壁（包括肺上沟瘤）、膈肌、纵隔胸膜、壁层心包；肿瘤位于主支气管内且距隆突＜2cm，但未累及隆突；肿瘤合并一侧全肺不张或阻塞性肺炎

T_4：任何大小肿瘤侵犯以下结构者：纵隔、心脏、大血管、气管、食管、椎体、隆突；肿瘤合并有恶性胸水，心包积液；原发癌肺叶内有卫星病灶

淋巴结（N）

N_x：区域淋巴结不能评估

N_0：无区域淋巴结转移

N_1：支气管周围或同侧肺门区淋巴结转移，或两者均存在，包括直接侵犯

N_2：同侧纵隔和/或隆突下淋巴结转移

N_3：对侧纵隔淋巴结，对侧肺门淋巴结，同侧或对侧斜角肌或锁骨上淋巴结转移

远处转移（M）

M_x：远地转移不能评估

M_0：无远地转移

M_1：有远地转移—标明位置

注：①少见的浅表性肿瘤，沿支气管壁浸润，侵及主支气管，仍为T_1；②肺癌胸腔积液多为恶性，少数非血性、非渗出性积液多次检验不能查出恶性细胞，不能分为T_4，心包积液相同；③非原发癌肺叶内有转移病灶为M_1。

AJCC 2002 年分期（表 3 - 2 - 1）。

表 3 - 2 - 1　肺癌 AJCC 2002 年分期

分期	$\underline{T}$	$\underline{N}$	$\underline{M}$
隐性癌	T_s	N_0	M_0
0 期	T_{1s}	N_0	M_0
Ⅰa 期	T_1	N_0	M_0
Ⅰb 期	T_2	N_0	M_0
Ⅱa 期	T_1	N_1	M_0
Ⅱb 期	T_2	N_1	M_0
	T_3	N_0	M_0
Ⅲa 期	$T_{1 \sim 2}$	N_2	M_0
	T_3	$N_{1 \sim 2}$	M_0
Ⅲb 期	$T_{1 \sim 3}$	N_3	M_0
	T_4	$N_{0 \sim 3}$	M_0
Ⅳ期	任何 T	任何 N	M1

七、非小细胞肺癌的放射治疗

（一）治疗原则

1. 早期（Ⅰ、Ⅱ期）以手术治疗为主。对于有严重的内科并发症，高龄，拒绝手术的患者可采用根治性放射治疗。

2. 局部晚期 Ⅲ A（$T_3N_1M_0$，$T_{1 \sim 3}N_2M_0$）和 Ⅲ B（$T_xN_3M_0$，$T_4N_xM_0$）为放、化疗的综合治疗。同期放化疗是当前治疗模式。根据患者情况亦可序贯放化疗。

3. 肺癌术后放射治疗　适应证包括 R1，R2 术后的患者；术后 N_2 的患者；T_3（胸壁受侵）；没有进行足够纵隔淋巴结探查，或外科医师认为需要放射治疗者；多个肺门淋巴结阳性的患者也可考虑。

（二）放射治疗技术

1. 常规照射

（1）放射治疗范围　治疗原发病灶及相应的转移淋巴结区，也即累及野照射。

（2）放射剂量　分次剂量为 $D_T 1.8 \sim 2Gy$，每周 5 次。总量 $D_T 60 \sim 70Gy$。

（3）放疗野设计　常规放疗：根据肿瘤生长的位置及范围来确定放疗计划，部分患者一开始就可行二维计划，使总量达 D_T 60Gy 左右或更高。但是大多数患者一般可先给予前后对穿治疗，注意脊髓受量控制在 40Gy 以下，然后改斜野避开脊髓等中心治疗，加量 D_T 20Gy，总量达 D_T 60Gy 左右。

2．模拟机下定位及治疗流程

（1）通常取仰卧位，头垫 B 枕或 C 枕，激光灯摆位。

（2）明确上下界及肿瘤中心位置，平静呼吸下肿瘤运动范围。摄定位片（前后），在定位片上画靶区（照射区），行整体挡铅或 MLC 照射。

（3）模拟机校位，做整体铅块的患者，在模拟机下校对模板，保留定位图。

（4）当照射达脊髓限制剂量时（D_T40Gy），需改野避开脊髓。医师在 CT 上勾画靶区及脊髓，送物理室做二维计划，根据计划到模拟机下定位，确认靶区及脊髓，如行手工计算，医师在 CT 上勾画靶区，先找射野中心点（即测出升床及肿瘤中心与椎体的关系），再分别测量肿瘤射野长、宽及所需机架角，根据以上数据到模拟机下定位，确认靶区范围及脊髓，保留定位图。

（5）医师与物理师一起计算剂量，填写放疗单，上级医师签字。

（6）第一次治疗时，医师参与摆位并进行治疗（加速器）验证摄片，保证治疗的准确进行。

（7）放射治疗实施中，医师每周检查患者，并核查放疗单，监测血象及观察治疗反应。及时对症处理。

3．注意事项

（1）双锁骨上区不需常规做预防照射。

（2）如有肺不张等情况时，建议每周透视 1 次，了解肿块退缩及肺复张情况。及时更改放射野。

（3）脊髓剂量不超过其耐受量。

（4）如同时行锁骨上区照射，注意两射野之间的间隙，避免脊髓超量。

4．三维适形及 IMRT 流程　先模拟机下透视：①确定治疗靶区的大致中心；②观察平静呼吸时肿瘤活动度，确定 ITV。

（1）体位及固定 治疗体位一般采用仰卧位、选择适当的头枕、上叶癌或肺上沟癌用头颈肩罩，其余用热塑胸部体罩固定，并将患者的姓名、病案号、头枕型号记录在体罩上。

（2）CT 扫描：直接用增强连续扫描，包括可评价的正常器官，层厚 5mm，扫描范围从下颌至肾上极范围。

（3）患者身上画出中心点，体膜上粘贴中心标志（此中心点为虚拟中心，治疗前须进行校位移至射野中心）。

（4）CT 扫描上传计划室。

（5）勾画靶区及危及器官 肺内病变在肺窗上勾画（窗宽 1600，窗位-600），纵隔病变在纵隔窗上勾画（窗宽 400，窗位 20）。GTV 要包括病变毛刺以及转移淋巴结区。勾画正常组织，包括脊髓、全肺、心脏、肝脏、双肾、食管及可评价的正常器官（注意正常组织需勾画所有的层面）。CTV 及 PTV 勾画见后面叙述。

（6）填治疗计划申请单 包括 95%PTV 的剂量，正常组织的限量见表 3 - 2 - 2。

（7）物理师进行照射野的设计、计算和优化。

（8）物理师完成计划设计后，主管医师、副主任以上医师确认并评价计划，逐层确认，包括靶区适形度，高低剂量区及 DVH 等。计划的评估至少 95% PTV 满足上述靶区的处方剂量，PTV 接受 >110% 的处方剂量的体积应 <20%，PTV 接受 <93% 的处方剂量的体积应 <3%，PTV 外的任何地方不能出现 >110% 处方剂量。评估包括靶区和危及器官的剂量体积直方图（DVH）和逐层评价。

（9）最后物理室主管确认后，打印计划图并签字。

（10）医师拿到计划图后，到 CT 模拟校位，将体膜上的虚拟中心移至到靶区治疗中心。同时填写治疗单。

（11）计划实施（放射治疗） ①首次照射时主管医师、物理师及技师摆位；②首次治疗要拍验证片（EPID），以后每周摄验证片；③IMRT：要求物理师验证；④IGRT：建议头 5 天连续进行，其后每周 1 次 IGRT，如为大分割，建议每日 1 次。

IGRT：首次照射时主管医生、物理师、技师同时到现场摆位，进行骨配准及灰度匹配。3mm 内不做校正，大于 3mm 重新扫描，累积经验，完善治疗过程。

（12）将治疗计划进行科室联合查房，讨论计划的可行性。

以下各图（图 3 - 2 - 2 ~ 6）为三维适形及 IMRT 的靶区及射野分布。

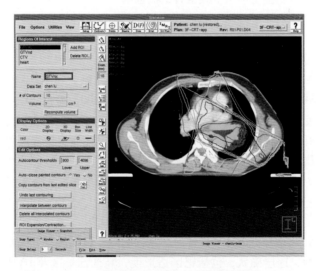

图 3 - 2 - 2　三维适形（3DCRT）射野剂量分布（一）

（三）非小细胞肺癌放射治疗规范

1. Ⅰ 期（T_1N_0，T_2N_0）、Ⅱ 期（$T_1N_1M_0$，$T_2N_1M_0$，$T_3N_0M_0$）单纯根治性放疗

放射治疗规范：

（1）剂量　D_T 66Gy/33F，2Gy/F。对 T_1N_0，T_2N_0，周围型病变，直径小于 5cm 的病例，建议进行剂量分割的研究，可采用大分割治疗，包括 5Gy × 12F 或 6Gy × 10F，应用 IGRT 技术，BED 应 ≥ 90 ~ 100Gy。日本采用的剂量分割为：12Gy × 4F；美国在进行 20Gy × 3F 次的研究。参考日本的经验，BED 应 ≥ 100Gy。进行大剂量分割的临床研究，要求具备良好的质量控制。

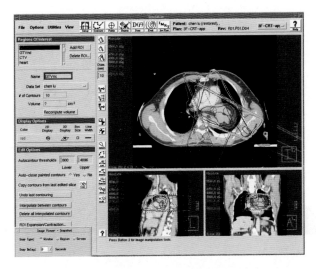

图 3 - 2 - 3 三维适形（3DCRT）射野剂量分布（二）

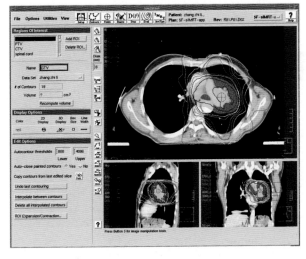

图 3 - 2 - 4 IMRT 的靶区及射野剂量分布（一）

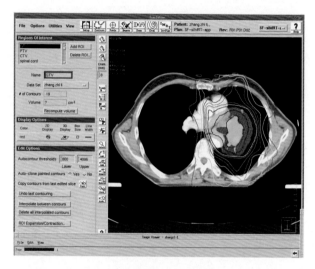

图 3 - 2 - 5　IMRT 的靶区及射野剂量分布（二）

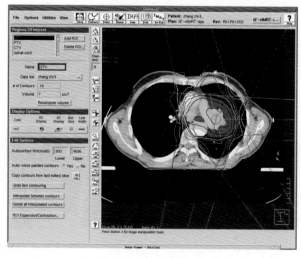

图 3 - 2 - 6　IMRT 的靶区及射野剂量分布（三）

（2）靶区

1）GTV　肺窗（窗宽1600，窗位-600）中所见的肺内肿瘤范围以及纵隔窗（窗宽400，窗位20）中所见的纵隔受累范围，病变的毛刺边缘应包括在 GTV 中。应基于 CT 之所见勾画 GTV 的范围，PET 检查所见仅可用于分期及参考，而不适于用来勾画靶区边界。

2）CTV　对组织学类型为鳞癌者 GTV 外放 6 mm，腺癌外放 8 mm。除非确有外侵存在，CTV 不应超出解剖学边界。不进行淋巴引流区选择性预防照射。

3）PTV　为 CTV 加上肿瘤的运动范围，再加上摆位误差。

运动范围确定方法：模拟机下测量肿瘤的活动范围，作为确定 ITV 的依据或依据四维 CT。

PTV = CTV + ITV + 外放 4 mm 摆位误差（我科 IGRT 治疗）。

PTV = CTV + ITV + 外放 6 mm 摆位误差（我科其他加速器摆位治疗）。

建议各单位根据自己单位实际测量的情况，确定摆位误差。

4）勾画正常组织　包括脊髓、全肺、心脏、肝脏、双肾、食管及可评价的正常器官在所有层面勾画）。

2. 局部晚期 ⅢA（$T_3N_1M_0$，$T_{1-3}N_2M_0$）和 ⅢB（$T_xN_3M_0$，$T_4N_xM_0$）

（1）无法手术者的根治性治疗的放疗技术规范

1）放疗剂量　单纯放疗模式：60～70 Gy/30～35F 每日 1 次照射；同步放化疗、诱导化疗 + 同步放化疗、诱导化疗 + 单纯放疗模式：60～66Gy，1.8～2 Gy/F。

2）靶体积

GTV：①影像学（包括 CT/PET、FOB 等）显示的原发肿瘤 + 转移淋巴结区域。GTV 应在 CT 影像上勾画，PET 作为参考；②如有阻塞性肺不张，应考虑将不张的部分置于 GTV 以外。CT、PET 及 MRI 均可作为排除不张的依据。经过 2～3 周的治疗，不张的肺可能已经张开，这时候应该重新进行模拟定位并进行 CT 融合，重做治疗计划；③纵隔淋巴结阳性的标准：最短径大于 1cm，或虽然最短径不足 1cm 但同一部位肿大淋巴结多于 3 个；④化疗后放疗的患者，GTV 应以化疗后的肺内病变范围为准，加上化疗前的受侵淋巴结区域，如果纵隔或者隆突下淋巴结受侵则还应包括同侧肺门。如果化疗后 CR，则应将化疗前的纵隔淋巴结受侵区及肺内病变的范围勾画为 CTV，最少给予 50 Gy。如果化疗期间病变进展，GTV 则应包括进展的病变范围。

CTV：①GTV 外放鳞癌 6 mm，腺癌 8 mm。除非确有外侵存在，CTV 不应超出解剖学边界；影像学无受侵证据时的预防性淋巴结照射：如果隆突下淋巴结 或者纵隔淋巴结受侵，同侧肺门应包入 CTV；③对于右中下叶或者左舌叶，左下叶病变，如果纵隔淋巴结受侵，隆突下淋巴结 应包入 CTV。对于左上叶病变，如果纵隔淋巴结包括隆突下淋巴结受侵，5 区的淋巴结应包入 CTV。

PTV：同上。

3. 术后放疗规范

（1）适应证　见前述治疗原则部分。

（2）剂量　①完全切除且切缘阴性者50Gy/25F，2Gy/F qd；②镜下切缘阳性：60 Gy/30F，2Gy/F qd；③大体肿瘤残留：66Gy/33F，2Gy/F qd 或 63 Gy/35F，1.8Gy/Fqd＋同步化疗。

（3）靶体积

1）GTV　多数时候术后放疗没有 GTV 的概念。切缘阳性，CT、PET、手术纪录以及病理报告可见到的大体残留情况下，GTV 定义同根治性放疗。

2）CTV　GTV 外放 8 mm。手术残端的镜下切缘阳性或者切缘不够、外科医师认为有高度危险的区域列入 CTV。没有进行足够纵隔淋巴结探查，同侧肺门以及同侧纵隔淋巴结应包入 CTV。如果隆突下淋巴结或者纵隔淋巴结受侵，同侧肺门也应包入 CTV。

3）PTV　同上。

正常组织限制剂量见表 3-2-2。

表3-2-2　正常组织限制剂量

	单纯放疗	同步放化疗	术后放疗
脊髓	45 Gy	45 Gy	45 Gy
肺	$V_{20} \leqslant 30\%$	$V_{20} \leqslant 28\%$	肺叶切除 $V_{20} < 20\%$
			全肺切除 $V_{20} < 10\%$
心脏	$V_{30} \leqslant 40\%$	$V_{30} < 40\%$	$V_{30} < 40\%$
	$V_{40} < 30\%$	$V_{40} < 30\%$	$V_{40} < 30\%$
食管	$V_{50} < 50\%$	$V_{50} < 50\%$	$V_{50} < 50\%$
肝脏	$V_{30} < 30\%$	未知	
肾脏	$V_{20} < 40\%$	未知	

说明：①脊髓受照体积增加时，脊髓损伤几率会加大。当较大体积的脊髓已经接受到极限剂量时，医师应尽早避开脊髓。大分割或者每日剂量的增加会降低脊髓的耐受性。如果患者接受了 3 Gy/F 的治疗，脊髓剂量的上限应为大约 40Gy（根据 BED 计算）；②对于同步放化疗的患者，V_{15} 很可能也是一个重要的参数；③如果一侧肾脏接受高剂量的体积过大，最好进行肾脏扫描；④注意靶区内的高量点不要在食管等器官上。

八、小细胞肺癌的治疗

小细胞肺癌（SCLC）占肺癌总数的 20%，局限期小细胞肺癌（LD-SCLC）约占 1/3。由于其组织类型特殊，肿瘤倍增时间短，早期易出现转移。虽然对放疗和化疗敏感，但易于复发和转移，单一治疗的效果差。

（一）小细胞肺癌的病理特点

癌细胞较小，人为的受积压现象及血管的嗜碱性为其特点。形态特征分为 3 个亚型：①燕麦细胞型，占 15%；②中间细胞型，占 70%；③混合细胞型，占 15%。

（二）临床分期

1. 局限期（LD）　病变限于一侧胸腔，有/无同侧肺门、同侧纵隔、同侧锁骨上淋巴结转移，可合并少量胸腔积液，轻度上腔静脉压迫综合征。

2. 广泛期（ED）　凡是病变超出局限期者，均列入广泛期。

也可采用 AJCC 的 TNM 分期同时进行分期。

（三）治疗原则

1. 局限期

（1）手术治疗　根据美国 2008 年 NCCN 中提出的小细胞肺癌的治疗指南，对手术的适应证限制较为严格。仅对临床分期 $T_{1\sim2}N_0$ 的病变，对纵隔进行分期检查阴性的（纵隔镜或 PET-CT）病例选择肺叶切除（lobectomy）和纵隔淋巴结清扫或取样手术，根据术后病理分期选择术后化疗或化放疗。具体见图 3 - 2 - 7。

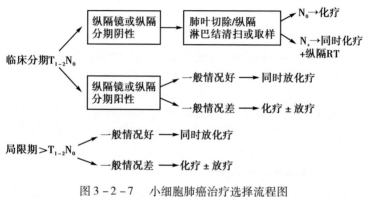

图 3 - 2 - 7　小细胞肺癌治疗选择流程图

（2）综合治疗　全身化疗/胸部放疗的综合治疗是局限期小细胞肺癌的基本治疗模式。化疗方案推荐 4~6 个疗程的顺铂 + VP16 方案。同时化放疗在国外已被广泛接受，采用序贯化放疗，建议诱导化疗以 2 个周期为宜（化疗开始后的 6 周以内给予，此方法在北美的许多研究中心和多中心临床研究中已被采纳，作为标准治疗方案）。已经有研究结果显示，延迟放疗开始时间有可能降低治疗疗效。

2. 广泛期　广泛期患者应以化疗为主，根据患者的一般情况，病变累及的范围以及对全身化疗的反应，选择性地给予胸部放疗或转移部位的姑息放疗，如脑转移、骨转移、上腔静脉压迫综合征等。

（四）小细胞肺癌的放射治疗

放射治疗流程：

1. 可行常规放疗和三维适形放疗　见放射治疗的治疗流程及三

维适形及 IMRT 流程非小细胞肺癌部分。

2. 靶区范围 原发灶以化疗后的肿瘤体积为靶区，CTV = GTV + 8mm，PTV = CTV + ITV + 6mm（摆位误差），淋巴结以化疗前的受侵区域范围来定位（将肿瘤和受累的淋巴结作为放疗靶区给予较高的剂量，进行累及野照射）。

3. 治疗剂量 D_T 54 ~ 60 Gy /2Gy/F/5 ~ 6w，如果化疗达 CR 的患者，治疗剂量 D_T 50Gy/2Gy/F/25F 即可。

4. 小细胞肺癌治疗时机 建议早放疗。

5. 局限期小细胞肺癌化放疗达 CR 者，建议行预防性全脑放疗（PCI），推荐剂量 D_T36Gy/18F 或 D_T25Gy/10F。广泛期患者化疗有效者，建议行 PCI。

6. 广泛期患者经 4 ~ 6 个疗程化疗后，局部及转移病变缩小或稳定，可考虑胸部放疗，必要时行转移灶放疗如（脑、骨等）。

（五）预防性全脑放疗（prophylactic cranial irradiation，PCI）

据统计存活超过 2 年的患者中 50% ~ 70% 以上可能发生脑转移。接近 80% 的尸检发现有中枢神经系统的转移。荟萃分析证实了 PCI 治疗的益处，其 3 年生存率从 15.3% 提高到 20.7%，可提高 3 年总存活率达 5.4%。结果证实 PCI 在获得完全缓解的局限期患者中可见到最佳获益。对于广泛期小细胞肺癌，所有经根治性化疗或联合放化疗后达部分或完全缓解的患者，宜接受预防性全脑放射治疗。

九、并发症

（一）早期

通常在放疗开始后 90 天内的毒副作用为急性放射损伤，往往呈自限性特点。

1. 急性放射性肺炎 发生率约占 30%，发生是由炎性因子介导的自发性免疫样反应。目前认为放射性肺炎是一种淋巴细胞性肺泡炎。发生原因与肺部照射野大、高剂量、快速照射等有关。诊断：症状包括发热、剧咳、气短及进行性呼吸困难等，CT 见照射野及其周围有间质性改变。治疗主要休息，根据病情分级进行对症治疗包括给予抗生素预防，激素治疗、镇咳、平喘、吸氧及雾化等等，激素逐渐递减而后停药。

2. 放射性食管炎 较常见，照射剂量 10~20Gy 时出现进食疼痛及困难，主要为食管黏膜反应。30~40Gy 时出现疼痛，可能是食管肌层和食管周围的组织反应。疼痛症状较轻时可以不作处理，继续放疗可自动缓解；疼痛较重者，可用黏膜表面麻醉剂，也可用抗生素；疼痛剧烈者可静脉输液及对症处理。

3. 放射性皮肤损伤 轻重不等，建议对症处理。

（二）晚期

后期放射损伤多发生在放疗结束后 6~18 个月，多为不可逆的组织损害。

1. 慢性肺纤维化 无特殊疗法，对症处理。放射性肺损伤是不易控制的并发症，关键在于预防。

2. 晚期食管损伤 后期食管损伤较少，但文献报道有食管狭窄、黏连、溃疡和瘘管形成等，多出现在食管接受的总剂量 >70Gy 时。

3. 放射性心脏损伤 心脏损伤的发病率随放射剂量的增加而增多。心脏被照射体积超过 60%、剂量大于 40Gy 时，大约 5% 的患者发生心包炎、心包积液、心肌炎和纤维化等，剂量在 60Gy 以上，发生率为 50%。

4. 放射性脊髓炎 早期主要症状为肢体出现触电样的麻木感，特别是在患者低头时发生，一般发生在放射治疗后 1~10 个月，潜伏期 3~4 个月。应用大量维生素和神经细胞营养药，以及肾上腺皮质激素，病情可以得到控制和恢复。晚期主要是脊髓横断性损伤，发生于放疗后 1 年以上。

十、影响预后的因素

主要因素如行为状态评分（KPS），体重等影响预后。其他因素如 TNM 分期、病理类型、性别等。治疗相关因素：根治性放疗，同期放化疗，总剂量等。

非小细胞肺癌手术治疗 5 年生存率：Ⅰ 期 57%~70%，Ⅱ 期 39%~55%，ⅢA 15%~23%，ⅢB 6%~7%。放射治疗Ⅲ期 5%~10%。

同期放化疗与序贯放化疗：中位生存分别为 17 个月及 14 个月。4 年生存率分别为 21% 及 12%。

小细胞肺癌综合治疗后，2 年及 5 年生存率分别为 30%~40% 及

15% ~ 20%。

十一、目前常用的化疗方案

1. 局限期和广泛期小细胞肺癌的初始治疗　CE（CBP + VP16），EP（VP16 + DDP），其次 COA（CTX + ADM + VCR），CAP（CTX + ADM + DDP）；TPT + DDP。复发性小细胞肺癌：VIP（VP16 + IFO + DDP）；CPT11 + DDP。

2. 非小细胞肺癌　局部晚期非小细胞肺癌可供选择第三代含铂的初治方案有：GP（gemcitabine + DDP），DP（taxotere + DDP），NP（NVB + DDP），PC（TAXOL + CBP）± 贝伐单抗，TP（TAXOL + DDP），TI（TAXOL + IFO）。

3. 复发转移性非小细胞肺癌的二线治疗　TXT，吉非替尼，培美曲塞。

（周宗玖　王绿化　张红星　陈东福）

第三节　胸　腺　瘤

一、概述

胸腺瘤约占纵隔肿瘤的20%，男女发病率基本相同，通常在50 ~ 60 岁最常见。胸腺位于前纵隔，通常在出生后继续生长，随年龄的增长逐渐萎缩，最后被脂肪组织所代替。胸腺由皮质和髓质组成，髓质内以网状上皮细胞为主，有散在分布的胸腺淋巴细胞，皮质内密集胸腺淋巴细胞。胸腺瘤是指发源于胸腺网状上皮细胞的肿瘤，其内可伴有不同程度的淋巴细胞。

二、解剖学，局部侵犯，淋巴及血行转移

1. 胸腺解剖　胸腺位于前上纵隔，是一个不规则的分叶状的器官，上至颈部甲状腺下缘，下达第 4 肋软骨水平，有时可达第 6 肋软骨水平，前方紧贴胸骨，后方从上至下贴附于气管、无名静脉、主动脉弓和心包。胸腺分颈、胸两部分，颈部包括甲状腺韧带和胸骨体，胸部位于胸骨柄和胸骨体后方。

2. 局部侵犯　胸腺瘤局部侵犯常见，侵犯包膜或包膜外周围脂

肪组织和器官如心包、肺、纵隔大血管，胸膜及胸壁等。

血行转移较少见。

三、病理

1. 大体标本　肿瘤大小不一，可为 1mm ~ 20cm，多数为实性、结节状，常可见纤维组织分隔成多个小体，有时可见灶状出血及钙化，但一般少见坏死。胸腺瘤多数呈膨胀性生长，有时虽生长巨大，但仍有完整包膜，与周围组织无粘连或仅有纤维性黏连，易被完整切除，这一类称为非浸润型胸腺瘤。部分胸腺瘤（40% ~ 60%），无完整包膜或无包膜，呈浸润性生长，称为浸润性胸腺瘤。

2. 组织学分类　主要可见两种细胞成分，即来源于内胚层（也可能少数来源于外胚层）的上皮细胞和来源于骨髓的淋巴细胞。根据上皮细胞的部位、形态及表型等特征，可分为如下亚型：皮质的、被膜下的、髓质的及胸腺小体相关（如 Hasall 小体）的等。胸腺瘤镜下细胞形态无或仅有轻度细胞异型，表现为由肿瘤性上皮细胞和非肿瘤性淋巴细胞混合组成，各型肿瘤和同一肿瘤的不同区域细胞成分差异很大。1999 年 WHO 公布了新的分型方案（表 3 - 3 - 1）。WHO 分型与其他分型的关系见表 3 - 3 - 2。

表 3 - 3 - 1　1999 年 WHO 胸腺瘤新的分型方案

A 型：（梭形细胞，髓质型）梭形/卵圆形肿瘤上皮细胞均匀分布，缺乏核异型性，无或很少见非肿瘤性淋巴细胞

AB 型：肿瘤由具有 A 型样特征的局限小灶和富含淋巴细胞的局部小灶混合而成，两种小灶可分界清楚，也可不清

B_1 型（淋巴细胞富有型或皮质优势型）：肿瘤表现为类似于正常功能胸腺样组织，即由与正常胸腺皮质无法区别的膨大区和与其相连的近似胸腺髓质的区域组成

B_2 型：肿瘤表现为在浓重的淋巴细胞背景中，散在分布着饱满的肿瘤细胞成分，细胞内带有小囊泡状的核及清楚的核仁。血管周围区域正常

B_3 型（上皮型，高分化胸腺癌）：肿瘤主要由圆形或多角形、表现为中度异型性的上皮细胞组成，其间夹杂少量淋巴细胞和鳞状化生灶

C 型：胸腺癌。组织学呈恶性表现，根据组织学形态的不同，分为鳞癌、淋巴上皮瘤样癌、肉瘤样癌（癌肉瘤）、透明细胞癌、基底细胞样癌、黏液表皮样癌、小细胞癌、鳞状小细胞癌、腺癌、腺鳞癌及类癌

表3-3-2 各类胸腺肿瘤分型比较

WHO 分类	传统分类	M-H 分类
A	梭形细胞型	髓质型
AB	混合细胞型	髓质型
B_1	淋巴细胞为主型	皮质型
B_2	混合细胞型	皮质型
B_3	上皮细胞为主型	高分化胸腺癌

四、临床表现

文献上"良性胸腺瘤"是指早期非浸润型胸腺瘤。"恶性胸腺瘤"是指浸润型胸腺瘤或/和已有淋巴或血行转移的胸腺瘤。

胸腺瘤一般生长相对缓慢，30%～40%病例是无症状的。它的临床症状及体征一般是由于肿瘤压迫、侵犯、转移或伴随疾病而造成的。严重的病例有胸骨后疼痛，呼吸困难，胸膜渗出，心包积液，上腔静脉阻塞综合征等，一般提示为浸润型胸腺瘤。扩散方式即使是浸润型胸腺瘤，也是以胸内进展为主，它们可向颈部延伸侵犯甲状腺。侵及胸膜及心包时，出现胸腔积液、心包积液，并可直接侵犯周围组织及器官。淋巴结转移少见，血行转移更少见。

伴随疾病：

1. 重症肌无力。

2. 单纯红细胞再生障碍性贫血 胸腺瘤患者中其发生率约为5%。表现为贫血，外周血中的网织红细胞几乎完全缺失。

3. 获得性丙种球蛋白缺乏症 5%～10%的胸腺瘤患者当中可有此症。

4. 胸腺瘤合并库欣综合征、系统性红斑狼疮或硬皮病等。

五、检查及诊断

1. X线检查 胸腺瘤主要靠胸部X线检查，胸部正侧位像诊断阳性率达到80%，当正位片阴性时，侧位片阳性占60%。X线表现为肿块位于前纵隔，紧贴于胸骨后，绝大多数位于心基部，升主动脉前。包膜完整的肿块轮廓光整，密度均匀或偶有斑点状钙化；如肿瘤是浸润性生长，则轮廓毛糙，不规则，有明显分叶现象。

2. CT 或 MRI 检查　诊断阳性率达 92.6%，可显示肿块的全貌，是判断肿瘤位置、范围及与周围组织结构关系的最佳方法，也可发现胸膜、心包、肺内种植转移情况。

3. 手术探查　不能进行开胸探查术的病例，治疗前经皮针吸活检是必要的，以求明确病理诊断。

六、临床分期

1981 年 Masaoka 分期

Ⅰ期：肉眼所见，完整的包膜，显微镜下，包膜未受侵

Ⅱ期：肉眼所见，周围脂肪组织或纵隔胸膜受侵或显微镜下见包膜受侵

Ⅲ期：肉眼所见，邻近器官受侵（如心包、大血管或肺）

IVa 期：胸膜或心包播散

IVb 期：淋巴系统或血行转移

七、治疗原则

1. 外科手术　这是胸腺瘤治疗的首选方法，尽可能的完整切除或尽可能多的切除肿瘤。

2. 浸润型胸腺瘤　即使外科医师认为肉眼已"完整切除"的，术后应给予根治性放疗。

3. Ⅰ期非浸润型胸腺瘤　不需常规术后放疗，术后定期复查，一旦发现复发，争取二次手术后再行根治性放疗。

4. 晚期胸腺瘤（Ⅲ、Ⅳ期）　只要患者情况允许，不要轻易放弃治疗，应积极给予放疗或/和化疗，仍有获得长期生存的可能。

5. 对切除困难者，可行术前放疗。

八、放射治疗

（一）放疗适应证

1. 浸润性生长的胸腺瘤术后。

2. 胸腺瘤未能完全切除的患者、仅行活检切除的患者及晚期患者。

3．部分胸腺瘤的术前放疗。

4．复发性胸腺瘤的治疗。

（二）常规照射

1．放射源　^{60}Co 或高能 X 线或电子束线。

2．放射治疗范围　局部瘤床边缘外放 1cm（包括胸腺肿瘤和可能被浸润的组织或器官）；对已有明确纵隔心包种植转移或心包积液者，应先给予纵隔、全心包放疗，给予肿瘤量 D_T30～35Gy/3～3.5w 后，局部瘤床加量。如已有胸膜转移结节者，可行全胸膜照射。

3．放射剂量

（1）单纯放疗　包括胸腺瘤未能完全切除的患者、仅行活检的患者和晚期的患者；给予 D_T50～60Gy/5～6w 左右。

（2）手术完整切除的浸润型胸腺瘤　术后放疗剂量为 D_T50～60Gy/5～6w。

4．照射野设计及剂量　肿瘤多数位于前纵隔内，常规照射时，一般多采用二维计划两前斜野加楔形板等中心治疗（图 3－3－1）。对肿瘤巨大和/或病情偏晚的病例及部分浸润型胸腺瘤术后病例，可以采用高能 X 线和电子束线综合使用，一般可先给与前后对穿治疗，注意脊髓受量控制在 D_T30Gy 以下，前后野比例一般 2∶1 或 3∶1，D_T

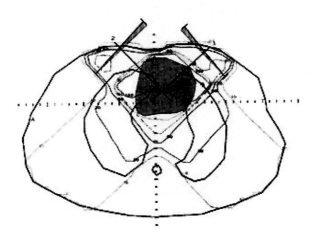

图 3－3－1　6MV-X 线二前斜野剂量分布

20~30Gy/2~3w 后，改两前斜野加楔形板等中心治疗，一般分次量为 D_T1.8~2Gy，每周 5 次（图 3-3-2）。如肿瘤巨大，位置较深时，可采用两前斜野加楔形板和一正中后野等中心照射，剂量分配为正中后野的剂量为两前斜野的 1/4 或 1/3。

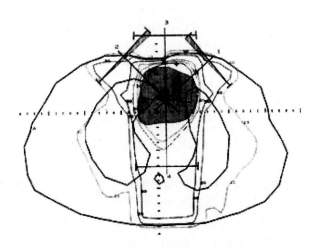

图 3-3-2　6MV-X 线二前斜及前后正中野剂量分布

（三）三维适形及 IMRT 技术（图 3-3-3，图 3-3-4）

1. 流程

（1）体位及固定　治疗体位一般采用仰卧位、选择适当的头枕、用头颈肩热塑面罩固定或用热塑胸部体罩固定，并将患者的姓名、病案号、头枕型号记录在面罩上。

（2）CT 扫描　直接用增强连续扫描，层厚 5mm，扫描范围从下颌至肾上极范围。

（3）勾画靶区及危及器官　结合影像资料、术前范围及手术记录勾画靶区。

（4）照射野的设计、计算和优化。

（5）治疗计划的确认、验证、治疗及治疗验证。

2. 靶区的定义

（1）肿瘤靶区（GTV）　胸腺肿瘤或术后残留病变为 GTV。

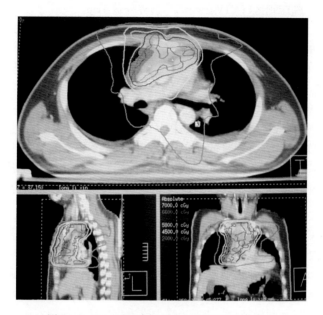

图 3 - 3 - 3　调强放射治疗的靶区及剂量分布

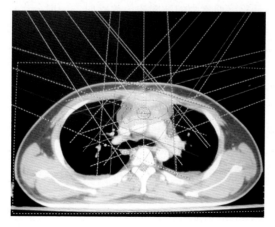

图 3 - 3 - 4　调强放射治疗的靶区及剂量分布

（2）临床靶区（CTV） GTV 边界外放 1cm。

（3）计划靶区（PTV） CTV 外放 0.5cm，在 CTV 基础上外放形成 PTV 时，各个方向上均匀外放。

3. 危及器官体积（planning organ at risk volume，PRV）及限量双肺 $V_{20} \leqslant 30\%$，脊髓 $\leqslant 45Gy$，心脏 $V_{40} \leqslant 30\%$，$V_{30} \leqslant 40\%$，食管 $V_{50} \leqslant 50\%$ 等。

4. 计划的评估 至少 95% PTV 满足上述靶区的处方剂量，PTV 接受 >110% 的处方剂量的体积应 <20%，PTV 接受 <93% 的处方剂量的体积应 <3%，PTV 外的任何地方不能出现 >110% 处方剂量。评估包括靶区和危及器官的剂量体积直方图（DVH）的评价和逐层评价。

九、注意事项

1 双锁骨上区不需常规做预防照射。

2. 胸腺瘤合并重症肌无力时，放射治疗应慎重，放疗前应先用抗胆碱酯酶药物控制肌无力，放射开始时剂量要小，可以从 D_T 1Gy 起，缓慢增加剂量至 2Gy/F；治疗中或治疗后要密切观察肌无力的病情变化，一旦出现肌无力加重或危象发生，应及时处理。

3. 对不伴重症肌无力的胸腺瘤，放疗时，一般分次量为 D_T 2Gy，每周 5 次；至少每周透视 1 次，了解肿块退缩情况，对肿块缩小明显的，应在剂量达 30～40Gy 后及时缩野，避免肺体积过大照射及剂量过高。

4. 脊髓剂量不超过其耐受量。

5. 注意射野及分割剂量，减少心包炎等并发症。

十、预后

非浸润性胸腺瘤和浸润型胸腺瘤的 5 年生存率分别是 85%～100% 和 33%～55%。胸腺癌的 5 年和 10 年生存率分别为：33%～50% 和 0%～6.3%。

预后因素：手术切除程度、Masaoka 分期、组织学分级及组织学分类、治疗模式等为主要的预后因素。

（周宗玫）

第四章 恶性淋巴瘤

第一节 总 论

一、概述

恶性淋巴瘤是指原发于淋巴系统的一组疾病，来源于 B 淋巴细胞、T 淋巴细胞或自然杀伤细胞的非正常性、克隆性增殖，包括霍奇金淋巴瘤（Hodgkin's lymphoma，HL）和非霍奇金淋巴瘤（non-Hodgkin's lymphoma，NHL）两大类。在过去 10 多年中，恶性淋巴瘤的研究取得了很大的进展，改进了淋巴瘤的治疗原则，从而提高了患者的疗效，改善了生存质量。

二、病理分类

目前广泛采用的病理分类是 REAL/WHO 分类标准（表 4 – 1 – 1），需要强调的是：其中的每一种病理类型即为一种疾病，均有各自不同的正常组织来源、病理形态学、免疫表型、遗传学特征、临床表现和预后等特点。不同病理类型的治疗方法也不同。

表 4 – 1 – 1 修订的欧美淋巴瘤（REAL）分类和 WHO 淋巴瘤分类

REAL 分类	WHO 分类
B 细胞肿瘤	
I 前体 B 细胞肿瘤	
• B 淋巴母细胞白血病/淋巴瘤	• B 淋巴母细胞白血病/淋巴瘤
II 外周（成熟）B 细胞肿瘤	
• B 细胞慢性淋巴细胞性白血病/小淋巴细胞淋巴瘤	• B 细胞慢性淋巴细胞性白血病/小淋巴细胞淋巴瘤

续 表

REAL 分类	WHO 分类
幼淋巴细胞性白血病	幼淋巴细胞性白血病
• 淋巴浆细胞淋巴瘤（免疫母细胞瘤）	• 淋巴浆细胞淋巴瘤
• 套细胞淋巴瘤	• 套细胞淋巴瘤
• 滤泡中心淋巴瘤	• 滤泡淋巴瘤
• 边缘带 B 细胞淋巴瘤	
结外黏膜相关淋巴组织淋巴瘤	• 结外黏膜相关边缘带 B 细胞淋巴瘤
结内边缘带 B 细胞淋巴瘤	• 结内边缘带 B 细胞淋巴瘤顶戴
• 脾边缘带 B 细胞淋巴瘤	• 脾边缘带 B 细胞淋巴瘤
• 弥漫性大 B 细胞淋巴瘤	• 弥漫性大 B 细胞淋巴瘤
• 伯基特淋巴瘤	• 伯基特淋巴瘤（包括伯基特样淋巴瘤）
• 高恶 B 细胞淋巴瘤，伯基特样	
• 毛细胞白血病	• 毛细胞白血病
• 浆细胞瘤/浆细胞骨髓瘤	• 浆细胞瘤/浆细胞骨髓瘤
T 细胞/NK 细胞肿瘤	
I 前体 T 细胞肿瘤	
• T 淋巴母细胞白血病/淋巴瘤	• T 淋巴母细胞白血病/淋巴瘤
II 外周（成熟）T 细胞和 NK 细胞肿瘤	
• T 细胞慢性淋巴细胞性白血病/幼淋巴细胞性白血病	• T 细胞幼淋巴细胞性白血病
• 大颗粒淋巴细胞白血病（LGL）（T 或 NK 细胞）	• T 细胞颗粒淋巴细胞白血病
	• 侵袭性 NK 细胞白血病
• 蕈样霉菌病/赛塞利（Sézary）综合征	• 蕈样霉菌病/赛塞利（Sézary）综合征
• 外周 T 细胞淋巴瘤，非特指	• 外周 T 细胞淋巴瘤，非特指型
• 血管免疫母 T 细胞淋巴瘤	• 血管免疫母 T 细胞淋巴瘤
• 血管中心性淋巴瘤	• 结外 NK/T 细胞淋巴瘤，鼻腔和鼻型

续　表

REAL 分类	WHO 分类
• 肠 T 细胞淋巴瘤	• 肠病型 T 细胞淋巴瘤
• 肝脾 γ/δT 细胞淋巴瘤	• 肝脾 γ/δT 细胞淋巴瘤
• 皮下脂膜炎样 T 细胞淋巴瘤	• 皮下脂膜炎样 T 细胞淋巴瘤
• 间变性大细胞淋巴瘤	• 间变性大细胞淋巴瘤，原发系统型
（T 细胞/裸细胞（null））	• 间变性大细胞淋巴瘤，原发皮肤型
• 成人 T 细胞淋巴瘤/白血病	• 成人 T 细胞淋巴瘤/白血病
霍奇金淋巴瘤（霍奇金病）	霍奇金淋巴瘤（霍奇金病）
Ⅰ 结节性淋巴细胞为主型霍奇金淋巴瘤	Ⅰ 结节性淋巴细胞为主型霍奇金淋巴瘤
Ⅱ 经典型霍奇金淋巴瘤	Ⅱ 经典型霍奇金淋巴瘤
• 结节硬化型	• 结节硬化型
• 混合细胞型	• 混合细胞型
• 淋巴细胞衰减型	• 淋巴细胞衰减型
• 富于淋巴细胞经典型霍奇金淋巴瘤	• 富于淋巴细胞经典型霍奇金淋巴瘤

三、淋巴瘤的抗原特征和免疫表型（表 4 - 1 - 2）

表 4 - 1 - 2　淋巴瘤的抗原特征和免疫表型

淋巴瘤类型	CD 抗原特征
B 细胞抗原	CD19，CD20，CD22
T 细胞抗原	CD2，CD3，CD4，CD7，CD8
间变性大细胞淋巴瘤	$CD30^+$（Ki-1 抗原）
鼻腔和鼻型 NK/T 细胞淋巴瘤	$CD2^+$，$CD56^+$，表面 $CD3^-$，$CD3\varepsilon^+$
小淋巴细胞淋巴瘤	$CD5^+$，$CD10^-$，$CD23^+$，B 细胞抗原$^+$
（B 细胞慢性淋巴细胞白血病）	
滤泡淋巴瘤	$CD5^-$，$CD10^+$，$CD23\pm$，$CD43^-$，B 细胞抗原$^+$
边缘带细胞淋巴瘤	$CD5^-$，$CD10^-$，$CD23^-$，B 细胞抗原$^+$
套细胞淋巴瘤	$CD5^+$，$CD10\pm$，$CD23^-$，$CD43^+$，B 细胞抗原$^+$
结节性淋巴细胞为主型 HL	$CD15^-$，$CD30^-$，$CD20^+$，$CD45^+$
经典型 HL	$CD15^+$，$CD30^+$

四、分期检查

准确的临床分期是确定治疗方案的前提，临床分期检查包括：

1. 必要的检查项目

（1）详细的病史　包括肿块首次出现时的部位、时间、大小、质地、增长速度，有无 B 组症状等。

（2）查体　一般状况、全身浅表淋巴结、肝脾、韦氏环、下咽、喉和皮肤等。

（3）病理检查　临床上考虑为淋巴瘤的患者均应完整切除淋巴结，然后送病理检查。

（4）实验室检查　全血计数，肝肾功能，血沉（ESR），乳酸脱氢酶（LDH），β - 微球蛋白，蛋白电泳，免疫球蛋白（IgG、IgA、IgM、IgD）。

（5）血清中相关抗体检测（抗 HIV、抗 EBV 等）。

（6）胸正侧位片　测定纵隔肿瘤和胸廓横径的比值等。

（7）头颈部 CT 或 MRI　原发肿瘤位于头颈部时，常规做头颈部 CT 或 MRI，以评价原发肿瘤大小，侵犯范围等。

（8）胸部/腹部和盆腔 CT　是常规的分期检查，而且要求在整个治疗开始前完成。

（9）骨髓活检或/和骨髓穿刺　治疗开始前进行，骨髓活检准确性优于骨髓穿刺。

2. 选择性检查项目

（1）胃肠道钡餐检查　钡灌肠。

（2）内镜检查（胃镜、肠镜、喉镜、气管镜、纵隔镜等）。

（3）静脉肾盂造影。

（4）心电图。

（5）放射性核素骨骼扫描、骨骼 X 线片。

（6）腰椎穿刺和脑脊液检查。

（7）剖胸探查术。

（8）镓扫描　纵隔大肿块或淋巴结大肿块时应做镓 67（^{67}Ga）。

（9）渗出液细胞学检查　胸腔积液和心包积液检查等。

（10）PET 和 PET/CT 检查。

五、分期

Ann Arbor 分期是应用最广泛的淋巴瘤分期方法，适用于 HL 和 NHL（表 4-1-3）。对于某些结外原发 NHL 如胃肠道、皮肤淋巴瘤等也同时应用其它临床分期原则。

B 组症状定义为下列任何症状之一：连续 3 天不明原因发热超过 38℃；6 个月内不明原因体重减轻 > 10%；盗汗。感染或其他原因引起的发热，或因胃肠道疾病等引起的体重减轻，均不能认为是 B 组症状。

表 4-1-3　Ann Arbor 分期

分期	描述
I 期	一个淋巴结区域或淋巴样结构（如脾、胸腺或韦氏环）受侵（I 期）；或一个淋巴结外器官或部位受侵（I$_E$）
II 期	横膈一侧两个或两个以上淋巴结区域受侵（II）；或者一个淋巴结外器官/部位局部延续性受侵合并横膈同侧区域淋巴结受侵（II$_E$）
III 期	横膈两侧的淋巴结区域受侵（III），可合并局部结外器官或部位受侵（III$_E$）；或合并脾受侵（III$_S$）；或结外器官和脾受侵（III$_{S+E}$）
IV 期	同时伴有一个或多个远处结外器官广泛受侵
下列定义适用于各期	
A	无全身症状
B	有全身症状，定义如下述，只要具有其中之一即认为有 B 症状
E	连续性的结外部位受侵，或淋巴结侵及邻近器官或组织
S	脾受侵
CS	临床分期
PS	病理分期

Ann Arbor 分期没有考虑肿瘤大小和肿瘤侵犯淋巴结区域的数目对预后和治疗选择的影响，对肝脾受侵的定义也不明确。因此，1989 年英国 Cotswolds 会议上对 Ann Arbor 分期做了一些修改，主要有以下

几方面的变化：①肝脾受侵定义：肝脾肋下可触及或两种影像诊断证明肝脏或脾脏有局灶缺损，即可诊断为临床肝、脾受侵，但肝功能可以正常；②大肿块或大纵隔定义：大肿块定义为肿瘤最大直径 > 10 cm，用下标 X 表示；大纵隔为纵膈肿块最大径 > $T_5 \sim T_6$ 水平胸廓内径的 1/3；③新的治疗反应分类：用完全缓解未定（CRu）表示在治疗后疗效评估困难时的持续性影像学异常；④对 II 期患者用下标表示受侵淋巴结部位数目。

六、淋巴受侵区域和部位的定义

Ann Arbor 分期将淋巴区域定义为：①韦氏环；②耳前、枕后、颈部和锁骨上淋巴结；③锁骨下淋巴结；④纵隔淋巴结；⑤肺门淋巴结；⑥腋窝淋巴结；⑦滑车上淋巴结；⑧脾；⑨腹主动脉旁淋巴结；⑩肠系膜淋巴结；⑪盆腔淋巴结；⑫腹股沟和股三角淋巴结；⑬腘窝淋巴结。淋巴区域划分示意图见图 4 - 1 - 1。

根据淋巴区域的定义，将对称部位考虑为不同的区域或部位，例如双颈淋巴结受侵应诊断为 II 期，而非 I 期；脾脏属于结内器官，膈上原发 HL 伴脾受侵考虑 III 期，而非 IV 期；膈下原发 HL 伴脾受侵时，诊断为 II 期，而非 III 期。

七、临床表现

以不明原因的浅表淋巴结肿大最为常见。可以有或无 B 组症状。根据原发部位的不同可以表现为不同的症状，如韦氏环原发的淋巴瘤可以表现为涕血、鼻堵、咽部异物感，甚至肿物较大时出现呼吸困难；纵隔原发的淋巴瘤可以表现为咳嗽、胸痛、呼吸困难和上腔静脉压迫综合征等；腹部原发的淋巴瘤可以表现为腹痛、腹部饱胀不适和腹部包块等。

八、诊断

准确的诊断建立在详实的临床病史采集、仔细的全身查体和完善的分期检查基础之上，但病理检查是唯一的确诊手段。

九、治疗原则

恶性淋巴瘤的治疗手段有放疗、化疗、免疫治疗、放射免疫治疗和抗感染治疗等。恶性淋巴瘤多数需要化疗和放疗综合治疗，也正是

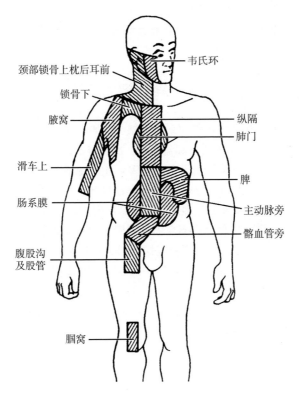

颈部锁骨上枕后耳前

韦氏环

锁骨下

腋窝

纵隔

肺门

滑车上

脾

肠系膜

主动脉旁

髂血管旁

腹股沟
及股管

腘窝

图4-1-1 淋巴区域定义示意图

由于综合治疗的广泛采用才使得恶性淋巴瘤的疗效不断提高。当然不同病理类型的治疗方法有所不同。放疗为主要治疗手段的恶性淋巴瘤包括：Ⅰ~Ⅱ期Ⅰ~Ⅱ级滤泡淋巴瘤、Ⅰ~Ⅱ期小淋巴细胞淋巴瘤、Ⅰ~Ⅱ期结外粘膜相关淋巴瘤和Ⅰ~Ⅱ期结节性淋巴细胞为主型HL；对于某些特殊类型的侵袭性NHL如鼻腔NK/T细胞淋巴瘤，由于肿瘤对化疗欠敏感，Ⅰ~Ⅱ期以放疗为主的治疗可取得良好的效果。化疗联合放疗的综合治疗是早期侵袭性淋巴瘤如弥漫性大B细胞淋巴瘤、原发纵隔B细胞淋巴瘤、Ⅲ级滤泡淋巴瘤、间变性大细胞淋巴瘤和多数HL的主要治疗手段。对于Ⅲ~Ⅳ期（晚期）恶性淋巴瘤和任何期别的高度侵袭性 NHL 如 T 淋巴母细胞淋巴瘤、B 淋巴母细胞淋巴瘤、伯基特淋巴瘤和套细胞淋巴瘤，化疗是主要治疗手段。弥漫性大 B 细胞淋巴瘤、滤泡淋巴瘤和套细胞淋巴瘤可以采用化疗联合抗 CD20 的免疫治疗和放射免疫治疗。

第二节　全淋巴结照射

霍奇金淋巴瘤全淋巴结照射野包括斗篷野和倒 Y 野，后者分为锄形野（腹主动脉旁和脾脏）和盆腔野，次全淋巴结照射野指斗篷野和锄形野照射。小斗篷野指在斗篷野的基础上不做腋窝照射。受累野照射指照射野仅包括临床上肿瘤受侵的淋巴区域。在化疗和放疗综合治疗的前提下，目前 HL 放疗多采用受累野照射。

非霍奇金淋巴瘤化疗后多应用受累野照射或局部扩大野照射，原发结内非霍奇金淋巴瘤受累野照射的定义与 HL 相同。对于原发结外 NHL 的受累野定义，不同的部位采用不同的照射野。

一、斗篷野

斗篷野照射范围包括颌下、颈部、锁骨上下、腋窝、纵隔、隆突下和肺门淋巴结。需要保护的重要器官主要包括双肺、心脏、喉、脊髓和肱骨头。仰卧和俯卧位时斗篷野靶区范围见图 4-2-1。具体边界如下：

上界：1/2 下颌骨体与乳突尖连线；

下界：第 10 胸椎椎体下缘；

外界：双侧肱骨头外缘。

肺：前野肺挡块上界位于锁骨下缘下 2cm，以包括锁骨下腋顶淋巴结；后野上界位于锁骨下缘，或第三后肋下缘，未包括锁骨下淋巴引流区，以减少肺组织照射。肺挡块向外沿骨性胸廓内 1.0cm 至第 8 胸椎椎体下缘。内界包括纵隔和肺门，宽度应有 8～10cm。

喉：前野照射时，以声带为中心，挡喉 3cm×3cm。

小脑和颈段脊髓：如果肿块未达体中线，后野从开始即保护小脑和颈段脊髓。颈段脊髓挡铅宽度 2 cm，下界至第 7 颈椎椎体下缘。

肱骨头：前后野都全挡肱骨头，圆形。

在治疗的首次和改野时要在加速器室摄前后野验证片，以保证射野的准确性。

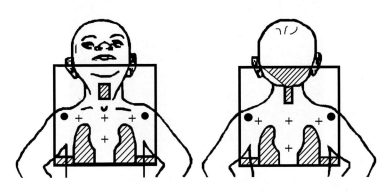

图 4 - 2 - 1　斗篷野示意图

斗篷野的照射剂量一般在 30 ~ 36Gy。对于原发淋巴结受侵部位，斗篷野照射结束后可局部加量至 40Gy。综合治疗时，特别是肿瘤对化疗敏感的患者，预防照射剂量应减少至 20 ~ 30Gy，受侵区域可以加量至 35 ~ 40Gy。患者为小儿时，剂量应减少至 15 ~ 25Gy。

单次剂量 150 ~ 180 cGy。前后野剂量比多为 1:1，每天前后野同时照射。

二、锄形野

锄形野靶区包括脾脏和腹主动脉旁淋巴结。射野上界从第 10 胸椎椎体下缘至第 4 腰椎椎体下缘，两侧包括腹主动脉旁淋巴结，一般宽度为 8 ~ 10 cm。模拟定位时，脾脏上界位于左侧膈顶，下界在 12 肋下缘，如果脾肿大，射野则相应扩大至脾下缘下 1 cm，脾外界为侧腹壁（图 4 - 2 - 2）。

放疗剂量一般不超过 35Gy。在腹主动脉旁照射野的后野上界挡铅 2cm × 2cm，以防止斗篷野和锄形野衔接处脊髓超过安全剂量。

三、盆腔野

盆腔野靶区包括髂血管旁淋巴结、腹股沟和股三角淋巴结。盆腔野照射时，对于男性患者需要用铅保护双侧睾丸。具体范围是：

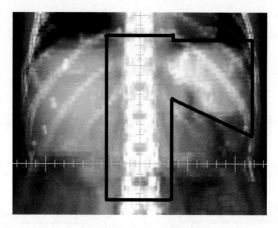

图 4 - 2 - 2　锄形野示意图

　　上界：L₄ 椎体下缘，中线左右各旁开 4 ~ 5 cm；

　　下界：股骨小转子下 5 cm 或闭孔下缘下 7 cm；

　　外界：L₄ 下缘旁开 4 ~ 5 cm 和股骨大转子连线，沿股骨大转子垂直向下或受侵淋巴结外缘外放 2 cm；

　　内界：闭孔内缘，耻骨联合上缘上 2 cm（图 4 - 2 - 3）。

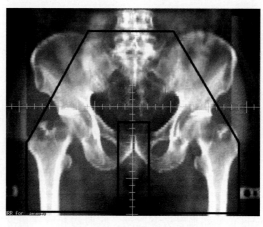

图 4 - 2 - 3　盆腔野示意图

盆腔野放疗剂量一般 30~35Gy，受累区域可以进一步缩野，局部加量。

第三节 受累野照射

受累野（involved - field，IF）照射并非局部照射，射野应该包括整个受侵淋巴结区域。

一、单颈野

肿瘤侵犯范围：一侧颈部和/或锁骨上淋巴结，但无耳前淋巴结受侵。

靶区定义：一侧颈部和同侧锁骨上下区，未包括耳前区（图 4 - 3 - 1）。

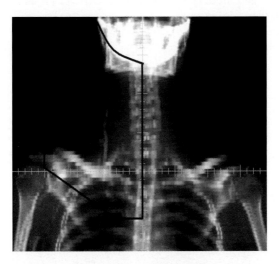

图 4 - 3 - 1 单颈野示意图

上界：下颌骨体中线和乳突尖或耳垂连线；

下界：锁骨下缘下 2 cm；

外界：肱骨头内缘；

内界：如果锁骨上淋巴结未受侵，位于同侧横突，如果肿瘤位于中线，则包括对侧横突。如果锁骨上淋巴结受侵，则包括对侧横突。

注意儿童 HL 颈淋巴结受侵时，受累野应同时照射双侧颈部，而不是行单颈照射。

二、双颈野

肿瘤侵犯范围：双侧颈部 ± 锁骨上淋巴结，但无耳前淋巴结受侵。

靶区定义：双侧颈部和同侧锁骨上下区，未包括耳前区（图 4 - 3 - 2）。

上界：下颌骨体中线和乳突尖或耳垂连线；

下界：锁骨下缘下 2 cm；

外界：肱骨头内缘；

挡铅：脊髓剂量超过 40Gy 时，再考虑后野挡脊髓。如果肿瘤未侵犯喉周围组织，应常规挡喉 3cm×3cm。

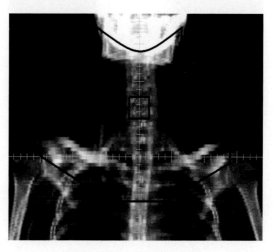

图 4 - 3 - 2　双颈野示意图

三、纵隔野

肿瘤侵犯范围：纵隔和/或肺门淋巴结。

靶区定义：纵隔、双侧肺门，双侧锁骨上区和下颈部。虽然无双锁骨上淋巴结受侵，但锁骨上淋巴引流区应常规包括在照射野内（图4-3-3）。

上界：颈6上缘；

下界：隆突下5cm或T_8下缘，或者化疗前肿瘤下界下2cm；

外界：体中线左右各旁开4~5 cm，双锁骨上外界为肱骨头内缘；

肺门：包括1 cm边缘，如果肺门受侵，则包括1.5 cm边缘。

HL主要表现为前上纵隔受侵，小纵隔时，为减少心脏照射，下界至T_8下缘。大纵隔时，下界可移至T_{10}下缘。

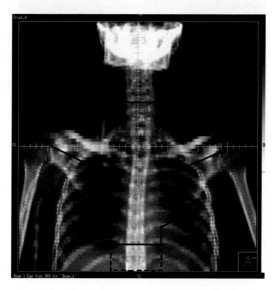

图4-3-3　纵隔野示意图（实线为胸8椎体下
缘，虚线为胸10椎体下缘）

四、小斗篷野（双颈纵隔野）

肿瘤侵犯范围：双颈淋巴结和纵隔淋巴结有或无肺门淋巴结。

　　靶区定义：纵隔、双侧肺门和双侧颈部，未包括耳前区（图4－3 －4）。

　　上界：下颌骨体中线和乳突尖或耳垂连线；

　　下界：隆突下5cm或T_8下缘或化疗前肿瘤下界下2cm；

　　外界：体中线左右各旁开4～5cm，双锁骨上外界为肱骨头内缘；

　　肺门：包括1cm边缘，如果肺门受侵，则包括1.5cm边缘。

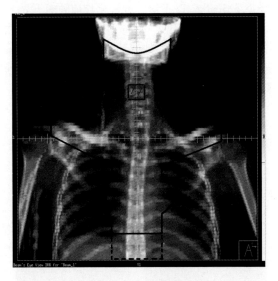

图4－3－4　小斗篷野示意图

五、单颈纵隔野

　　肿瘤侵犯范围：纵隔淋巴结±肺门淋巴结和一侧颈部淋巴结。

　　靶区定义：纵隔、双侧肺门和一侧颈部区域，未包括耳前区（图4－3－5）。

　　上界：同侧上界为下颌骨体中线和乳突尖或耳垂连线，对侧上界位于颈6上缘；

　　下界：隆突下5cm或T_8下缘或化疗前肿瘤下界下2cm；

　　内界：颈部为体中线，保护未受侵一侧的上颈部；

　　外界：体中线左右各旁开4～5cm，双锁骨上外界为肱骨头内缘；

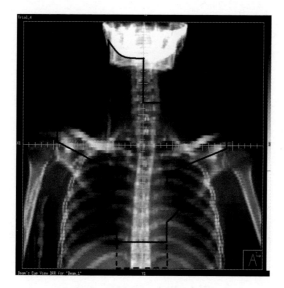

图 4 - 3 - 5　单颈纵隔野示意图

肺门：包括 1 cm 边缘，如果肺门受侵，则包括 1.5 cm 边缘。

六、腋窝野

肿瘤侵犯范围：一侧腋窝淋巴结。

靶区定义：一侧腋窝和同侧锁骨上下区（图 4 - 3 - 6）。

上界：颈 6 上缘；

下界：第 8 胸椎体下缘水平或最低的腋窝淋巴结下缘下 2 cm；

内界：颈部位于体中线同侧 1cm，向下达锁骨下缘下 2cm，然后沿胸壁包括约 1 cm 肺组织；

外界：肱骨头内缘，沿肱骨内缘向下。

七、腹主动脉旁野

肿瘤侵犯范围：腹主动脉旁淋巴结。

靶区定义：腹主动脉旁淋巴引流区（图 4 - 3 - 7）。

上界：胸 11 椎体上缘；

下界：L_4 椎体下缘；

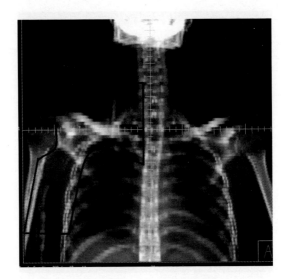

图 4 - 3 - 6　腋窝野示意图

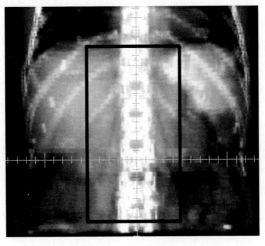

图 4 - 3 - 7　腹主动脉旁野示意图

外界：体中线左右各旁开 4 ~ 5 cm。

八、单侧盆腔野

肿瘤侵犯范围：一侧腹股沟/股三角/髂外淋巴结，任何一组或多组淋巴结受侵时，均采用同一照射野。

靶区定义：一侧腹股沟、股三角和髂外淋巴结（图 4 - 3 - 8）。

上界：骶髂关节中部。如果髂总淋巴结受侵，射野上界延伸至 L_4 ~ L_5 之间和受侵淋巴结上缘上 2 cm；

下界：股骨小转子下 5 cm；

外界：股骨大转子垂直向下或受侵淋巴结外缘外放 2 cm；

内界：闭孔内缘，耻骨联合上 2 cm，直至体中线。

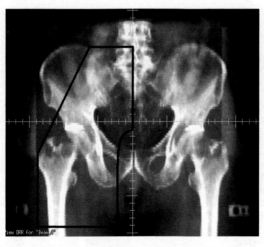

图 4 - 3 - 8 单侧盆腔野示意图

九、受累野照射的剂量

霍奇金淋巴瘤根治性受累野照射剂量一般为 D_T 40Gy，预防照射剂量为 20 ~ 30Gy；弥漫大 B 细胞淋巴瘤，化疗后达到 CR 的患者，受累野照射剂量为 30 ~ 40Gy，化疗后未达 CR 患者，局部照射剂量可以增加到 45 ~ 50Gy；Ⅰ ~ Ⅱ期惰性淋巴瘤和黏膜相关淋巴瘤受累野照射的剂量一般为 30～35Gy。

十、淋巴瘤的适形或调强放疗

淋巴瘤患者也可以采用三维适形或调强适形放疗，部分患者常规照射野不能很好地包括靶区，靶区剂量分布不均匀；病变广泛时，也难以很好地保护正常组织。应用三维适形放疗或调强放疗能更好地包括肿瘤靶区，使靶区剂量分布均匀，并更好地保护肿瘤周围的正常组织。靶区范围的定义和常规放疗相同，具体射野随肿瘤具体情况的不同而有所不同（图 4-3-9 显示的是 I_E 期鼻腔 NK/T 细胞淋巴瘤采用 7 野调强技术放疗时的剂量分布图），但不管三维适形或调强放疗计划的繁简，良好的体位重复性和准确的摆位始终是至关重要的。

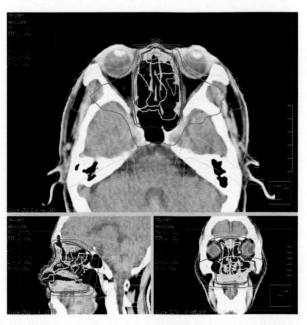

图 4-3-9　I_E 期鼻腔 NK/T 细胞淋巴瘤 IMRT 剂量分布图

第四节　常见类型淋巴瘤的治疗

一、弥漫性大 B 细胞淋巴瘤（DLBCL）

DLBCL 发病年龄一般为 50~60 岁，男女比为 1.4:1。DLBCL 可原发于淋巴结，约占 60%，也可原发于结外器官或组织，约占 40%。约 55% 的患者为临床Ⅰ~Ⅱ期。结内 DLBCL 常表现为淋巴结进行性肿大。DLBCL 的临床病程为侵袭性，但可治愈。

结外原发 DLBCL 常常表现为不同的生物学行为和临床特征，原发睾丸或中枢神经系统 DLBCL 的预后明显低于结内 DLBCL，而皮肤 DLBCL 预后较好。原发纵膈 B 细胞淋巴瘤是一种独立的疾病，有独特的免疫表型和临床表现，预后和外周的 DLBCL 相似。各种不同变异型的预后无显著差别，但免疫母细胞型的预后较其他亚型差。

根据基因分析结果，DLBCL 可分为：生发中心 B 细胞型（GCB）和非生发中心型。生发中心型的预后明显优于非生发中心型。应用免疫组化检测 CD10、Bcl-6 和 MUM-1 的表达，可以诊断 DLBCL 的病理亚型，具体流程见图 4-4-1。

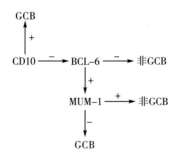

图 4-4-1　DLBCL 病理亚型免疫组化诊断标准

治疗：非大肿块（肿瘤大小 < 10 cm）Ⅰ、Ⅱ期建议用 CHOP ± 美罗华化疗 4 周期后局部区域放疗；大肿块（> 10 cm）Ⅰ、Ⅱ期建议 CHOP ± 美罗华化疗 6 周期后再考虑局部放疗。

韦氏环 NHL 为原发于咽淋巴环的淋巴瘤, 在我国常见, 约占全部 NHL 的 23.5%。韦氏环原发 NHL 常见的病理类型为 DLBCL。韦氏环 NHL 放疗采用面颈联合野和下颈切线野图 (4 - 4 - 2)。下颈切线野上界必须挡脊髓, 以避免面颈联合野和下颈切线野照射剂量重叠。面颈联合野在 D_T 30 ~ 35Gy 后在椎体 1/2 处分野, 后颈采用电子线补量照射。根治性照射剂量为 D_T 50Gy。非大肿块、化疗后达到 CR 的患者照射剂量为 D_T 40Gy。

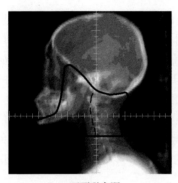

A 面颈联合野　　　　　　　　　B 颈部切线野

图 4 - 4 - 2　Ⅰ ~ Ⅱ期原发韦氏环 DLBCL 射野示意图

二、滤泡淋巴瘤 (FL)

FL 主要发生于成人, 男女比例基本相同, 大部分患者表现为广泛性病变, Ⅰ ~ Ⅱ 期少见, 仅为 10% ~ 20%, 80% 为 Ⅲ ~ Ⅳ期。FL 主要侵犯淋巴结, 并常侵及脾和骨髓, 结外器官受侵较少见。肿瘤进展缓慢, 晚期 FL 认为不可治愈, 但恶性程度低, 病情进展缓慢。FL 可进展为弥漫性大 B 细胞淋巴瘤。

FL 病理分级 (Berard 细胞计数法), Ⅰ级: 0 ~ 5 个中心母细胞/高倍视野; Ⅱ级: 6 ~ 15 个中心母细胞/高倍视野; Ⅲ级: > 15 个中心母细胞/高倍视野。

早期 Ⅰ ~ Ⅱ级 FL 可被治愈, 受累野或扩大野照射 30 ~ 36Gy 为标准治疗。

三、黏膜相关淋巴组织（MALT）淋巴瘤

幽门螺杆菌（Hp）感染和胃肠道黏膜相关淋巴瘤相关，干燥综合征和桥本甲状腺炎的患者容易发生腮腺和甲状腺黏膜相关淋巴瘤。

结外 MALT 淋巴瘤最常见的原发部位为胃肠道，占全部 MALT 淋巴瘤的 45%～56%。其他较常见部位包括肺、眼和结膜、甲状腺、腮腺、皮肤和乳腺等。66%～74% 的患者为 I～II 期。同时发生多部位 MALT 淋巴瘤约 11%～23%。

结外 MALT 淋巴瘤中位年龄 60 岁，以女性多见。放疗是 I～II 期结外 MALT 淋巴瘤最重要的治疗手段，一般放疗 30～36Gy 后即可取得非常好的疗效，又可保留器官功能，如 I_E/II_E 期胃 MALT 淋巴瘤放疗的 5 年生存率和无病生存率分别超过 90% 和 80%。I_E 期胃 MALT 淋巴瘤 Hp 阳性时，可以选择抗 Hp 感染治疗，其肿瘤完全缓解率为 60%～100%。

四、原发纵隔（胸腺）B 细胞淋巴瘤（PMBL）

PMBL 是指来源于胸腺 B 细胞的淋巴瘤，约占进展型 NHL 的 5%。PMBL 好发于年青人，大部分患者年龄在 10～45 岁，中位年龄 30 岁。女性略多，男女之比约为 1:2。肿瘤位于前上纵隔，常为大肿块，50%～78% 的患者肿块超过 10cm，肿瘤常侵犯临近器官或组织如肺、上腔静脉、胸膜、心包和胸壁等。肿瘤压迫临近器官产生咳嗽、胸痛、气短、声音嘶哑、膈神经麻痹和呼吸困难等症状，30%～50% 的患者有上腔静脉压迫综合征，30% 的患者有心包或胸腔积液。骨髓或胸腔外结外器官受侵较少见。肿瘤复发时，易侵及实质性脏器如肝、肾、脑和肾上腺。大部分患者为临床 I～II_E 期，占 60%～80%，尤以 II_E 期最常见，III～IV 期少见，肿瘤较少侵犯外周淋巴结。

PMBL 的治疗原则和弥漫性大 B 细胞淋巴瘤相同，CHOP 是标准化疗方案，早期 PMBL 进行 4～6 周期 CHOP 化疗后行受累野照射。PMBL 的预后和弥漫性大 B 细胞淋巴瘤也相似。

五、原发鼻腔 NK/T 细胞淋巴瘤

1. 概述　原发鼻腔非霍奇金淋巴瘤是亚洲、拉丁美洲和南美洲较常见的恶性淋巴瘤。在中国，鼻腔是韦氏环以外最常见的结外 NHL

好发部位，占全部恶性淋巴瘤的6%～10%，其中90%以上为NK/T细胞淋巴瘤。

鼻腔NK/T细胞淋巴瘤以血管中心性病变为主要病理特征，肿瘤细胞侵犯小血管壁或血管周围组织，导致组织缺血和广泛坏死。鼻型NK/T细胞淋巴瘤典型的免疫表型为 $CD2^+$、$CD56^+$、表面 $CD3^-$ 和胞浆 $CD3^+$（$CD3\varepsilon^+$），EBV^+，大部分患者表达细胞毒性相关蛋白如颗粒酶B、TIA-1和穿孔素。

中国医学科学院肿瘤医院使用修正后的 Ann Arbor 分期原则，将 Ann Arbor 分期中的 I_E 期鼻腔 NHL 划分为局限 I_E 期和广泛 I_E 期（即超腔 I_E 期），$II \sim IV$ 期仍采用 Ann Arbor 分期原则。局限 I_E 期指肿瘤局限于鼻腔，未侵及周围邻近器官；广泛 I_E 期指肿瘤超出原发结外部位直接侵犯周围器官，但均未合并淋巴结或远处转移。

鼻腔NK/T细胞淋巴瘤男性多见，男女比例约为 $2 \sim 4:1$，中位年龄约44岁。最常见的症状为鼻塞，局部病变广泛受侵时，出现眼球突出、面部肿胀、硬腭穿孔、脑神经麻痹、恶臭和发热等症状和体征。B组症状常见，约30%。肿瘤常局限于鼻腔及其邻近结构，邻近器官或结构受侵以同侧上颌窦和筛窦最常见，其他依次为鼻咽、局部皮肤、硬腭、软腭、眼球和口咽等。67%～98%的患者在诊断时为临床 I_E 或 II_E 期，肿瘤常局限于鼻腔或直接侵犯邻近结构或组织，而较少有远处淋巴结受侵或结外器官转移。颈淋巴结受侵以颌下淋巴结最常见，远处转移以皮肤最常见。

2. 放疗   放疗是早期鼻腔NK/T细胞淋巴瘤的主要治疗手段。中国医学科学院肿瘤医院报道105例 $I \sim II$ 期鼻腔 NK/T 细胞淋巴瘤，所有患者经免疫组化证实，采用以放疗为主的治疗，5年总生存率和无进展生存率分别为71%和59%，I_E 期分别为78%和63%，II_E 期为46%和40%。

（1）靶区范围和放疗剂量   肿瘤局限于一侧鼻腔，未侵犯邻近器官或组织结构（局限 I_E 期），射野靶区应包括双侧鼻腔、双侧前组筛窦和同侧上颌窦。肿瘤超出鼻腔时（广泛 I_E 期），靶区应扩大至受累的邻近器官或结构，如果前组筛窦受侵，应包括同侧后组筛窦。如果肿瘤邻近后鼻孔或侵犯鼻咽，照射野应包括鼻咽。I_E 期患者不必做颈淋巴引流区预防照射。Ⅱ$_E$期在原发病灶和受侵器官/结构照射时，需同时做双颈照射。Ⅲ~Ⅳ期化疗后放疗，照射野包括原发灶和区域淋巴引流区。鼻腔 NK/T 细胞淋巴瘤的根治性照射剂量为 50~55Gy。

（2）常规射野

1）L形野　肿瘤侵犯一侧鼻腔，位于鼻腔中前部，未侵犯后鼻孔及鼻咽（图4-4-3）。

靶区包括双侧鼻腔、同侧上颌窦和同侧前组筛窦，如果前组筛窦受侵，则包括后组筛窦。6MV-X 线照射和 15~21 MeV 电子线混合照射。

上界：眉弓水平，筛窦未受侵时，沿内眦向下。筛窦受侵时，需包括同侧前后组筛窦，眼向患侧看，沿瞳孔内缘（眶中线）向下，达眼眶下缘连线；

外界：患侧包括同侧上颌窦，外界达上颌窦外侧缘。对侧外界为内眦和鼻翼外侧；

下界：唇红缘以包括硬腭（即鼻腔底壁）。

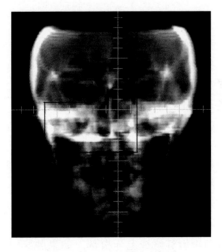

图4-4-3　L形野示意图

2）凸字型野　肿瘤侵犯双侧鼻腔或侵犯鼻中隔，位于鼻腔中前部（图4-4-4）。

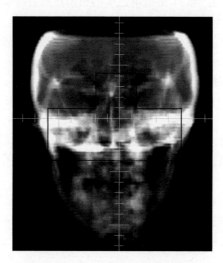

图4-4-4　凸字型野示意图

靶区射野包括双侧鼻腔、双侧上颌窦和双侧前组筛窦，如果前组筛窦受侵，则包括后组筛窦。6MV-X线照射。

上界、下界和L形野相同；

外界：包括双侧上颌窦。

3）耳前野加筛窦野　肿瘤侵达鼻腔后1/3或鼻腔肿瘤直接侵犯鼻咽、口咽。

射野靶区包括双鼻腔、上颌窦、筛窦和鼻咽或口咽。

上界：眉弓结节至外耳孔上缘连线；

前界：眼眶水平在眶后缘向前至眶下缘，前界开放；

后界：外耳孔前缘；

下界：下颌角至唇红缘或上牙根部。如果肿瘤侵犯口咽，下界应适当下移。

4）面颈联合野和下颈切线野　原发肿瘤伴有颈淋巴结受侵时，多采用面颈联合野和下颈切线野照射。

第五节　治疗并发症及预后

　　放疗引起的长期并发症包括心肺毒性、甲状腺功能低下、第二原发肿瘤、拉塞综合征（Lhermitte's syndrome）发育畸形和不育等，但随着放疗技术的改进，放疗引起的并发症在逐渐下降。

　　预后和预后因素：

　　1. 预后　见表 4 - 5 - 1。

表 4 - 5 - 1　常见淋巴瘤的治疗原则和结果

病理类型	临床分期	治疗原则	5 年生存率（%）
霍奇金淋巴瘤	Ⅰ ~ Ⅱ期	综合治疗	>80
	Ⅲ - Ⅳ期	化疗为主	50 ~ 60
弥漫性大 B 细胞淋巴瘤	Ⅰ ~ Ⅱ期	综合治疗	70 - 80
	Ⅲ ~ Ⅳ期	化疗为主	40 ~ 50
Ⅰ ~ Ⅱ级滤泡淋巴瘤	Ⅰ ~ Ⅱ期	放疗为主	50 ~ 83（10 年）
	Ⅲ ~ Ⅳ期	观察、化疗、免疫治疗	50
结外黏膜相关淋巴瘤	Ⅰ ~ Ⅱ期	单纯放疗	>90
	Ⅲ ~ Ⅳ期	观察或化疗	8 ~ 10 年（中位生存）
小淋巴细胞淋巴瘤	Ⅰ ~ Ⅱ期	放疗为主	50
	Ⅲ ~ Ⅳ期	化疗 + 免疫治疗	8 ~ 10 年（中位生存）
间变性大细胞淋巴瘤	Ⅰ ~ Ⅱ期	综合治疗	65 ~ 90
	Ⅲ ~ Ⅳ期	化疗为主	
套细胞淋巴瘤	Ⅰ ~ Ⅱ期	放疗为主	
	Ⅲ ~ Ⅳ期	化疗 + 免疫治疗	2 ~ 4 年（中位生存）
T/B 淋巴母细胞淋巴瘤	任何期别	化疗为主	28
原发纵隔 B 细胞淋巴瘤	Ⅰ ~ Ⅱ期	综合治疗	60 ~ 80
	Ⅲ ~ Ⅳ期	化疗为主	50
鼻腔 NK/T 细胞淋巴瘤	Ⅰ ~ Ⅱ期	放疗为主	40 ~ 90
	Ⅲ ~ Ⅳ期	化疗为主	<20
胃黏膜相关淋巴瘤	Ⅰ（Hp 阳性）	抗 Hp 治疗	>90
	Ⅰ ~ Ⅱ期	放疗	>90

2. 国际预后指数（IPI） 国际预后指数（international prognostic index，IPI）对判断 NHL 的预后有非常重要的指导意义，已广泛应用于中高度恶性、惰性、弥漫性大 B 细胞淋巴瘤、间变性大细胞淋巴瘤等。根据 IPI 进行分层，可以指导临床治疗或临床研究。

IPI 中年龄 >60 岁、LDH 高于正常、一般状况 2~4 级、Ⅲ/Ⅳ期和 >1 个结外器官受侵是预后不良因素。每一个预后不良因素计算为 1 分，根据总的得分，将 NHL 患者区分为低危（0~1 分）、低中危（2 分）、中高危（3 分）和高危（4~5 分）四组。

3. 早期 HL 预后不良因素 中国医学科学院肿瘤医院采用的是 EORTC Ⅰ~Ⅱ期预后不良 HL 的标准，规定具有下列因素之一者即为预后不良：年龄 ≥50 岁、大纵隔或大肿块、无 B 组症状但 ESR >50 或有 B 症状且 ESR >30、≥4 个部位受侵。

（李晔雄　王维虎）

第五章　消化系统肿瘤

第一节　胃　　癌

一、概述

胃癌是世界范围第 5 位最常见的恶性肿瘤，死亡率占第 2 位。胃癌常见于亚洲国家，我国胃癌是第 3 常见恶性肿瘤，男性在肺癌和肝癌之后，女性在乳腺癌和肺癌之后。全球的胃癌发病率在逐年下降，在我国胃癌发生率显著下降主要见于大城市，而农村居民胃癌发病率仍在上升。

二、解剖学，局部侵犯，淋巴及血行转移

（一）解剖

胃由贲门接于食管，下由幽门止于十二指肠。胃的上缘短而凹陷，称为胃小弯；下缘长而外凸，称为胃大弯。解剖学上通常以贲门口、角切迹和幽门口为标志把胃分为 4 部分：贲门部、胃底、胃体和幽门部。

胃壁分 4 层，由内到外依次为黏膜层、黏膜下层、肌层和浆膜层。

（二）局部侵犯

胃上方为横膈，右邻肝左叶；前方为腹壁，胃的后方以及左后方邻近的脏器包括脾、胰腺、左侧肾上腺、左肾和结肠脾曲；下方为横结肠、结肠系膜和大网膜。如果胃癌晚期肿瘤外侵，依据肿瘤位于胃的不同部位，可以侵犯其周围不同的组织和器官。

（三）淋巴引流

日本胃癌研究会根据原发肿瘤的不同部位，把胃淋巴结分成 16 组，又将这 16 组淋巴结分为 4 站，分别以 N_1、N_2、N_3 和 N_4 来表示（表 5 – 1 – 1）。

表5－1－1　胃淋巴结分组

胃癌各组淋巴结的划分

胃周淋巴结组	胃周以外的淋巴结组
第1组：右贲门旁	第7组：胃左动脉
第2组：左贲门旁	第8组：肝总动脉
第3组：胃小弯	第9组：腹腔动脉周围
第4组：胃大弯	第10组：脾门淋巴结
第5组：幽门上	第11组：脾动脉
第6组：幽门下	第12组：胃十二指肠韧带
	第13组：胰十二指肠后
	第14组：肠系膜根部
	第15组：结肠中动脉
	第16组：腹主动脉旁

站别/肿瘤部位	胃窦部	胃体部	贲门部	全胃
第一站（N_1）	3、4、5、6	1、3～6	1～4	1～6
第二站（N_2）	1、7、8、9	2、7～11	5～11	7～11
第三站（N_3）	2、10～14	12、13、14	12、13、14	12、13、14
第四站（N_4）	15、16	15、16	15、16	15、16

（四）胃癌转移途径

胃癌的生长方式表现为原发肿瘤直接侵犯周围邻近器官、腹腔种植转移、淋巴结转移和远地血行转移。60%～90%进展期胃癌可侵透浆膜或侵犯邻近脏器，并且50%左右伴随淋巴结转移。肿瘤位于不同部位，相应的区域淋巴结转移率不同，但是无论原发肿瘤位于何处，胃左动脉区淋巴结转移率均较高。

三、临床表现

胃癌的中位发生年龄为50～60岁，男性多见于女性，男女比例为1.5～3.9：1。早期和进展期胃癌均无特异性症状。肿瘤侵犯贲门时，可出现吞咽困难、吞咽异物感；侵犯幽门时，可导致幽门梗阻而出现呕吐宿食现象。晚期胃癌侵犯周围脏器时，可出现胃结肠瘘、产生腹腔积液、直肠指诊可触及盆腔包块、转移到卵巢时可形成 Krukenberg 瘤，在下腹部可扪及包块。肿瘤累及肝门造成胆管压迫梗阻，可形成梗阻性黄疸。肿瘤经淋巴管转移到腹腔以外的淋巴结，最常见于左锁骨上淋巴结。晚期胃癌还常见恶病质、贫血等。

四、分期检查影像学检查

1. 体格检查　特别应予直肠指诊和锁骨上淋巴结检查。

2. 影像检查

（1）X 线钡餐造影。

（2）胸部正侧位像。

（3）腹部 B 超。

（4）腹盆 CT（女性尤其应予盆腔 CT）。

（5）内镜活检和内镜超声。

（6）PET 或 PET/CT。

3. 实验室检查

（1）粪潜血检查。

（2）血常规、肝肾功能。

（3）血清癌胚抗原（CEA）检查。

五、分期（UICC/AJCC，2005）

胃食管结合部的肿瘤难以分为是胃还是食管起源时，通常认为肿瘤的 50% 以上位于食管，就定为食管癌；而肿瘤的 50% 以上位于食管胃交界以下就归为胃癌；如果上下各半，就由组织学决定，鳞癌、小细胞癌和未分化癌归为食管，腺癌、印戒细胞癌归为胃癌。在有 Barrett 食管时（肠上皮化生）时，不论腺癌是在胃贲门还是食管下端，都考虑是食管起源。

区域淋巴结的定义：AJCC/UICC 分期要求手术后病理检查必须至少检出 15 枚淋巴结。胃十二指肠动脉、胰后、肠系膜和腹主动脉旁的淋巴结组被认为是远处转移，其他的淋巴结组为区域淋巴结。

邻近胃癌的脂肪组织中的癌结节（无论有无残存淋巴结组织成分）被认为是淋巴结转移，但是种植在腹膜表面的癌结节则定义为远处转移。如果遇到不能判断 T、N、M，应选择病期较轻的一档。

胃癌的分期分为临床分期和病理分期，前者依据治疗前的体格检查、放射影像学检查、内镜、活检和实验室检查确定；后者依据临床资料、手术探查和切除标本的病理检查结果确定分期。2005 年第 6 版 AJCC 分期如下。

原发灶（T）

T_x：原发肿瘤无法评价

T_0：无原发肿瘤证据

T_{is}：原原位癌：上皮内癌未浸润固有膜

T_1：肿瘤侵犯固有膜或黏膜下层

T_2：肿瘤侵犯肌层或浆膜下层*

T_{2a}：肿瘤侵犯肌层

T_{2b}：肿瘤侵及浆膜下层

T_3：肿瘤穿透浆膜（脏层腹膜），未侵及邻近结构**,***

T_4：肿瘤侵及邻近结构**,***

＊肿瘤穿透肌层，进入胃结肠或肝胃韧带，或进入大网膜、小网膜，但未穿透覆盖这些结构的脏层腹膜，这种情况就为 T_2，如果穿透了覆盖这些结构的脏层腹膜，肿瘤就为 T_3。＊＊胃的邻近结构包括脾、横结肠、肝、膈肌、胰腺、腹壁、肾上腺、肾、小肠和后腹膜。＊＊＊肿瘤由胃壁延伸到十二指肠或食管，由包括胃在内的浸润最严重处的深度决定 T 分期。

区域淋巴结（N）

N_x：区域淋巴结无法评估

N_0：无区域淋巴结转移

N_1：有 1~6 个区域淋巴结转移

N_2：有 7~15 个区域淋巴结转移

N_3：大于 15 个区域淋巴结转移

注：＊不论切除及检查的淋巴结总数，若所有的淋巴结都没有转移，定为 pN_0。

远地转移（M）

M_x：远地转移无法评估

M_0：无远地转移

M_1：有远地转移

分期（TNM）

0：$T_{is}N_0M_0$

IA：$T_1N_0M_0$

IB：$T_1N_1M_0$，$T_{2a/2b}N_0M_0$

Ⅱ：$T_1N_2M_0$，$T_{2a/2b}N_1M_0$，$T_3N_0M_0$

ⅢA：$T_{2a/2b}N_2M_0$，$T_3N_1M_0$，$T_4N_0M_0$

ⅢB：$T_3N_2M_0$

IV：$T_4N_{1\sim3}M_0$，$T_{1\sim3}N_3M_0$，任何 T 任何 NM_1

六、病理分类

95% 的胃部恶性肿瘤为胃腺癌，其他胃部恶性肿瘤包括胃鳞癌、类癌、平滑肌肉瘤、胃间质细胞肉瘤、淋巴瘤等。

早期胃癌，是指肿瘤局限于黏膜或黏膜下层，而不论肿瘤大小和/或有无论淋巴结转移。

癌组织侵入胃壁肌层、浆膜层或浆膜外，无论肿瘤大小和有无转移，均称为进展期胃癌，"皮革胃"，肿瘤在胃壁内呈弥漫浸润生长，胃壁广泛增厚变硬，肿块与正常胃壁无明显界限，胃表面黏膜消失，胃腔变小，胃蠕动消失。

七、适应证及治疗原则

手术为胃癌的首选治疗，术后或不能手术的治疗如下：

（一）手术切除术后的治疗

1. R0 术后

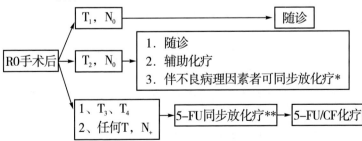

* 不良病理因素：①分化差；②脉管瘤栓；③神经侵犯；④年龄 < 50 岁。* * 同步放化疗：$D_T45\sim50Gy/5w$，5-FU400mg/（$m^2\cdot d$），CF20mg/（$m^2\cdot d$），放疗开始 1 周的第 1～4 天和结束 1 周的第 1～3 天。

2．R1 术后

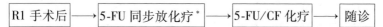

＊同步放化疗方案同前。

3．R2 手术后

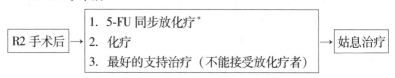

＊同步放化疗方案同前。

（二）不可手术切除胃癌的治疗（无远地转移）

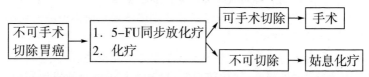

＊放疗方案同前，化疗可为：①5-FU/CF；②泰素；③顺铂；④CPT-11。＊＊局部复发，既往未放疗者，应予局部同步放化疗，方案同上。

八、放射治疗

（一）放疗适应证

1．R0 切除术后的同步放化疗。

2．R1 切除术后的同步放化疗。

3．R2 切除术后的同步放化疗。

4．局部晚期、不可手术切除的术前同步放化疗。

5．局部复发、不可手术切除的同步放化疗。

（二）放疗范围（表 5 – 1 – 3，图 5 – 1 – 1）

1．术后放疗　需根据术前上消化道造影、CT 等影像学资料或根据术中放置的银夹来确定术后的照射区域，一般包括瘤床、吻合口和区域淋巴结。

2．术前放疗　需根据术前上消化道造影、CT 等影像学资料，需包括胃/肿瘤、区域淋巴结区。

3．原发灶位置不同，需照射的区域淋巴结范围不同（表 5 – 1 – 3）。

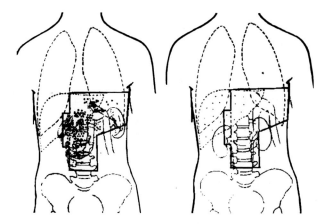

图 5 - 1 - 1　胃癌局部照射范围示意图

表 5 - 1 - 3　胃癌放射治疗布野参考

不同位置的原发肿瘤，需要照射的淋巴结区域

中段胃癌（胃体癌）：贲门旁淋巴结（第 1、2 组）、小弯和大弯侧淋巴结（第 3 ~ 6 组）、胃左动脉（第 7 组）、脾动脉/脾门区（第 10、11 组）、胰十二指肠后（第 13 组）、肝十二指肠韧带（第 12 组）

贲门癌或上 1/3 胃癌：食管旁淋巴结、贲门旁淋巴结（第 1、2 组）、小弯和大弯侧淋巴结（第 3、4 组）、胃左动脉（第 7 组）、脾动脉/脾门区（第 10、11 组）。可不必包括幽门上下组（第 5、6 组），除非胃周伴广泛淋巴结转移时

胃窦部/下 1/3 胃：小弯和大弯侧淋巴结（第 3 ~ 6 组）、胃左动脉（第 7 组）、肝总动脉（第 8 组）、腹腔动脉（第 9 组）、胰十二指肠后（第 13 组）和肝十二指肠韧带（第 12 组）。不必包括脾动脉/脾门区（第 10、11 组）和贲门左右（第 1、2 组）

具体定位标记（R0 切除术后常规放疗射野标记）

前后位的射野标记（AP/PA）：

上界：T_8 或 T_9 锥体下缘，包括胃左动脉淋巴结、贲门区、胃底（如果是贲门癌，则上界则需包括食管下 5cm）

下界：$L_{2 \sim 3}$ 锥体下缘，包括胃十二指肠淋巴结和胃窦（贲门癌可在 L_2 锥体下缘）

左侧界：2/3 或 3/4 左侧膈肌，包括胃底、胰上淋巴结和脾门淋巴结区

右侧界：锥体右侧旁开 3 ~ 4cm，包括肝固有动脉淋巴结区和胃十二指肠淋巴结

侧野的射野标记：

上下界：同前后位射野的上下界

前界：腹壁内侧壁

后界：椎体一半或后 2/3

（三）定位前的准备

1. 空腹或距离上一餐时间为 3 ~ 4 小时。

2. 定位前 2 小时口服 1 000ml 水 + 20% 泛影葡胺（留 200ml 定位前喝）。

3. 定位前饮入剩余水和造影剂。

4. 每次治疗均重复上述准备（饮食、进食与治疗的间隔时间），但仅清水即可。

（四）常规模拟定位

1. 体位　仰卧位，双手抱头置额或放床板上。

2. 模拟定位步骤

（1）定前后野和两个侧野　①机架 0°/180°，按表 5 - 1 - 3 定位标记定出前后野的上下界、左右界；②机架 ± 90°，上下界不变，升或降床，定出 2 个侧野的前后界，找到 4 野的中心。

（2）在患者皮肤上标记前野中心、双侧野中心，并记录升床、双侧野的射野中心深度及相应的机架角度，侧野可适当给予小机头，推算后野深度。

（3）分别拍摄 4 个野的定位片。

（4）将写好患者姓名、病案号、射野、机架角度、射野深度/升床、日期和主管医师的标签贴于定位片上，并装入 X 线片纸袋。

（5）定位完毕。

3. 射野勾画

（1）前后野和侧野见图 5 - 1 - 2。

（2）科查房通过模拟定位计划。

（3）送勾画好的定位片到模室，勾画铅丝。

4. 模拟较位

（1）第二次到模拟定位室，体位同第一次模拟定位。

（2）激光灯摆位，使 3 野的各个中心（前野和两个侧野）与激光灯重叠。

（3）在机头下方插入标有铅丝的塑料板。

（4）模拟定位下观察铅丝标记的射野与定位片上的射野有无不同，如有，则需取下较位扳，调整铅丝位置，直到铅丝标记的射野与

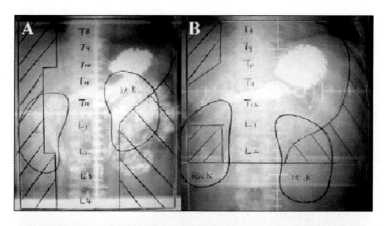

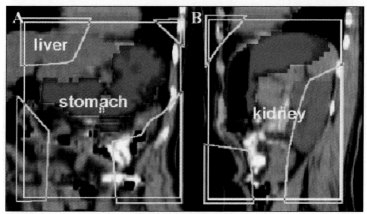

图 5－1－2 常规模拟定位〔前后野（上图）和侧野（下图）〕

定位片上所勾画的射野一致。

5. 整体挡铅 将校正好的模板交给模室，做作铅块。

6. 照射技术 4 野对穿照射，两个侧野适当加 15°～30°楔形板。
4 野剂量比 1∶1∶1∶1。

7. 正常组织受量

（1）靶区照射剂量 D_T 45 Gy，1.8～2.0 Gy/d，5F/w。

（2）脊髓照射剂量≤40 Gy。

（3）左肾应予遮挡1/3或一半，右肾照射体积＜1/3。

（4）侧野照射肝脏的剂量必须小于20Gy。

（五）3D-CRT/IMRT之CT模拟定位

定位前准备同前。

仰卧位，双手抱肘置于额头，激光灯摆位，用或不用体膜固定器。

CT模拟定位，建议用造影剂增强扫描；有条件可用PET/CT定位。

扫描范围从膈上5cm左右至脐水平（如为贲门癌，扫描上界最好在胸骨角水平），层间距为5mm。

1. 靶区勾画和定义（图5-1-3~6）

（1）GTV（术前放疗或局部复发放疗）　影像图像上确认的大体肿瘤范围，包括原发病灶和转移的淋巴结。

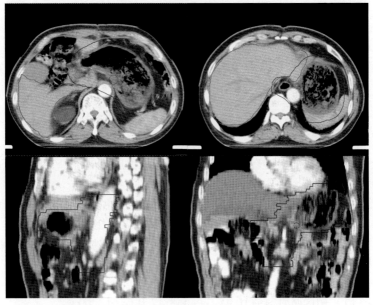

图5-1-3　胃癌根治术后CT模拟定位下靶区勾画

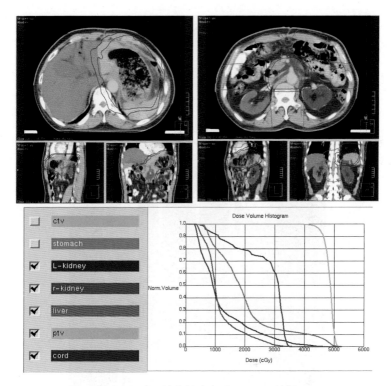

图 5 - 1 - 4　胃癌根治术后 3D-CRT 计划

（2）CTV　见表 5 - 1 - 3 描述的范围。

（3）PTV　在 CTV 的基础上，上下、腹背扩大 1.0～2.0cm、左右扩大 0.5～1.5cm。

（4）正常组织和器官的勾画　包括全胃或残胃、双肾、肝脏、脊髓、照射范围内的小肠（需勾画到 PTV 最上层的上两层）。

2. 计划确认

（1）处方剂量　95% PTV D_T 45～50Gy/25F/5w（术前、术后放疗）。

（2）最高剂量 <110%～115% 处方剂量。

（3）最低剂量 >93% 处方剂量。

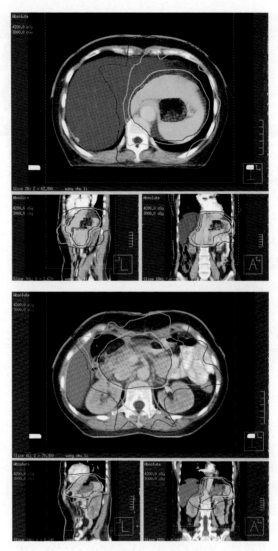

图 5 - 1 - 5   胃癌术后局部复发的 3D-CRT 计划

GTV：红色区域；PTV：绿色区域。

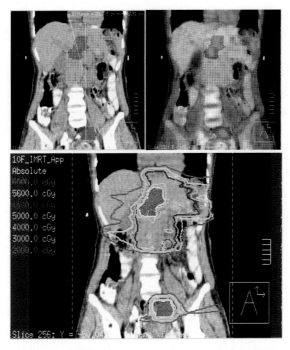

图 5 - 1 - 6　胃癌 R2 术后盆腔种植转移，PET/CT
引导下多野治疗的 IMRT 计划

GTV：红色和蓝色区域；PTV：绿色区域。

（4）用剂量－体积直方图（DVH）评价靶区适形度和正常组织限量　①60% 肝脏接受的最大剂量 ≤30Gy；②一侧肾脏（多为右侧）33% 体积接受的最大剂量 ≤22.5Gy，另侧肾脏的 1/3 体积接受的剂量 ≤15Gy，双肾平均剂量均小于 15Gy；③小肠：$D_{50\%} < 20 \sim 30Gy$，D_{max} ≤45 ~ 50Gy；④脊髓 ≤40Gy。

用高能 X 线（≥6MV）。

采用多野技术，多野 3D-CRT 或 sIMRT 或 IMRT。

术前放疗或局部复发放疗者，原则上不予局部加量治疗，但是如果运用 sIMRT 或 IMRT 技术，在正常组织可耐受的前提下，可以予以

GTV 序贯或同步加量。

模拟较位：计划确认后，物理师打印计划，在 CT 模拟机下将定位时的大致中心移到真正的治疗计划中心。

（六）计划单填写

由住院医师填写计划单，上级医师签字。如果治疗过程中治疗暂停、剂量加量或计划改变，需要医师在计划单上开医嘱，口头医嘱无效。计划单为重要的医疗记录，应妥善保存，治疗结束后应放置病历中。

（七）拍摄验证片

1. 第一次照射需要医师摆位，指导技术员实施治疗。同时，需要拍摄验证片，与模拟定位片相比，如果有出入，需要校正铅块位置，必要时还需要重做铅块直到验证片与定位片相符；接受三维适形照射的患者，也需要拍摄验证片或 EPID，与 DRR 相比校正射野中心位置。

2. 如有条件，应该每周拍摄验证片（或 EPID）。

（八）IGRT

1. 第一次照射时先进行锥形束 CT 扫描（CBCT），扫描图像与计划图像配准，如有误差且在 3mm 以内，通过调整治疗床的位置使两个图像融合；如果误差在 3mm 以上，则需重新摆位，再进行 CBCT 以及配准。

2. 建议每周进行 1~3 次 IGRT，尽量减少摆位误差。

（九）放疗过程中的质量控制和疗效观察

1. 治疗不良反应的观察　临床医师每周体查患者 1 次，评估治疗疗效和不良反应，并予相应处置。同时，每周检查血常规 1 次，做出相应处理。

2. 放疗单检查　每周检查 1 次放疗单，检查有无执行错误、机器跳数计算错误等等。

九、并发症

恶心、呕吐、腹泻、食欲下降、（不全）肠梗阻、肠粘连、骨髓抑制、贫血等。

十、预后

1. 预后因素　T 分期，N 分期、D2 手术、淋巴结转移比率，病理分级，脉管瘤栓，手术切缘情况。

2. 5 年总生存率　Ⅰ A 期：70% ~ 95%，IB：56% ~ 95%，Ⅱ期：37% ~ 69%，Ⅲ期：11% ~ 48%，Ⅳ期：5% ~ 16%。

（金　晶）

第二节　胰　腺　癌

一、概述

胰腺癌是一种较常见的消化道恶性肿瘤，男女发病率相似，均是美国十大常见肿瘤中的第 10 位。胰腺癌多发生在 40 岁以上，早期发现困难，发病时多为疾病晚期，预后很差。

二、解剖学，局部侵犯，淋巴及血行转移

（一）解剖

胰腺在胃的后方，分为胰头及钩突、胰体、胰尾。胰腺横卧于第一、二腰椎前方，被覆后腹膜，显露于小网膜腔中，为网膜腔的后壁。胰腺上缘紧邻腹腔动脉、腹腔神经丛和脾血管。下缘为横结肠系膜的根部。胰头被十二指肠包绕，其后方为下腔静脉；胰头钩突部向下突起并向后包绕肠系膜上动静脉。胰腺颈部狭窄，深面是肠系膜上静脉与门静脉交界处。胰体部后方为腹主动脉、左肾及左肾上腺。胰尾部是胰腺左端的狭细部分，与胰体无明确分界。

供应胰腺的血液主要来自胰十二指肠上动脉、胰十二指肠下动脉和脾动脉。静脉回流伴随相应的同名动脉，头部经胰十二指肠静脉，体尾部经脾静脉流入门静脉。胰腺周围重要血管很多，胰腺癌极易侵犯这些血管，致使肿瘤难以切除。

（二）局部侵犯

胰腺各部位与周围器官关系密切，在早期即有局部外侵。肿瘤可直接侵犯周围纤维组织、神经组织、淋巴组织、血管，癌细胞还可经血管、淋巴管向远处组织器官转移。

（三）淋巴引流

胰腺上部的淋巴回流到腹腔动脉周围淋巴结。胰头部前上、后上部淋巴回流至幽门下淋巴结，再回流到肝总动脉淋巴结；胰体右上部淋巴直接回流到肝总动脉干淋巴结；胰体左上部淋巴回流到脾动脉干淋巴结；胰尾淋巴经脾门淋巴结或脾动脉干淋巴结回流，而后均回流到腹腔动脉周围淋巴结。胰腺下部淋巴结回流到腹主动脉淋巴结。胰头前下、后下部淋巴回流到胰下淋巴结、肠系膜根部淋巴结；胰体左下部淋巴经结肠中动脉起始部淋巴结回流至肠系膜根部淋巴结；胰体右下部淋巴直接回流至肠系膜根部淋巴结。最后，肠系膜根部淋巴均注入腹主动脉周围淋巴结。

（四）血行转移

肝转移最常见。

三、临床表现

（一）初期非特异性症状

1. 上腹不适或腹部隐痛　以往一般认为胰头癌的典型症状为无痛性黄疸，实际上无论胰头癌或胰体尾癌，初期均有上腹部不适或隐痛，往往为首发症状，一般占90%。

2. 腹部胀闷、食欲减退　为胰腺癌常见症状，约占80%。

3. 消瘦乏力　胰腺癌患者多有消瘦乏力，休息后很难完全缓解。

（二）晚期症状

1. 黄疸　胰腺癌患者出现的黄疸应为阻塞性黄疸，为胰管受阻造成，约90%胰头癌可出现梗阻性黄疸。

2. 疼痛　无论胰头癌还是胰体尾部癌，疼痛均是重要的症状，常常预示晚期。

3. 消瘦、体重减轻　90%的患者在疾病初期就有消瘦、体重减轻，发展到疾病后期可以形成恶病质。

4. 胃肠道症状　进展期胰腺癌患者均有严重的腹胀和食欲不振。对于有消化道梗阻的患者，甚至出现食物消化不良和严重呕吐，部分患者出现腹泻。

5. 发热　胰腺肿块压迫胆道并继发胆道感染时，可出现高热经久不退。另外，胰腺肿物巨大，中央坏死形成组织吸收热，也是发热的原因之一。

四、分期检查

临床分期检查包括详细病史的询问、体格检查。CA199 是筛查胰腺癌的重要肿瘤标记物。影像学检查包括腹部 B 超、腹部 CT/MRI、胸部 X 线片、以及十二指肠低张造影等。如果患者伴有黄疸，可行逆行性胆管造影（ERCP）。腔内超声内镜可以显示胰头占位情况以及胰头周围淋巴结有无肿大。

五、分期（AJCC，2002）

原发灶（T）

T_x：原发肿瘤无法评价

T_0：未见原发肿瘤

T_{is}：原位癌

T_1：肿瘤局限于胰腺，最大径 ≤2cm

T_2：肿瘤局限于胰腺，最大径 >2cm

T_3：肿瘤超出胰腺，未累及腹腔干或肠系膜上动脉

T_4：肿瘤侵及腹腔干或肠系膜上动脉（原发肿瘤不能切除）

区域淋巴结（N）

N_x：区域淋巴结不能评价

N_0：无区域淋巴结转移

N_1：有区域淋巴结转移

远地转移（M）

M_x：远地转移不能评价

M_0：无远地转移

M_1：远地转移

分期（TNM）

0：$T_{is}N_0M_0$

ⅠA：$T_1N_0M_0$

ⅠB：$T_2N_0M_0$

ⅡA：$T_3N_0M_0$

ⅡB：$T_{1\sim3}N_1M_0$

Ⅲ：T_4 任何 NM_0

Ⅳ：任何 T 任何 NM$_1$

六、病理分类

胰腺癌组织学上 80% ~90% 为腺癌结钩。依分化程度，分为高分化、中分化和低分化。另外的 10% ~20% 的胰腺癌组织学可以表现为特殊类型的导管起源的癌（如多形性癌、腺鳞癌、黏液腺癌、黏液表皮样癌、纤毛细胞腺癌、腺泡细胞癌等）。

七、适应证及治疗原则

（一）可切除胰腺癌的放疗

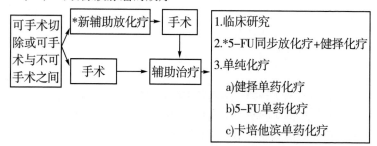

﹡同步放化疗：①建议 3D-CRT；②根据术前 CT 和术中金属标记确定照射区域；③照射区域应包括原发肿瘤；④照射剂量：D$_T$ 45 ~54Gy/1.8 ~2.0Gy/F；⑤5-FU 同步化疗。

（二）无远地转移、局部不可切除胰腺癌的放疗

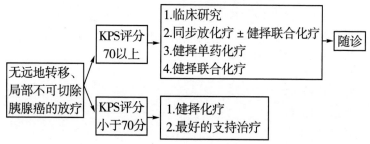

﹡同步放化疗：①建议 3D-CRT；②根据术前 CT 和术中探查放置的金属标记确定照射区域；③照射区域应包括原发肿瘤；④照射剂量：D$_T$50 ~60Gy/1.8 ~2.0Gy/F；⑤5-FU 同步化疗或健择同步放化疗。

八、放射治疗

（一）CT 模拟定位

1. 体位 仰卧位。

2. 定位前准备 患者定位 1~1.5 小时分次口服 20% 泛影葡胺 20ml + 清水 800~1 000ml。

3. 模拟定位步骤

(1) 签署知情同意书，注射静脉造影剂（非碘过敏者）。如果患者对造影剂过敏或高龄、有并发症时，可以不作增强扫描，仅进行平扫。

(2) 双手抱头置额，体膜固定（胸中 1/2 至双侧髂前上嵴以下）。

(3) 待热塑膜成形后，激光灯下放置前野、两个侧野中心（大致放于剑突下与脐之间的水平），并用铅点标记。

(4) CT 扫描 胸骨角水平至髂前上嵴水平，层厚 5mm。

(5) 扫描图像传至计划工作站。

(6) 将写有患者姓名、病案号、体位等参数的标签贴于体膜上，留待较位和治疗用。

4. 靶区勾画和定义

(1) GTV 影像图像上确认的大体肿瘤范围，包括原发病灶和转移的淋巴结。

(2) CTV ①术后放疗：根据术前 CT 或术中所见或术中放置的金属标记确定术后放疗的区域，原则上应包括原发肿瘤所在区域和区域淋巴结；②不可切除胰腺癌：GTV 外放 1~1.5cm，不做区域淋巴结预防照射；不做全胰腺放疗。

(3) PTV 在 CTV 的基础上，外放 1~1.5cm。

(4) ITV 如果有金属标记，在普通模拟定位机上确定 ITV 外放边界；或在 4D-CT 引导下确定 ITV 边界。

(5) 正常组织和器官的勾画 包括胃、双肾、肝脏、十二指肠、照射范围内的小肠、结肠（需勾画到 PTV 最上层的上两层）和脊髓（图 5-2-1）。

5. 照射技术 靶区确认后，交物理师进行计划设计。建议采用 3D-CRT 或简化调强技术（sIMRT）或调强技术。

6. 处方剂量

(1) 处方剂量 95% PTV D_T 45~54Gy/1.8~2.0Gy/F（术后放

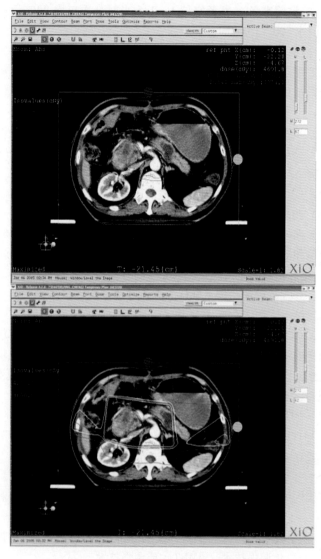

图 5 - 2 - 1 CT 模拟定位下勾画靶区

疗）或 $D_T 50 \sim 60Gy/1.8 \sim 2.0Gy/F$（不可手术切除胰腺癌的放疗）或大分割照射（$D_T 30Gy/10F/2w$）。

（2）最高剂量 $<110\% \sim 115\%$ 处方剂量。

（3）最低剂量 $>93\%$ 处方剂量。

（4）正常组织限量 ① 60% 肝脏接受的最大剂量 $\leqslant 30Gy$；② 双肾 $D_{33\%} \leqslant 15 \sim 25Gy$，平均剂量 $\leqslant 15Gy$；③ 小肠：$D_{50\%} < 20 \sim 30Gy$，$D_{max} \leqslant 45 \sim 50Gy$；④ 十二指肠：$D_{max} \leqslant 45 \sim 50Gy$。

7. 模拟较位 计划确认后，物理师打印计划，在 CT 模拟机下将定位时的大致中心移到真正的治疗计划中心。

（二）计划单填写

由住院医师填写计划单，上级医师签字。如果治疗过程中治疗暂停、剂量加量或计划改变，需要医师在计划单上开医嘱，口头医嘱无效。计划单为重要的医疗记录，应妥善保存，治疗结束后应放置病历中。

（三）拍摄验证片

（四）三维适形的患者，需要拍摄验证片，校正中心位置

（五）有条件的话，应该每周拍摄验证片（或 EPID）

（六）IGRT

1. 第一次照射时先进行锥形束 CT 扫描（CBCT），扫描图像与计划图像配准，如有误差且在 3mm 以内，通过调整床的位置使两个图像融合；如果误差在 3mm 以上，则需重新摆位，再进行 CBCT 以及配准。

2. 建议每周进行 $1 \sim 3$ 次 IGRT，尽量减少摆位误差。

（七）放疗过程中的质量控制和疗效观察

1. 治疗不良反应的观察 临床医师每周体查患者 1 次，评估治疗疗效和不良反应，并予相应处置。同时，每周检查血常规 1 次，做出相应处理。

2. 放疗单检查 每周检查 1 次放疗单，检查有无执行错误、机器跳数计算错误等等。

（十）术中放疗

术中切除肿瘤后或未完全切除肿瘤，有术中照射设备的单位均可

以实行术中放疗，剂量见表 5 - 2 - 1 （根据 MD Anderson 肿瘤中心的建议）。

表 5 - 2 - 1　术中放疗剂量

肿瘤情况	剂量（Gy）
根治切除，切缘阴性	10.0
无论何种术式，十二指肠全部在照射野内	12.5
切缘阳性；或肿瘤未切除但十二指肠部分在照射野内	15.0
肿瘤大体切除；或肿瘤未切除，十二指肠全部在照射野外	20.0

九、并发症

恶心、呕吐、腹泻、食欲下降、（不全）肠梗阻、肠粘连、大出血、呕血、便血、肠穿孔、骨髓抑制、贫血等。

十、预后

1. 预后因素　分期，可切除性、合并黄疸、病理分级、脉管瘤栓、神经侵犯、手术的根治性。

2. 生存期　5 年总生存率 2% ~ 3%，80% ~ 90% 初诊时不可手术切除，其中 50% ~ 60% 为局部晚期不可手术切除患者。可手术切除患者，术后 5 年生存率 20% 左右，不可手术切除患者中位生存期小于 1 年；已有远地转移患者的中位生存期 3 ~ 6 个月。

（金　晶）

第三节　直　肠　癌

一、概述

欧美国家结直肠癌发病率占全部恶性肿瘤的第 3 位，以结肠癌更为常见。我国为第 4 位，且直肠癌发生比结肠癌多见。但近年来，结肠癌的发病率逐渐上升。

二、解剖学，局部侵犯，淋巴及血行转移

（一）解剖

直肠为大肠的终末端，下界由齿状线与肛管分界，上端在相当于第 3 骶椎水平与乙状结肠相连，长度为 12～15cm。直肠的具体长度因人而异，与不同体型、不同身高和不同的骨盆宽度有关。通常直肠被人为分为 3 段：齿状线上 5cm 为直肠下段，5～10cm 为中段，10～15cm 为上段，肿瘤位于不同区段可进行不同手术术式。

直肠和乙状结肠之间无明确的分界。有人将直肠和乙状结肠之间的分界定义为距肛门 15cm 处，或 L_5 椎体下缘；也有人将距肛门 12cm 定义为两者的交界、或 S_3 水平。NCCN 治疗指南中，定义直肠乙状结肠交界处为距肛门 12cm。

（二）局部侵犯

腹膜返折以上的直肠被覆腹膜，以下部分被覆纤维膜。腹膜下直肠周围血管、神经、淋巴结由直肠系膜包绕。腹膜返折以上的直肠癌外侵范围较广，可以与周围肠管粘连、穿孔；腹膜返折胰腺以下的直肠癌最容易侵犯至纤维膜外的脂肪组织内。向前可侵犯男性的前列腺、精囊腺、膀胱；女性的阴道、卵巢和子宫；向后则侵犯到骶前筋膜。目前认为，直肠癌向纵轴方向侵犯长度不超过 2cm。

（三）淋巴引流

直肠的淋巴引流通常延同名血管走行。齿状线以上的淋巴引流认分为 3 个方向：①向上沿直肠上动脉引流至肠系膜下动脉和腹主动脉旁淋巴结；②向两侧经直肠下动脉延伸至骶前淋巴结；③向下可至肛提肌上淋巴结或穿过肛提肌至坐骨直肠窝淋巴结，然后沿肛内血管至髂内淋巴结。

（四）血行转移

肝和肺是最常见的血行转移部位，骨转移一般较少见，发生也较晚。

三、临床表现

直肠癌的局部症状比较明显，而全身症状不明显。直肠癌的症状主要是：排便习惯改变，如排便次数增多、便秘，以及粪便性状的改变，如粪便不成形、稀便、排便困难或粪便带血、肛门疼痛或肛门下

坠等。局部晚期直肠癌伴有直肠全周性受侵时，通常表现为排便困难，排不尽感或里急后重感；如果伴有排尿困难或会阴区疼痛，通常提示肿瘤已有明显外侵。

四、分期检查

（二）影像学检查

1. 体格检查　特别应予直肠指诊。

2. 内镜检查　结肠镜检查＋活检。

3. X 线检查　包括胸部正侧位相、结肠气钡双重造影。

4. 腹盆 CT　了解肝脏、腹膜后淋巴结有无转移；明确直肠病变部位以及周围有无淋巴结转移。

5. 直肠 MRI　这是进行临床分期的重要检查手段。

6. 腹部 B 超。

7. 内镜超声　与直肠 MRI 一样，对明确分期有重要提示作用。

（三）实验室检查

1. 粪潜血检查。

2. 血清癌胚抗原（CEA）检查。

五、诊断

分为术前临床分期（cTNM）、术后病理分期（pTNM）、术前同步放化疗后的病理分期（yp）。

六、分期（UICC/AJCC，2002）

原发灶（T）

T_x 不能发现原发肿瘤

T_0：无原发肿瘤

T_{is} 原位癌：肿瘤侵犯黏膜层或黏膜固有层

T_1：肿瘤侵犯黏膜下层

T_2：肿瘤侵犯肌层

T_3：肿瘤侵透肌层，侵到浆膜层或纤维层或直肠周围组织

T_4：肿瘤固定或直接侵犯周围器官或结构和/或穿透脏层浆膜

区域淋巴结（N）

N_x：不能发现区域淋巴结

N_0：无区域淋巴结

N_1：1~3 个结肠或直肠周围淋巴结转移

N_2：≥4 个结肠或直肠周围淋巴结转移

远地转移（M）

M_x：不能发现远地转移

M_0：无远地转移

M_1：远地转移

分期（TNM）

0：$T_{is}N_0M_0$

Ⅰ：$T_{1~2}N_0M_0$

ⅡA：$T_3N_0M_0$

ⅡB：$T_4N_0M_0$

ⅢA：$T_{1~2}N_1M_0$

ⅢB：$T_{3~4}N_1M_0$

ⅢC：任何 T N_2M_0

Ⅳ：任何 T 任何 N M_1

七、病理分类

（一）大体类型

1. 早期癌

（1）息肉隆起型。

（2）扁平型。

（3）扁平隆起型。

（4）扁平溃疡型。

2. 中晚期癌

（1）隆起型。

（2）溃疡型　局限溃疡型，浸润溃疡型，浸润型。

（二）镜下分型

1. 乳头状腺癌。

2. 管状腺癌　高分化腺癌，中分化腺癌，低分化腺癌。

3. 黏液腺癌。

4. 印戒细胞癌。

5. 未分化腺癌。

6. 小细胞癌。

7. 腺鳞癌。

8. 鳞状细胞癌。

9. 类癌。

八、适应证及治疗原则

（一）Ⅰ期直肠癌的治疗

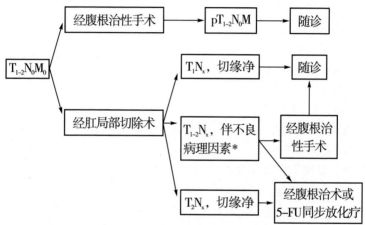

* 不良病理因素：①切缘阳性；②脉管瘤栓；③低分化腺癌。

照射部位：瘤床和区域淋巴结引流区（真骨盆区）。

照射剂量：D_T 50Gy/25F/5w。

5-FU 同步化疗。

（二）Ⅱ／Ⅲ期直肠癌的放射治疗

1. 术前同步放化疗 + 手术 + 术后辅助化疗

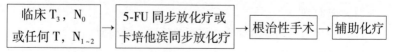

2. 术后同步放化疗 + 辅助化疗

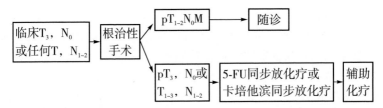

术前/术后照射部位：瘤床和区域淋巴结引流区（真骨盆区）。

照射剂量：$D_T 50Gy/25F/5w$。

同步化疗：

5-FU 225mg/m² 持续静脉滴注，放疗第 1 天至最后 1 天。

5-FU 400mg/m²，静脉推注 + 四氢叶酸钙 20mg/m²，静脉推注，放疗第 1 周 1~4 天、第 5 周的 1~3 天。

希罗达：1600mg/（m²·d）或 1650mg/（m²·d），分 2 次口服，间隔 12 小时，连用 2 周停 1 周。

3. T_4 或局部不可切除直肠癌

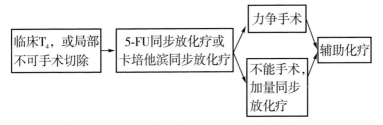

照射部位：瘤床和区域淋巴结引流区（真骨盆区）。

照射剂量：$D_T 50Gy/25$ 次/5 周，局部肿瘤区加量到 $D_T 66~70Gy$。

同步化疗：

5-FU 225mg/m² 持续静脉滴注，放疗第 1 天至最后 1 天。

5-FU 400mg/m²，静脉推注 + 四氢叶酸钙 20mg/m²，静脉推注，放疗第 1 周 1~4 天、第 5 周的 1~3 天。

卡培他滨：1 600mg/（m²·d）或 1 650mg/（m²·d），分 2 次口服，间隔 12 小时，连用 2 周停 1 周。

4. 直肠癌盆腔复发后的放射治疗

（1）吻合口复发 争取手术治疗；如果不能手术、既往盆腔未放疗，可以同步放化疗 $D_T 50Gy$ 再考虑手术；如果已放疗，则不考虑二程放疗。

（2）盆腔其他部位复发　①既往盆腔未放疗：全盆腔放疗 D_T 50Gy，然后局部加量放疗（见 T_4 或局部不可切除直肠癌）；②既往盆腔接受过放疗，局部复发区域放疗 D_T 40～60Gy；③可同步化疗，5-FU 持续静脉滴注、5-FU 静脉/四氢叶酸钙推注或卡培他滨，剂量同上。

九、放射治疗

（一）放疗对象

1. Ⅱ/Ⅲ期直肠癌术前放疗。

2. Ⅱ/Ⅲ期直肠癌术后放疗。

3. 早期直肠癌经肛门肿物切除后的放疗。

4. 局部晚期直肠癌（T_4）的放疗。

5. 复发再治的放射治疗。

（二）放疗范围

1. 原发肿瘤高位复发区域

（1）瘤床。

（2）直肠系膜区。

（3）骶前区。

（4）坐骨直肠窝（原发肿瘤位于腹膜返折以下）。

2. 淋巴引流区

（1）真骨盆内髂总血管区。

（2）直肠系膜区。

（3）髂内血管区。

（4）闭孔淋巴结区。

（5）T_4 肿瘤，应包括髂外血管区。

（6）肛管受侵，应包括髂外血管区，包或不包腹股沟淋巴结区。

（三）常规模拟定位

1. 体位　俯卧位，身下垫有孔腹部定位板（bellyboard）（图5-3-1）。

2. 定位前准备　患者 1 小时前排空膀胱，间断饮水 800～1 000ml，充盈膀胱。

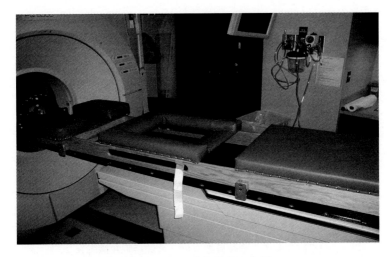

图 5 - 3 - 1 有空腹部定位板

3. 模拟定位步骤

（1）Dixon 术后患者，配置钡剂 50ml 左右（1 ~ 2 匙钡粉 + 50ml 左右水），将钡剂经直肠灌入。肛门口放置铅点。

（2）Mile 术后患者，会阴瘢痕处放置铅点。

（3）定后野和两个侧野：①机架 0°，上界 L_5 下缘，Dixon 术后患者下界坐骨结节下缘，或 Mile 术后瘢痕铅点下 2cm 左右。两侧界为真骨盆外 1 ~ 1.5cm 左右；②机架 ± 90°，上下界不变，升或降床，使后界位于骶骨外缘外，前界距离后界 10 ~ 12cm 左右（图 5 - 3 - 2）。

（4）在患者皮肤上标记后野中心、双侧野中心，并记录后野升床、双侧野的射野中心深度及相应的机架角度，一般设定小机头为 0°。

（5）分别拍摄 3 个野的定位片。

（6）在腹部有孔定位板，孔的上下界位置标记于患者身体两侧。

（7）将写好患者姓名、病案号、射野、机架角度、射野深度/升床、日期和主管医师的标签贴于定位片上，并装入 X 线片纸袋。

（8）将肛管肛门口，瘢痕处以及贴于患者身体上的铅点取下，定

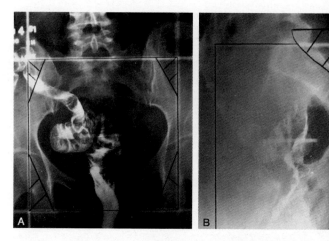

图 5 - 3 - 2　常规模拟定位（盆腔后野和侧野）

位完毕。

4. 射野勾画

（1）后野　为了包括部分髂总血管同时避免照射更多的小肠，可遮挡后野的两个外上角（上界中 1/2 或中外 1/3 至侧界中 1/2 或中上 1/3，具体根据术后 CT）；同时遮挡外下两个角，避免照射过多的腹股沟区（外界中 1/2 或中下 1/3 至下界中 1/2 或中外 1/3）。

（2）侧野　后界包括骶骨骨皮质，骶 2~3 以上包括骶骨 1/2；上下界不变；前界骶 5 的距离根据 CT 确定，原则上要包括该层面的髂血管以及周围组织；前界下 2/3 根据 CT 或定位时钡灌肠，定于直肠前壁前 2~3cm（图 5 - 3 - 2）。

（3）科查房通过模拟定位计划。

（4）送勾画好的定位片到模室，制作铅丝（图 5 - 3 - 3）。

5. 模拟较位

（1）第二次到模拟定位室，体位同第一次模拟定位。

（2）使患者体侧标记线与有孔定位板孔的上下界向对应，激光灯摆位，使 3 野的各个中心与激光灯重叠。

（3）在机头下方插入标有铅丝的塑料板。

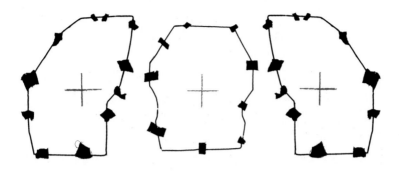

图 5 - 3 - 3　铅丝勾画定位片

（4）模拟定位下观察铅丝标记的射野与定位片上的射野有无不同，如有，则需取下较位扳，调整铅丝位置，直到铅丝标记的射野与定位片上所勾画的射野一致（图 5 - 3 - 4）。

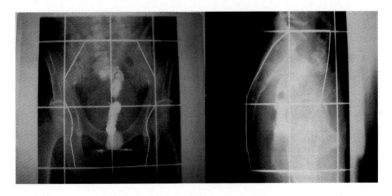

图 5 - 3 - 4　模拟较位确定铅丝位置

6. 整体挡铅　将校正好的模板交给模室，做铅块。

7. 照射技术　后野垂直野照射，两个侧野 ±90°，加 30°楔形板。剂量比 2∶1∶1。

（四）CT 模拟定位

1. 体位　同常规模拟定位

2. 定位前准备 患者定位 1 小时前排空膀胱，20% 泛影葡胺 20ml + 清水 800 ~ 1 000ml 分 3 ~ 4 次饮入，充盈膀胱。

3. 模拟定位步骤

（1）肛门口放置铅点。

（2）双手前伸，俯卧于 bellyboard 和体部固定板上。

（3）热塑膜固定体位（一般胸下 1/3 至臀线以下）。

（4）待热塑膜成形后，激光灯下放置后野、两个侧野中心（大致放于盆腔中心），并用铅点标记。

（5）签署知情同意书，注射静脉造影剂（非碘过敏者）。如果患者对造影剂过敏或高龄、有并发症，可以不作增强扫描，仅进行平扫。

（6）CT 扫描 L_5 上 3 ~ 4 个椎体，至坐骨结节下 10 ~ 15cm。层厚 5mm。

（7）扫描图像传至计划工作站。

（8）将写有患者姓名、病案号、体位等参数的标签贴于体膜上，留待较位和治疗用。

4. 靶区勾画和定义

（1）GTV 影像图像上确认的大体肿瘤范围，包括原发病灶和转移的淋巴结。

（2）临床靶区（CTV） 包括直肠周围系膜区、骶前区、吻合口、骶 3 上缘以上的髂外血管和部分髂总血管、全部髂内血管周围淋巴引流区、会阴手术瘢痕（Mile 手术）和坐骨直肠窝（直肠中下段肿瘤）。

（3）具体范围 上界 L_5 锥体下缘，下界：如果肿瘤位于上段，则下界包括全部直肠系膜区后，下界位于吻合口下缘下 3cm 以上，可以不全部包括坐骨直肠窝；如果肿瘤位于直肠中下段，则需包括全部直肠系膜区和坐骨直肠窝，以及会阴瘢痕。侧界为真骨盆内缘，前界包括充盈膀胱后壁 1/4 ~ 1/3，后界包括骶骨皮质一半（骶 3 上缘以上）和骶骨皮质后缘（骶 3 上缘以下）（见图示）。

（4）PTV 在 CTV 的范围基础上头脚方向扩大 1.0cm，左右扩大 5 ~ 10mm，腹背扩大 5 ~ 10mm。

（5）正常组织和器官的勾画　包括双侧股骨头、膀胱、照射范围内的小肠（需勾画到 PTV 最上层的上两层）和睾丸（图 5 - 3 - 5）。

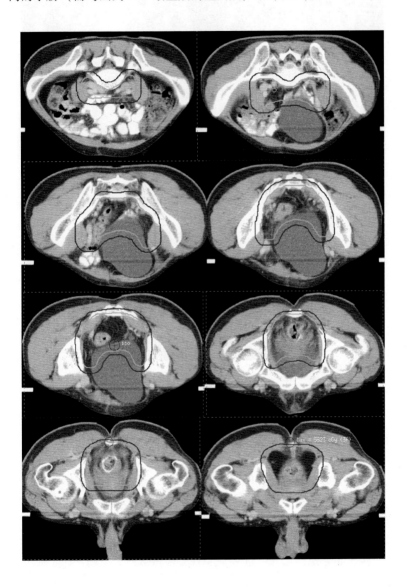

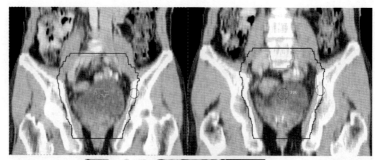

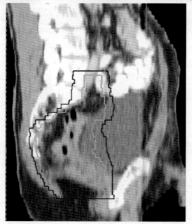

图 5 – 3 – 5 CT 模拟定位下勾画靶区

5. 照射技术 靶区确认后，交物理师进行计划设计。建议采用简化调强技术（sIMRT）。

6. 计划确认

（1）处方剂量：95% PTV D_T 50Gy/25F/5w（术前、术后放疗）

（2）最高剂量 < 110% ~ 115% 处方剂量，高剂量区不能落在小肠或残段直肠上。

（3）最低剂量 > 93% 处方剂量。

（4）正常组织限量 ①膀胱：$D_{50\%} \leq$ 50Gy；②小肠：$D_{50\%} \leq$ 20 ~ 30Gy，$D_{max} \leq$ 45 ~ 50Gy；③股骨头：$D_{5\%} \leq$ 50Gy；④睾丸：评价最高

剂量和平均剂量。

7. 模拟较位　计划确认后，物理师打印计划，在 CT 模拟机下将定位时的大致中心移到真正的治疗计划中心。

（五）照射剂量

1. 术前/术后放疗　D_T 50Gy/25F/5w。

2. 根治性放疗　肿瘤区放疗 D_T 66～70Gy，可序贯加量或同步加量照射（局部补量）。

（六）计划单填写

由住院医师填写计划单，上级医师签字。如果治疗过程中治疗暂停、剂量加量或计划改变，需要医师在计划单上开医嘱，口头医嘱无效。计划单为重要的医疗记录，应妥善保存，治疗结束后应放置病历中。

（七）拍摄验证片

1. 第一次照射需要医师摆位，指导技术员实施治疗。同时，需要拍摄验证片，与模拟定位片相比，如果有出入，需要校正铅块位置，必要时还需要重做铅块直到验证片与定位片相符；接受三维适形的患者，也需要拍摄验证片，校正射野中心位置。

2. 有条件的话，应该每周拍摄验证片（或 EPID）。

（八）IGRT

1. 第一次照射时先进行锥形束 CT 扫描（CBCT），扫描图像与计划图像配准，如有误差且在 3mm 以内，通过调整床的位置使两个图像融合；如果误差在 3mm 以上，则需重新摆位，再进行 CBCT 以及配准。

2. 建议每周进行 1～3 次 IGRT，尽量减少摆位误差。

（九）放疗过程中的质量控制和疗效观察

1. 治疗不良反应的观察　临床医师每周体查患者 1 次，评估治疗疗效和不良反应，并与相应处置。同时，每周检查血常规 1 次（尤其是同步放化疗患者），做出相应处理。

2. 放疗单检查　每周检查 1 次放疗单，检查有无执行错误、机器跳数计算错误等等。

十、并发症

放射性皮炎、腹泻、里急后重/肛门下坠、恶心、呕吐、（不全）

肠梗阻、肠粘连、骨髓抑制、手足综合征等。

十一、预后

1. 预后因素　分期，淋巴结转移比率，病理分级，脉管瘤栓，手术切缘情况，是否为全直肠系膜切除术。

2. 5年总生存率　Ⅰ期：85%~90%以上，Ⅱ期：65%~75%，Ⅲ期：25%~65%，Ⅳ期：20%~35%。

（金　晶）

第四节　肛门区癌

一、概述

肛门区癌（anal cancer）根据解剖部位，分为肛管癌（anal canal cancer）和肛周癌（anal margin cancer）。2002年第6版AJCC和UIC-CTNM分期对肛管和肛周的定义为：肛管为直肠的末端，上界起自肛直肠环（anorectal ring），下界为肛门放松状态下的肛门缘（anal verge），长度约为3~4cm。肛管由齿状线上和齿状线下两部分组成，其中齿状线上部分占肛管2/3，齿状线下至肛缘占肛管大约1/3。肛周是指以肛门缘为中心，周围5cm范围内的皮肤和会阴区域。发生于肛管的上皮性恶性肿瘤，称为肛管癌；发生于肛周的，为肛周癌。

肛门区癌大约占全部大肠癌的2%~4%，是直肠癌发生率的1/10。大多数为鳞状细胞癌（80%），其次是腺癌。肛门区癌大约肛门区癌的多数发病年龄在60~65岁之间。肛门区癌的发生与生殖性疾病、多个性伴侣、感染人乳头状瘤病毒（human paplillomavirus，HPV）等因素有关，而与结直肠炎症无明显的相关性。

本文主要讨论肛管癌。

二、肛管癌的解剖学，局部侵犯，淋巴及血行转移

肛管从胚胎发育上来说，来源于两个胚胎层。由于胚胎发育的不同，齿状线上下肛管黏膜覆盖的表皮细胞、动静脉血液供应、淋巴回流以及神经支配都不同（表5-4-1）。

表 5 - 4 - 1　齿状线的重要作用

	齿状线上	齿状线下
组织胚胎发育	内胚层	外胚层
黏膜表皮细胞	柱状细胞	鳞状上皮细胞
恶性肿瘤命名	腺癌	鳞癌
动脉供应血管	直肠上中动脉	直肠下动脉
静脉回流血管	直肠上中静脉	直肠下静脉
淋巴回流	髂内血管周围淋巴结	腹股沟淋巴结、髂外淋巴结
神经支配	内脏神经	外周神经

肛门区癌的区域淋巴结定义为直肠周围、髂内血管周围和腹股沟区淋巴结。肛门区癌区域淋巴结发生转移的时间较早，但与局部分期有关。局部早期肛门区癌淋巴结转移率为 10% ~ 20%，局部晚期者则上升到 60%。10% ~ 20% 患者首诊时发现腹股沟淋巴结肿大，一般为单侧淋巴结肿大，25% 为双侧腹股沟淋巴结肿大。局部晚期肛门区癌（T_3 以上），合并腹股沟淋巴结转移的几率上升到 30% ~ 60%。盆腔和肠系膜下淋巴结转移率为 26%（10% ~ 40%），上段肛管癌转移到肠系膜淋巴结的几率显著高于位于肛管下段肿瘤（50%:14%）。

肛门区癌首诊时较少出现远地转移，一般少于 5%。10% ~ 17% 患者治疗后发生远地转移，最常见的远地转移部位是肝脏、肺以及盆腔以外的淋巴结区，骨转移、脑转移少见。

三、临床表现

肛门区癌患者来就诊时，30% ~ 50% 患者已经为局部晚期，贻误诊断的原因主要是患者误将癌肿为肛门区良性病变，如痔疮、肛瘘或肛裂。肛门区癌常见的主诉为：疼痛（60% 患者）、出血（59% 患者）、肛门区肿物（23% ~ 30% 患者）和肛门区不适（28% 患者）。除此以外，还包括肛门区瘙痒、里急后重、排便习惯改变等。

肛管癌就诊时，只有 12% 患者的病变局限于黏膜或黏膜下，34% 已侵犯肛周括约肌，将近一半肿瘤侵犯周围皮肤、直肠。10% 患者就诊时肿瘤侵犯到周围组织和脏器，但是男性很少侵犯前列腺。

四、分期检查

（一）体格检查

1. 直肠指诊

（1）必要时麻醉下进行。

（2）肿物大小。

（3）位置位于肛周还是肛管。

（4）与齿状线的关系。

（5）活检。

（6）女性患者应同时进行妇科检查。

2. 腹股沟淋巴结区检查

（1）大小。

（2）活动度。

（3）是否双侧。

（4）细针穿刺进行细胞学检查。

（二）影像学检查

1. 内镜检查　结直肠镜检查 + 活检。

2. X 线检查　包括胸部正侧位相、结肠气钡双重造影。

3. 腹盆 CT　了解肝脏、腹膜后淋巴有无转移；明确直肠病变部位以及周围有无淋巴结转移。

4. 直肠 MRI　这是进行临床分期的重要检查手段。

5. 腹部 B 超。

6. 内镜超声　与直肠 MRI 一样，对明确分期有重要提示作用。

（三）实验室检查

1. 粪潜血检查。

2. 血清癌胚抗原（CEA）检查。

五、肛管癌的分期（UICC/AJCC，2002）

原发肿瘤（T）

T_x：原发肿瘤无法查明

T_0：无原发肿瘤的证据

T_{is}：原位癌

T_1：原发肿瘤最大径≤2cm

T_2：2cm＜原发肿瘤最大径≤5cm

T_3：原发肿瘤最大径＞5cm

T_4：无论肿瘤大小，肿瘤侵犯邻近器官（如阴道、尿道、膀胱；单纯侵犯肛门括约肌不可评为T_4）

区域淋巴结（N）

N_x：区域淋巴结转移无法查明

N_0：无区域淋巴结转移

N_1：直肠周围淋巴结转移

N_2：单侧髂内淋巴结和/或单侧腹股沟淋巴结转移

N_3：直肠周围以及腹股沟淋巴结转移，和/或单/双侧髂内淋巴结转移，和/或单/双侧腹股沟淋巴结转移

远地转移（M）

M_x：远地转移无法查明

M_0：无远地转移

M_1：出现远地转移

分期

0 期：$T_{is} N_0 M_0$

Ⅰ期：$T_1 N_0 M_0$

Ⅱ期：$T_{2-3} N_0 M_0$

Ⅲa期：T_1，T_2，$T_3 N_1 M_0$；$T_4 N_0 M_0$

Ⅲb期：$T_4 N_1 M_0$；任何T，N_2，N_3，M_0

Ⅳ期：任何T，任何N，M_1

肛周癌分期与皮肤鳞癌相同。

六、病理分类

80%肛门区肿瘤的病理类型为鳞状上皮细胞癌。绝大多数肛周癌为角化型、分化好的鳞状上皮细胞癌，而发生于肛管的上皮细胞一般表现为非角化型、分化较差。来自移行区或泄殖腔源区的恶性肿瘤可以表现为多种形式，如腺癌、移行细胞癌或鳞癌。腺癌在肛门区癌肿比较少见，占5%~10%。肛管癌如果为腺癌，治疗原则与肛门区鳞癌不同，而与直肠癌的处理一样，因此，本文仅讨论肛管鳞状细胞癌

的治疗。

发生肛周的恶性肿瘤包括鳞状细胞癌、疣状瘤、黏液表皮样癌、基底细胞癌、Bowen 病和 Paget 病，其分期按照皮肤癌的分期原则进行。

七、适应证及治疗原则

近二三十年来，肛门区癌的治疗经历了一系列的变迁。以往的治疗方法为手术切除，即腹会阴联合切除术（Mile 手术），接受该手术后，患者将终生需要人工肛门。随着放化疗的介入，肛门区鳞状细胞的治疗模式产生了显著变化。同步放化疗的使用，不仅可以使肛门区鳞癌得到与手术相同的疗效，而且还可以保留肛门。目前，同步放化疗已成为肛门区癌的标准治疗方案。

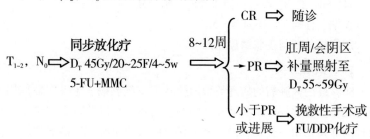

（一）$T_{1\sim2}$，N_0 肛管癌的同步放化疗

第一程放射治疗：

1. $D_T 45Gy/20 \sim 25F/4 \sim 5w$，前后野对穿照射，照射范围包括肛门区和双侧腹股沟淋巴结，上界：骶尾骨交界，下界包括全部肛门区

和会阴区。

2. 双侧腹股沟可预防照射 D_T 30.6Gy/17F，然后缩野照射盆腔 + 肛管癌区。

同步化疗：

5-氟尿嘧啶（5-fluorouracil，5-FU）：1 000mg/m²，在放疗第 1 周和最后 1 周，24 小时持续静脉滴注各 4 天；或者 750mg/m²，放疗第 1 周和最后 1 周，连续 5 天持续静脉滴注。

丝裂霉素（mitomycin，MMC）：10 ~ 12mg/m²，放疗第 1 天静脉滴注。

第二程补量放射治疗：

1. 第一阶段治疗结束后 8 ~ 12 周，进行查体和影像学检查，进行第一阶段治疗的疗效评价。如果肿瘤达到完全缓解，则随诊。

2. 如果是部分缓解（partial remission，PR），且活检证实有癌细胞残存，则进行第二程补量放疗：总量 D_T 55 ~ 59Gy，缩野照射会阴/肛周区，用电子线或 X 线；或者用 ¹⁹²Ir 插植，D_T 25Gy，10Gy/F，共 2 ~ 3 次。

3. 如果疗效评价为 SD 且活检证实仍有癌细胞残存或当疗效评价为 PD，可进行挽救性手术治疗（Mile 手术）或全身化疗。

（二）$T_{3~4}$，N_0 或任何 T，N + 肛管癌的同步放化疗。

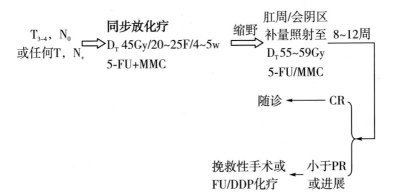

第一程放射治疗：

D_T 45Gy/20 ~ 25F/4 ~ 5w，前后野对穿照射，照射范围包括肛门区和双侧腹股沟淋巴结，上界：骶尾骨交界，下界包括全部肛门区和会阴区。

同步化疗：

5-FU：1 000mg/m^2，在放疗第 1 周和最后 1 周，24 小时持续静脉滴注各 4 天；或者 750mg/m^2，放疗第 1 周和最后 1 周，连续 5 天持续静脉滴注。

丝裂霉素（mitomycin，MMC）：10～12mg/m^2，放疗第 1 天静脉滴注。

第二程补量放射治疗：

1. 第二程补量放疗　总量 D$_T$ 55～59Gy。

2. 照射范围　会阴/肛周区或肿瘤残存的腹股沟 LN 区。

3. 用电子线或 X 线。

随诊：

1. CR 者　终身随诊。

2. PR、SD 或 PD 者　进行挽救性手术或全身化疗。

八、放射治疗

（一）常规模拟定位

1. 第一、二程放疗

（1）放疗范围　真骨盆 + 双侧腹股沟区。

（2）放疗剂量　D$_T$ 30.6Gy/17F，缩野至骶尾交界，第二程加量放疗至 D$_T$ 45Gy/25F（图 5-4-1）。

（3）体位　仰卧位。

（4）照射技术　前后对穿野。

（5）模拟定位步骤

1）配置钡剂 50ml 左右（1～2 匙钡粉 + 50ml 左右水），将钡剂经直肠灌入。肛门口放置铅点。

2）前后野对穿照射　①机架 0/180 度，上界 L$_5$ 下缘，下界肛门口缘铅点下 3cm 左右（根据查体或 CT）。两侧界为真骨盆外 1～1.5cm，与大转子的连线（图 5-4-1）；②等中心照射。

3）在患者皮肤上标记前野中心、身体两侧激光灯十字，并记录升床。

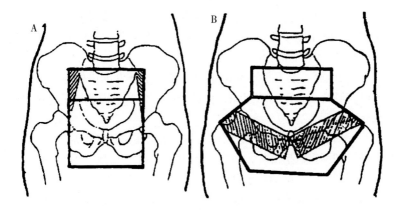

图 5 - 4 - 1　肛门区常规放射治疗野

A. D_T 30.6Gy 缩野后；B. 真骨盆 + 腹股沟淋巴结预防照射。

4）分别拍摄 2 个野的定位片。

5）将写好患者姓名、病案号、射野、机架角度、射野深度/升床、日期和主管医师的标签贴于定位片上，并装入 X 线片纸袋。

6）将肛管以及贴于患者身体上的铅点取下，定位完毕。

7）在拍摄好的定位片上按图 5 - 4 - 1 勾画真骨盆 + 双腹股沟区放疗野，并较位。

8）D_T 30.6Gy 后，将上界缩到骶尾骨交界处，侧野边界缩到真骨盆外 1 ~ 1.5cm（图 5 - 4 - 1A），继续放疗到 D_T 45Gy。

2. 第三程加量放疗

（1）在第一、二程放疗结束后，休息 2 ~ 12 周，进行疗效评估。

（2）对需要进行第三程加量放疗的肛管癌患者进行加量放化疗（见适应证和治疗原则）。

（3）放疗范围　肛周/会阴区、阳性淋巴结区。

（4）放疗剂量　总量至 D_T 55 ~ 59Gy。

（5）体位　仰卧位。

（6）照射技术　前后对穿野或 4 野等中心照射，腹股沟区可在前野用电子线补量。

（7）模拟定位步骤

1）前后野对穿照射　机架0°/180°，上界骶尾交界处或CT/查体显示肛管肿瘤上缘上2～3cm，下界肛门口缘铅点下2cm左右（根据查体或CT）。两侧界为真骨盆外1～1.5cm。

2）两侧野　上下界不变同上，后野包括骶骨皮质外缘，向下包括坐骨直肠窝或受侵的软组织，前界包括耻骨联合前缘或病变外放2～3cm。

3）分别拍摄4个野的定位片，并勾画上述4野的边界。

4）将写好患者姓名、病案号、射野、机架角度、射野深度/升床、日期和主管医师的标签贴于定位片上，并装入X线片纸袋。

5）将肛管以及贴于患者身体上的铅点取下，定位完毕。

6）将勾画好的定位片送模室，勾画铅丝。

3．模拟较位

（1）第一至三程加量的模拟定位片在勾画铅丝后，均需第二次到模拟定位室予以较位。

（2）较位的体位同第一次模拟定位。

（3）激光灯摆位，使前和身体两侧的各个中心与激光灯重叠。

（4）在机头下方插入标有铅丝的塑料板。

（5）模拟定位下观察铅丝标记的射野与定位片上的射野有无不同，如有，则需取下较位扳，调整铅丝位置，直到铅丝标记的射野与定位片上所勾画的射野一致。

4．整体挡铅　将校正好的模板交给模室，做作铅块。铅块制作完毕，则可开始放疗。

（二）三维适形或调强适形放疗

1．CT模拟定位

（1）体位　同常规模拟定位。

（2）定位前准备　患者定位1小时前排空膀胱，20%泛影葡胺20ml＋清水800～1 000ml分3～4次饮入，充盈膀胱。

（3）模拟定位步骤

1）肛门口或肿物下缘放置铅点，如果有腹股沟淋巴结转移，可用铅丝勾画肿大的淋巴结。

2）仰卧，双手抱头置额顶。

3）扣热塑膜固定体位（一般剑突下至臀线股上中 1/3）。

4）待热塑膜成形后，激光灯下放置前野、两侧中心（大致放于耻骨下），并用铅点标记 3 个中心。

5）签署知情同意书，注射静脉造影剂（非碘过敏者）。如果患者对造影剂过敏或高龄、有并发症时，可以不作增强扫描，仅进行平扫。

6）CT 扫描 L_5 上 3~4 个椎体，至坐骨结节下 10~15cm，层厚 5mm。

7）扫描图像传至计划工作站。

8）将写有患者姓名、病案号、体位等参数的标签贴于体膜上，留待较位和治疗用。

（4）靶区勾画和定义

1）GTV 影像图像上确认的大体肿瘤范围，包括原发病灶和转移的淋巴结。

2）CTV30.6 包括真骨盆区域和腹股沟引流区，包括瘤床、骶前软组织、直肠系膜区、坐骨直肠窝、髂总、髂内外淋巴引流区、腹股沟淋巴引流区。

3）CTV45 $T_{1~2}N_0$ 患者在 D_T 30.6Gy 后，可不照射腹股沟引流区，上界缩回到骶尾骨交界区，或肿瘤上 2~3cm，其他区域照旧照射，达 45Gy。

4）CTV55 或 CTV59 为第三程加量区，仅在 GTV 外放 2~3cm，达 55~60Gy。

5）PTV 在各自 CTV 的基础上，上下、腹背扩大 1.0cm，左右扩大 0.5cm。

6）正常组织和器官的勾画 包括双侧股骨头、膀胱、照射范围内的小肠（需勾画到 PTV 最上层的上两层）和睾丸（图 5-4-2）。

（5）照射技术 靶区确认后，交物理师进行计划设计。采用简化调强技术（sIMRT）或 IMRT。

（6）计划确认

1）最高剂量 <110%~115% 处方剂量。

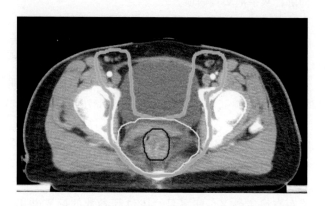

图 5 - 4 - 2 中国医学科学院肿瘤医院对肛管癌的靶区定义

CTV1（绿线），为真骨盆 + 双腹股沟区，D_T 30.6Gy；CTV2（黄线），补量 D_T 14.4Gy、总量 D_T 45Gy；CTV3（红线），仅包括肿瘤区，补量 D_T 10 ~ 15Gy、总量达 D_T 55 ~ 60Gy。

2）最低剂量 > 93% 处方剂量。

3）正常组织限量　①膀胱：$D_{50\%} \leqslant 50$Gy；②小肠：$D_{50\%} \leqslant 20 ~ 30$Gy，$D_{max} \leqslant 45 ~ 50$Gy；③股骨头：$D_{5\%} \leqslant 50$Gy。

（7）模拟较位　计划确认后，物理师打印计划，在 CT 模拟机下将定位时的大致中心移到真正的治疗计划中心。

（三）加量原则

无论常规模拟定位还是 3DCRT/IMRT，均需要遵循逐段加量的原则。表 5 - 4 - 2 是 MDACC 对于肛管癌定位和加量的原则，可供参考。

（四）计划单填写

由住院医师填写计划单，上级医师签字。如果治疗过程中治疗暂停、剂量加量或计划改变，需要医生在计划单上开医嘱，口头医嘱无效。计划单为重要的医疗记录，应妥善保存，治疗结束后应放置病历中。

表 5 - 4 - 2　MD Anderson 肿瘤中心对肛门区癌照射野和照射剂量的考虑

放射治疗	放射治疗野边界	剂量
第一阶段	上界：腰5/骶1交界 下界：肛门区肿物下3cm 侧界：侧界如图5-4-1B所示，包括腹股沟外侧区淋巴结	30.6Gy
第二阶段	上界：骶尾骨交界处 下界：不变 侧界：1. 腹股沟淋巴结阴性：真骨盆外侧0.5~1.0cm，见图5-4-1A 　　　2. 腹股沟淋巴结阳性：同第一阶段，腹股沟区可用电子线补量，见图5-4-1B	补量14.4Gy，总量 D_T 45Gy
第三阶段*	会阴/肛周区肿瘤或转移淋巴结，肿瘤外放2~3cm。用电子线、X线或 ^{192}Ir 插植（T_{3-4}、N+或 T_2 病变，但是 D_T 45Gy 后肿瘤残存者）补量	补量10~15Gy，总量 D_T 55~60Gy

*：第三阶段补量照射的治疗对象为 D_T 45Gy 后肿瘤残存、T_{3-4}、N_+。

（五）拍摄验证片

1. 第一次照射以及改野时均需要医师摆位，指导技术员实施治疗。同时，需要拍摄验证片，与模拟定位片相比，如果有出入，需要校正铅块位置，必要时还需要重做铅块直到验证片与定位片相符；接受三维适形的患者，也需要拍摄验证片，校正中心位置。

2. 有条件的话，应该每周拍摄验证片（或 EPID 或 IGRT）。

（六）IGRT

1. 第一次照射时先进行锥形束 CT 扫描（CBCT），扫描图像与计划图像配准，如有误差且在3mm以内，通过调整床的位置使两个图像融合；如果误差在3mm以上，则需重新摆位，再进行 CBCT 以及配准。

2. 建议每周进行1~3次 IGRT，尽量减少摆位误差。

（七）放疗过程中的质量控制和疗效观察

1. 治疗不良反应的观察　临床医师每周体查患者1次，评估治疗疗效和不良反应，并与相应处置。同时，每周检查血常规一次（尤其是同步放化疗患者），做出相应处理。

2. 放疗单检查　每周检查 1 次放疗单，检查有无执行错误、机器跳数计算错误等等。

九、并发症

放射性皮炎、皮肤不愈合、放射性皮肤溃疡不愈、腹泻、里急后重/肛门下坠、恶心、呕吐、（不全）肠梗阻、肠粘连、骨髓抑制等。

十、预后

局限于局部的肛门区癌，5 年生存率为 78%，有区域淋巴结受侵者为 56%，伴有远地转移者仅为 18%。5 年生存率随 T 分期增大而下降（T_1，94%；T_2，79%；T_3，53%；T_4，19%）。

除了 TNM 分期对肛门区癌治疗疗效的影响，总的放射治疗时间、放射治疗剂量、患者的血红蛋白水平、DNA 的含量以及 p53 的过度表达均有报道与预后有关。

（金　晶）

第六章 泌尿生殖系统

第一节 精原细胞瘤

一、概述

生殖细胞瘤是最常见的睾丸恶性肿瘤，占 95%。精原细胞瘤占生殖细胞瘤的 1/3。精原细胞瘤的发病年龄高峰是 35～40 岁。约 10% 的睾丸肿瘤患者有隐睾病史，1%～3% 的睾丸肿瘤为双侧。

二、解剖学，局部侵犯，淋巴及血行转移

（一）解剖

正常睾丸大小约 4cm×3cm×2.5cm，从腹膜后生殖脊位置通过腹股沟管下降至阴囊。睾丸被膜包括睾丸鞘膜、精索外膜和阴囊。睾丸管被致密的白膜被覆，睾丸上极为附睾。

（二）局部侵犯

肿瘤局部可直接侵犯睾丸网、附睾和精索，但仅发生于 10%～15% 的患者。致密的白膜对睾丸肿瘤的生长有一定的限制作用，肿瘤很少穿透白膜侵及阴囊皮肤。

（三）淋巴引流

两侧睾丸的淋巴引流均终止于下腔静脉外侧或前方及下腔静脉与腹主动脉之间或腹部主动脉外侧。腹膜后淋巴结可通过乳糜池及胸导管到纵隔和左锁骨上淋巴结。

（四）血行转移

晚期肿瘤可出现血行转移，以肺转移最多见。

三、分期

Royal Marsden 分期系统

Ⅰ：肿瘤局限于睾丸，无淋巴结或远处转移

Ⅱ：隔下淋巴结转移

ⅡA：肿瘤最大直径 < 2 cm

ⅡB：肿瘤最大直径 2 ~ 5 cm

ⅡC：最大直径 > 5 cm

Ⅲ：隔上淋巴结转移

O：无腹腔病变

ABC：腹腔淋巴结转移如Ⅱ期

Ⅳ：远处转移

$L_1 \leqslant 3$ 个肺转移灶

$L_2 > 3$ 个肺转移灶，所有病变直径 < 2 cm

$L_3 > 3$ 个肺转移灶，1 个或多个病变直径 > 2 cm

H + 肝转移

四、病理分类

精原细胞瘤分为 3 个亚型：经典型、间变型和精母细胞型。

五、临床表现

主要表现为无痛性睾丸肿块。隐睾肿瘤表现为阴囊内无睾丸，肿块位于腹股沟或盆腔，肿瘤侵犯邻近器官和结构，出现下肢水肿、尿频、尿急等。

六、分期检查

1. 全面体格检查　特别是双侧睾丸触诊，左侧锁骨上触诊有无肿大淋巴结。

2. 实验室检查　血常规，肝、肾功能，血 AFP、HCG、LDH，精液化验（考虑 sperm banking）。

3. 放射性核素检查　左右肾的肾小球滤过率。

4. 影像学检查　双睾丸 B 超，腹盆超声/CT 扫描，X 线胸片/CT。

5. 病理学检查　手术切除有肿瘤的一侧睾丸。

七、适应证及治疗原则

经腹腔股沟切口，在深部腹股沟内环处行精索高位结扎的睾丸切除术。但盆腔隐睾精原细胞瘤需做剖腹探查肿瘤切除或活检术，原发肿瘤切除不是盆腔隐睾精原细胞瘤的治愈手段。

术后治疗原则如下：

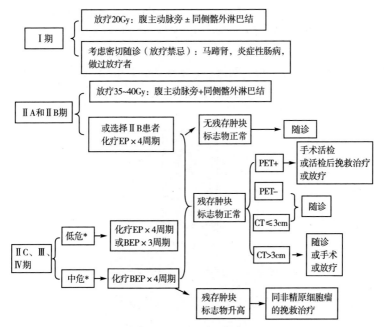

*注：低危：无肺外脏器转移，且 AFP 正常，HCG、LDH 不限；高危：肺外脏器转移，且 AFP 正常，HCG、LDH 不限。

八、放射治疗

一般行腹主动脉旁野照射。

有腹股沟隐睾病史，既往同侧腹股沟手术史，经阴囊睾丸肿瘤切除术的患者需要行"狗腿野"照射。

盆腔隐睾精原细胞瘤照射野包括腹主动脉旁和盆腔淋巴结，并扩大至原发肿瘤瘤床或残存的原发肿瘤。

（一）常规放疗

1. 定位　患者仰卧，模拟机透视下找到照射野中心，根据中心体厚的一半升床，拍摄 0°和 180°定位片 2 张，用皮肤墨水在患者体表描记定位中心。

在定位片上勾画放疗范围，做整体铅块或用 MLC。"狗腿野"包括腹主动脉旁和同侧髂外淋巴结，上界位于 T_{10} 椎体下缘，两侧界在体中线各旁开 4～5cm，健侧在 L_5 下缘至闭孔内缘垂线与耻骨联合上 2 cm 交点之连线，患侧向下延伸至 L_4 下缘与髋臼外缘连线。然后，双侧沿闭孔内缘或髋臼外缘垂直向下，下界至闭孔下缘。腹主动脉旁照射野的上界位于 T_{10} 下缘，两侧在体中线各旁开 4～5 cm，下界至 L_5 下缘。左侧睾丸肿瘤可适当包括左侧肾门（图 6-1-1）。

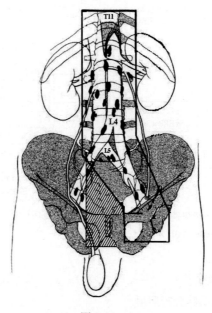

图 6-1-1

2. 治疗计划设计　应用直线加速器高能 X 线照射，I 期精原细胞瘤的预防照射剂量 D_T 20Gy，常规分割。II A-B 期精原细胞瘤照射剂量 D_T 30Gy，然后缩野至肿瘤区补量 D_T 6Gy，常规分割。根据处方剂量和照射野条件填写放疗计划单。

3. 计划评价，确认及报告签字　上级医生复核放疗计划单，并签字。

4. 模拟机校位　做整体铅块的患者，在模拟机下对模板。用MLC 的患者，直接把勾画好照射野的定位片及处方剂量交由物理师，输入 MLC 并计算照射剂量。

5. 治疗（加速器）验证　第一次治疗时，主管医师、放射技师共同摆位，在加速器上拍摄射野验证片。以后射野验证片每周拍摄1 次。

6. 放射治疗实施　"狗腿野"照射过程中应用铅挡对侧正常睾丸，可减少对侧健康睾丸的照射剂量。治疗中，医师每周检查患者，并核查放疗单，监测血象，予对症处理。

（二）三维适形放疗

1. 定位　患者在定位前 1 小时口服 1 000ml 水 + 泛影葡胺 20ml，以使小肠显影。仰卧于腹部平架上，双手上举抱肘置额前，用热塑成型体模固定腹盆部。利用激光灯标记定位中心，在体模上描记 3 个"十"字，然后用把 3 个不透光铅点贴在 3 个"十"字的中心。

进行模拟 CT 扫描，扫描范围为照射范围上下 5cm，层间距 5mm。

激光灯对准腹部平架上刻度为 15 的位置，保持患者不动，拿下体模。在患者体表用皮肤墨水描记激光灯所示的体侧的两个"十"字和体表的前正中线。

将定位 CT 图像传输到计划系统工作站，登记确认。

2. 治疗计划设计

（1）靶区勾画

1）CTV：CTV 包括下腔静脉外侧或前方及下腔静脉与腹主动脉之间及腹部主动脉外侧 ± 同侧髂外淋巴引流区，上下界参考常规照射野设定。

2）PTV：CTV 外放，头脚方向为 10mm，前后左右为 7mm。

3）正常器官：脊髓、肾脏、肝脏、小肠、胃、直肠、膀胱。

（2）剂量学要求

1）PTV　Ⅰ期：95% PTV 20Gy/10F，2.0Gy/F；Ⅱ期：95% PTV 30Gy/15F，2.0Gy/F，局部肿瘤区补量 95% PTV 6Gy/3F。

2）脊髓　$D_{max} < 40Gy$。

3）肾脏　$V_20 < 20\%$。

上级医师确认靶区，填写放疗计划申请单（包括处方剂量和正常器官剂量要求），提交给剂量师。剂量师完成计划设计。

3. 计划评价，确认及报告签字　医师审核剂量分布和 DVH 图，确保计划达到临床剂量学要求，并予确认。

剂量师打印放疗计划，填写放疗计划剂量总结表，传输放疗计划到加速器治疗室。

剂量师、物理师和放疗医生在放疗计划上签字。

住院医师填写放疗计划单，上级医师签字。

4. 模拟机校位　患者在治疗体位下，CT 模拟机校位：根据计划要求，参考定位中心，找到并在患者体模上标记治疗中心。把 3 个不透光铅点贴在治疗中心的 3 个"十"字的中心，做单层 CT 扫描。把扫描的 CT 图像与计划打印的治疗中心层 CT 图像进行比较，保证两者是在同一解剖层面。然后测量治疗中心与体表的距离，与治疗计划所得数据比较，保证误差在 1mm 以内。

普通模拟机校位：根据计划要求，参考定位中心，找到并在患者体模上标记治疗中心。透视下比较机架角为 0° 和 90° 时中心的位置与计划打印的相应 DRR 图上的中心位置，保证误差在 2mm 以内。

做 IGRT 的患者可以在治疗时在加速器上校位。

5. 治疗（加速器）验证　第一次治疗时，物理师核对 MLC 照射野是否与计划相符，由主管医师、放射技师共同摆位。适形放疗的患者，拍摄照射野验证片，与治疗计划打印的照射野的 DRR 图像上比较。调强放疗的患者，拍摄 0° 和 90° 的治疗中心验证片，与治疗计划打印的这两个角度的 DRR 图像上治疗中心位置比较，保证误差在 3mm 内，开始治疗。以后每周拍摄一次验证片。

IGRT 在放疗开始时连续 5 次，以后每周 1 次。头 5 次如果误差在同一个方向，可通过调整患者体模上的治疗中心来校正。

6. 放射治疗实施　放疗过程中，每周检查患者和放疗单，监测血象，予对症处理。

九、并发症

1. 早期　胃肠道反应，骨髓抑制。

2. 晚期　消化道溃疡，放射性肠炎，放射性肾炎，下肢水肿，不育，第二实体肿瘤。

十、预后

预后因素：分期。Ⅰ期：未放疗时腹膜后淋巴结复发率15%~20%。5年生存率：Ⅰ期：94%~100%，Ⅱ期：80%~90%。

（王淑莲　李晔雄）

第二节　前列腺癌

一、概述

前列腺癌是欧美男性最常见的恶性肿瘤。在中国，随着人均寿命的延长和PSA检查的广泛应用，前列腺癌发病率有上升趋势。前列腺癌主要发生于老年，40岁后发病率缓慢增加，发病年龄高峰在60~70岁。前列腺特异抗原（PSA）普查是早期诊断前列腺癌有效方法。

二、解剖学，局部侵犯，淋巴及血行转移

（一）解剖

前列腺位于膀胱和盆底之间，尿道穿越其中。前列腺底部邻接膀胱颈，尖部向下，底部和尖部之间为前列腺体部，体部的后面平坦，中央有一纵行浅沟，为前列腺中央沟。成年前列腺重约20g，约3.5cm×2.5cm×2.5cm大小，精囊位于前列腺后上方。前列腺前壁紧贴耻骨，后壁依托于直肠壶腹部，侧壁和下壁与肛提肌相邻。

前列腺由腺体和纤维肌肉组成。前列腺分为4个区：纤维肌肉基质区、外周区、中央区和移行区。前列腺癌常发生于外周区，而前列腺良性增生常发生于移行区。

（二）局部侵犯

前列腺癌可局部侵犯精囊、膀胱和尿道。由于前列腺和直肠间直肠膀胱筋膜的存在，前列腺癌向后侵犯直肠少见。

（三）淋巴引流

闭孔神经淋巴结是最常见的淋巴结转移部位，然后依次为髂内淋巴结、髂外淋巴结、髂总淋巴结、骶前淋巴结和腹主动脉旁淋巴结。

也可转移至纵隔和锁骨上淋巴结。髂外或髂内淋巴结未转移时，仅有7%的骶前淋巴结转移。

（四）血行转移

骨转移最常见。以体部为轴心的骨转移最多见。前列腺癌骨转移80%为成骨性改变，破骨性改变占5%，破骨和成骨混合性改变占15%。广泛性血行转移少见，以肺和肝转移常见。

三、分期

前列腺癌 2002 年 AJCC TNM 分期和 Jewett 分期

AJCC 分期系统	Jewett 分期系统（修正）
临床原发肿瘤（T）	
T_X：原发肿瘤不能评价	
T_0：无原发肿瘤证据	
T_1：临床检查不能发现肿瘤	
（触摸或影像学检查均不能发现）	
T_{1a}：切除前列腺组织中病理发现癌，肿瘤体积 ≤切除组织的5%	A_1 期：肿瘤≤5%，Gleason≤4
T_{1b}：切除前列腺组织中病理发现癌，肿瘤体积 >切除组织的5%	A_2 期：肿瘤>5%，Gleason>4
T_{1c}：前列腺穿刺活检证实有癌（如 PSA 增高后穿刺）	
T_2：肿瘤局限于前列腺*	
T_{2a}：肿瘤侵犯前列腺一叶的一半或更少	B_1 期：肿瘤可触及，一叶或≤1.5 cm
T_{2b}：肿瘤侵犯前列腺一叶、而且多于一半	B_2 期：肿瘤可触及，两叶或>1.5 cm
T_{2c}：肿瘤侵犯前列腺的两叶	
T_3：肿瘤侵透前列腺包膜**	
T_{3a} 单侧或双侧前列腺包膜受侵	C_1 期：包膜受侵，切缘阴性
	C_2 期：包膜受侵，切缘阳性
T_{3b}：精囊受侵	C_3 期：精囊受侵
T_4：肿瘤固定或侵犯精囊外其他临近结构如：膀胱颈、外括约肌、直肠、肛提肌、盆壁	

续 表

AJCC 分期系统	Jewett 分期系统（修正）
区域淋巴结（N）	
N_X：区域淋巴结转移不能评价	D_1 期：盆腔淋巴结微小转移
N_0：无区域淋巴结转移	
N_1：区域淋巴结转移	
远处转移（M）	
M_X：远处转移不能评价	
M_0：无远处转移	
M_1：远处转移	D_2 期：超出盆腔转移
M_{1a}：区域外淋巴结转移	
M_{1b}：骨转移	
M_{1c}：其他部位远处转移	

原发肿瘤的病理分期如下：

病理原发肿瘤（pT）***

pT_2：局限于前列腺

pT_{2a}：肿瘤侵犯前列腺一叶的一半或更少

pT_{2b}：肿瘤侵犯前列腺一叶、而且多于一半

pT_{2c}：肿瘤侵犯前列腺的两叶

pT_3：前列腺外侵犯

pT_{3a}：前列腺外侵犯

pT_{3b}：精囊受侵

pT_4：侵犯膀胱或直肠

*肿瘤局限于一叶或双叶，但未触及或不能被影像学检查发现，经穿刺活检证实，分期为 T_{1c}；**肿瘤侵犯前列腺尖部或侵及（但未超过）前列腺包膜，应分期为 T_2，而不是 T_3；***无病理 T_1 期。

2002 年 AJCC TNM 分期分组

Ⅰ 期：$T_{1a}N_0M_0G_1$；

Ⅱ 期：$T_{1a}N_1M_0G_{2\sim4}$；$T_{1b\sim c}N_0M_0$任何 G，$T_{1\sim2}N_0M_0$ 任何 G；

Ⅲ期：$T_3N_0M_0$ 任何 G；

Ⅳ期：$T_4N_0M_0$ 任何 G，任何 TN_1M_0 任何 G，任何 T 任何 NM1 任何 G。

四、病理分类

前列腺恶性肿瘤的病理类型分为上皮和基质细胞来源两大类，上皮肿瘤除前列腺腺癌外，还包括鳞癌和移行上皮癌等，非上皮来源恶性肿瘤包括横纹肌肉瘤、脂肪肉瘤、血管肉瘤和恶性淋巴瘤等。前列腺腺癌占 95%。

前列腺癌肿瘤分级与预后关系密切，最常用的分级方法为 Gleason 评分和 WHO 评分。

五、临床表现

早期前列腺癌常无症状。肿瘤增大时压迫邻近器官和组织，出现相应症状和体征。最主要的临床症状为尿路症状，如尿流缓慢，尿频，尿急，尿流中断，排尿不净和排尿困难等，血尿少见。晚期前列腺癌可以出现远处器官转移的症状，如骨转移疼痛，病理性骨折，排便困难等。

六、分期检查

1. 体格检查 除了常规的体格检查外，直肠指检是首要的诊断步骤，需注意前列腺大小，外形，有无不规则结节，肿块大小、质地、扩展范围及精囊情况，绘图表示检查结果。

2. 实验室检查 血常规、肝肾功能和 PSA（PSA 检查不宜在直肠指检或前列腺活检后一周内进行）。

3. 影像学检查 胸片或 CT、腹部 B 超或 CT、盆腔 CT 或/和 MRI（首选 MRI），高危患者做骨扫描检查。

4. 病理学检查 经直肠前列腺多点活检。

根据复发危险把患者分为：

局限期低危组（$T_1 \sim T_{2a}$，和 Gleason 2~6 分，和 PSA < 10ng/ml）；

局限期中危组（$T_{2b} \sim T_{2c}$，或 Gleason 7 分，或 PSA 10~20ng/ml）；

局限期高危组（T_{3a}，或 Gleason 8~10 分，或 PSA > 20ng/ml）；

局部晚期组（$T_{3b} \sim T_4$）；

转移组（N_1，或 M_1）。

七、适应证及治疗原则

放射治疗是局限期和局部晚期前列腺癌的根治性治疗手段，适应证为临床 $T_{1\sim4}N_{0\sim1}M_0$ 期。放疗和手术是局限早期（$T_1\sim T_2$）前列腺癌的重要治疗手段。局部晚期（$T_{3\sim4}N_xM_0$）前列腺癌不能手术切除，放疗和激素治疗是有效的治疗手段，综合治疗提高了局部晚期前列腺癌的局部控制率和生存率。晚期或转移性前列腺癌可以考虑姑息性放疗。

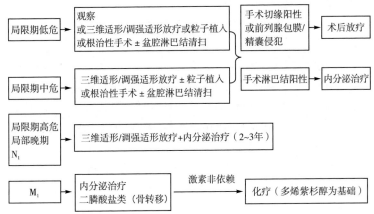

局限期前列腺癌外照射的基本原则：

建议应用三维适形放疗或调强适形放疗技术；

低危患者适宜的照射剂量为 70～75 Gy/35～41F，包括或不包括精囊；

中危或高危患者的照射剂量提高至 75～80Gy，提高了局部控制率和无病生存率；

高危或更高危患者应考虑盆腔淋巴结照射，合并辅助内分泌治疗和/或新辅助内分泌治疗；

高剂量照射 >75Gy 时，建议应用图像引导放疗技术如前列腺粒子标记、腹部超声定位、直肠充盈等，以减少 PTV 边界。

八、放射治疗

（一）前列腺癌根治性放疗

1. 定位 患者在定位 1 小时前饮 1 000ml 水 + 泛影葡胺 20ml，以使小肠显影，并充盈膀胱。定位前排空直肠。仰卧于腹部平架上，双手上举抱肘置额前，用热塑成型体膜固定下腹部。利用激光灯标记定位中心，在体膜上描记 3 个"十"字，然后用把 3 个不透光铅点贴在 3 个"十"字的中心。

进行模拟 CT 扫描，扫描范围为真骨盆上下 5cm，层间距 5mm。

激光灯对准腹部平架上刻度为 15 的位置，保持患者不动，拿下体模。在患者体表用皮肤墨水描记激光灯所示的体侧的两个"十"字和体表的前正中线。

将定位 CT 图像传输到计划系统工作站，登记确认。

2. 治疗计划设计

（1）靶区勾画

1）CTV：CTV 包括整个前列腺及其包膜。中危或高危患者，CTV 还需包括精囊。对于淋巴结转移可能性 > 15%，或者 $T_{2c} \sim T_4$ 期并且 Gleason 评分 ≥6 的局限期前列腺癌患者，CTV 可以考虑包括盆腔淋巴引流区（髂内、髂外和髂总）（图 6 – 2 – 1）。

2）PTV：前列腺和精囊：CTV 外放，后方为 5mm，其他方向为 10mm。盆腔淋巴引流区：CTV 外放，头脚方向为 10mm，前后左右为 7 ~ 10mm。

3）正常器官：直肠，膀胱，双侧股骨头，小肠。

（2）剂量学要求

1）大分割

PTV：前列腺精囊：95% PTV 67.5Gy/25F，2.7Gy/F；盆腔淋巴引流区：95% PTV 50Gy/25F，2Gy/F。

直肠：$V_{60} < 20\%$。

膀胱：$V_{40} < 50\%$。

股骨头：$V_{40} < 5\%$。

2）常规分割

PTV：前列腺精囊：95% PTV 76Gy/38F，2.0Gy/F。

直肠：$V_{70} < 25\%$，$V_{50} < 40\%$，$V_{40} < 50\%$。

膀胱：$V_{50} < 50\%$。

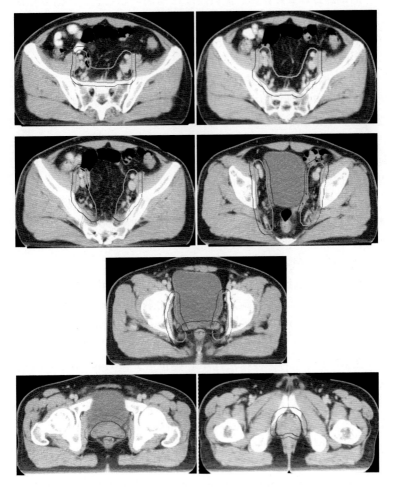

图 6 - 2 - 1　前列腺癌 CTV 包括前列腺、精囊腺和盆腔淋巴引流区

股骨头：$V_{50} < 5\%$。

上级医师确认靶区，填写放疗计划申请单（包括处方剂量和正常器官剂量要求），提交给剂量师。剂量师完成计划设计。

3. 计划评价，确认及报告签字　医师审核剂量分布和 DVH 图，确保计划达到临床剂量学要求，并予确认。

剂量师打印放疗计划，填写放疗计划剂量总结表，传输放疗计划到加速器治疗室。

剂量师、物理师和放疗医师在放疗计划上签字。

住院医师填写放疗计划单，上级医师签字。

4. 模拟机校位　患者在治疗体位下，CT 模拟机校位：根据计划要求，参考定位中心，找到并在患者体模上标记治疗中心。把 3 个不透光铅点贴在治疗中心的 3 个"十"字的中心，做单层 CT 扫描。把扫描的 CT 图像与计划打印的治疗中心层 CT 图像进行比较，保证两者是在同一解剖层面。然后测量治疗中心与体表的距离，与治疗计划所得数据比较，保证误差在 1mm 以内。

普通模拟机校位：根据计划要求，参考定位中心，找到并在患者体模上标记治疗中心。透视下比较机架角为 0° 和 90° 时中心的位置与计划打印的相应 DRR 图上的中心位置，保证误差在 1mm 以内。

做 IGRT 的患者可以在治疗时在加速器上校位。

5. 治疗（加速器）验证　第一次治疗时根据治疗中心摆位，拍摄 0° 和 90° 的治疗中心验证片，与治疗计划打印的这两个角度的 DRR 图像上治疗中心位置比较，保证误差在 3mm 内，开始治疗。以后每周拍摄一次验证片。

做 IGRT 的患者，根据治疗中心摆位后，做 Cone-beam CT 扫描，获取图像，采用骨配准与定位 CT 图像融合，读取患者在 X、Y、Z 3 个方向上的平移误差，如果误差在 3mm 内，开始治疗。如果误差超过 3mm，校正误差，重新 Cone-beam CT 扫描，读取误差在 3mm 内，再开始治疗。医师可以通过 Cone-beam CT 图像，了解前列腺、精囊位置和膀胱、直肠的充盈情况，以指导患者。

IGRT 在放疗开始时连续 5 次，以后每周 1 次。头 5 次如果误差在同一个方向，可通过调整患者体模上的治疗中心来校正。

6. 放射治疗实施　放疗过程中，要求患者按定位标准充盈膀胱，排空直肠。每周检查患者和放疗单，监测血象，予对症处理。

（二）前列腺癌根治术后放疗

放疗靶区为前列腺和精囊腺所在的瘤床，一般不包括盆腔淋巴结。处方剂量为 95% PTV 60～70Gy/30～35F。余同前列腺癌根治性放疗。

九、并发症

（一）早期　放射性直肠炎，放射性膀胱炎，骨髓抑制，疲劳。

（二）晚期　放射性直肠炎，放射性膀胱炎，性功能障碍，股骨骨折，第二实体肿瘤。

十、预后

1. 预后因素　肿瘤分期，疗前 PSA 水平，Gleason 评分，淋巴结转移情况，远地转移情况。

2. 复发率　局限期低危：$6\% \sim 20\%$，局限期中危：$36\% \sim 60\%$，局限期高危、局部晚期和 N_1：$50\% \sim 100\%$。

（李晔雄　王淑莲）

第七章　女性生殖系统肿瘤

第一节　宫　颈　癌

一、概述

宫颈癌的发病率和死亡率仅次于乳腺癌，是女性最常见的恶性肿瘤，发病率在 20 岁前很低，20～50 岁增长较快，其后上升幅度变缓。患病高峰年龄为 50 岁左右，近年有年轻化趋势。新发病例多在经济落后区域。其流行因素与初次性行为的年龄、性行为紊乱、多产、吸烟等因素有关，高危型生殖道 HPV（人乳头瘤病毒）感染在宫颈癌病因中具有重要作用，是目前研究焦点。

大多宫颈癌的发展是一连续过程，是由子宫颈上皮不典型增生（轻→中→重度［原位癌］）演变至浸润癌。

二、解剖学、蔓延和转移

宫颈位于子宫的下 1/3，分宫颈阴道部和宫颈管（图 7-1-1）。宫颈癌可通过直接蔓延浸润阴道、宫体、宫颈周围结缔组织、子宫韧带、膀胱和直肠。宫颈两侧的输尿管，因肿瘤压迫及浸润形成不同程度的梗阻，导致输尿管或肾盂积水。

淋巴管是宫颈癌最多见也是最重要的转移途径。一般是由原发病灶通过附近的淋巴管向宫颈旁、闭孔、髂内、髂外等淋巴组向髂总淋巴结转移，进而转移到腹主动脉旁淋巴结；也可以经骶前淋巴结向腹主动脉旁淋巴结转移。晚期可以转移到锁骨上淋巴结及全身其他淋巴结。

血行转移主要通过静脉系统及胸导管或小的淋巴静脉交通支进入血循环而到远处脏器。最常见转移的脏器是肺、肝、骨等。

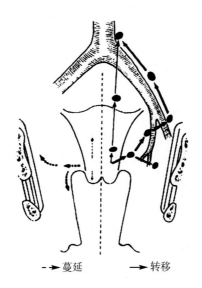

- → 蔓延　　→ 转移

图 7 - 1 - 1　子宫颈癌的蔓延及转移示意图

三、分期

　　临床分期是指导治疗、估计预后的指南。由于各人对盆腔肿瘤扩散情况在检查和判断上的差异，临床分期上常有分歧。因此，应严格按国际临床分期的标准和要求进行分期，以缩小在分期上宽严的差距。目前广泛采用的是国际妇产科联盟提出的宫颈癌国际临床分期标准。此分期法经国际妇产科联盟（international federation of gynecology and obstertrics，FIGO）1994 年会议修改（表 7 - 1 - 1）。

　　为了减少临床分期上的人为误差，规定了分期的注意事项，现综合如下：

　　1. 0 期指不典型增生细胞累及上皮全层但无间质浸润。

　　2. ⅠA1 和 ⅠA2 的诊断必须根据切除组织的显微镜检查结果确定。淋巴血管间隙（LVSI）受侵不改变 FIGO 分期。FIGO 分期不包括脉管间隙受侵，是因为病理学家在组织标本中是否存在 LVSI 有时候不能达成一致意见。一些专家组成员认为 ⅠA1 期若存在 LVSI，应该按照 ⅠB1 期的治疗指南进行治疗。

表 7 -1 -1　宫颈癌分期

FIGO 分期		TMN 分期
	原发肿瘤无法评估	T_x
	无原发肿瘤的证据	T_0
0 期	原位癌（浸润前癌）	T_{is}
Ⅰ期	肿瘤局限于宫颈（不论宫体是否受侵）	T_1
ⅠA	镜下浸润癌，所有肉眼可见的病灶，包括表浅浸润，均为ⅠB	T_{1a}
ⅠA1	间质浸润深度 <3mm，水平扩散≤7mm	T_{1a1}
ⅠA2	间质浸润深度 3 ~5mm，水平扩散≤7mm[a]	T_{1a2}
ⅠB	肉眼可见的癌灶局限于宫颈，或镜下病变 >ⅠA2 期	T_{1b}
ⅠB1	肉眼可见的癌灶最大直径≤4cm	T_{1b1}
ⅠB2	肉眼可见的癌灶最大直径 >4cm	T_{1b2}
Ⅱ期	肿瘤浸润超过子宫，但未达盆壁或未达阴道下 1/3	T_2
ⅡA	无宫旁浸润	T_{2a}
ⅡB	有宫旁浸润	T_{2b}
Ⅲ期	肿瘤扩展到盆壁和/或累及阴道达下 1/3 和/或引起肾盂积肾水或肾无功能	T_3
ⅢA	肿瘤累及阴道达下 1/3，但没有扩展到盆壁	T_{3a}
ⅢB	肿瘤扩展到盆壁和/或引起肾盂积肾水或肾无功能	T_{3b}
ⅣA	肿瘤侵犯膀胱或直肠黏膜和/或超出真骨盆[b]	T_4
ⅣB	远处转移	M_1

　　a：无论从腺上皮或表面上皮起源的病变，从上皮的基地膜量起浸润深度不超过 5mm。肿瘤浸润深度的测量要从上皮与间质联接处最表层的乳突量起到浸润的最深处来确定。无论是静脉或淋巴等脉管浸润，均不影响分期；b：泡状水肿不分为 T_4 期。

　　3. 只有子宫旁组织增厚是结节状直接蔓延到盆壁，或肿瘤本身扩展到盆壁时，方能定为Ⅲ期。宫旁组织增厚，使肿瘤与盆壁间距离缩短，但子宫组织增厚为非结节状者，应定为ⅡB 期。

　　4. 即使根据其他检查诊断为Ⅰ期或Ⅱ期，但因癌性输尿管狭窄而出现肾盂积水或肾无功能时应定为Ⅲ期。

5. 膀胱或直肠黏膜受侵，必须有组织学检查证实。膀胱黏膜泡样水肿，不能定为Ⅳ期。

6. 临床分期应由有经验的医师于治疗前确定，不能因治疗后有新发现而改变分期。

7. 确定具体期别有困难时，应定为较早的期别。

四、病理分类

鳞状细胞癌、腺癌及混合癌等。鳞状细胞癌占绝大多数，占90%以上；腺癌约占宫颈癌的5%左右；混合癌及其他罕见癌（包括小细胞未分化癌等）占5%以下。有少数宫颈癌由于细胞分化太差，无法辨认其细胞来源，不能归入上述几类者一般称为未分化癌。

组织病理学分级：G_x—分级无法评估；G_1—高分化；G_2—中分化；G_3—低分化或未分化。

五、临床表现

（一）症状

宫颈癌无特殊症状，最常见的是白带增多和阴道接触性出血或不规则出血，其他表现则随癌侵犯部位及程度不同而异。

（二）一般检查

除一般的系统查体外，尤应注意检查表浅淋巴结。

（三）妇科检查

妇科检查是目前宫颈癌分期的主要手段。

1. 视诊　应在充足照明条件下进行。观察外阴、阴道和宫颈有无癌浸润，肿瘤的位置、范围、形状、体积及与周围组织的关系。

2. 触诊　确定肿瘤的质地、浸润范围及其与周围的关系等。有些黏膜下及颈管内浸润，触诊比视诊更准确。

（四）常用的其他检查

1. 宫颈/阴道细胞学涂片检查　它是目前发现早期宫颈癌的主要手段，防癌普查中已广泛应用。特别是对临床不易发现的早期宫颈癌的诊断，细胞学涂片检查起着极其重要的作用。目前临床常用的有常规巴氏涂片、液基薄片（ThinPrep/Autocyte）等。

2. 组织学检查　宫颈癌的诊断均应有活体组织学检查证实。

3．腔镜检查

（1）阴道镜　对早期宫颈癌的发现、确定病变部位有重要作用，可提高活检的阳性率。

（2）膀胱镜　阴道前壁受癌侵犯较深或临床可疑膀胱被累及者，应行膀胱镜检查。

（3）直肠镜　临床可疑直肠受侵犯者。

4．影像检查

（1）胸部透视或胸部正侧位片　这是治疗前常规检查项目。

（2）B 型超声检查　显示盆腹腔脏器及腹膜后淋巴结的情况。

（3）CT 和 PET-CT、MRI　可以测出肿块的来源、结构、部位及大小；鉴定肿瘤向宫旁及盆壁播散情况；可以显示增大的淋巴结。MRI，CT，或 PET 扫描可以用来辅助制定治疗计划，但并不用于分期，FIGO 一直主张分期不是用来指导治疗。因此，影像检查（例如 CT 和 MRI）被用于指导治疗方案的选择和设计。

（4）放射性核素肾图　可以检查输尿管梗阻及肾脏排泄功能。

5．肿瘤标志物　如鳞状细胞癌抗原（SCC），癌胚抗原（CEA）的检测可作为宫颈癌治疗后监测。

六、鉴别诊断

宫颈癌的诊断一般并不困难，但有时也不容易。必须详细询问病史、仔细检查患者，常需与下列疾病相鉴别：宫颈糜烂、宫颈肥大、宫颈息肉、宫颈结核、流产、前置胎盘、宫颈肌瘤、子宫黏膜下肌瘤、宫颈乳头状瘤等。

七、治疗原则

宫颈癌的治疗，目前能达到较好疗效的是放射、手术及综合治疗。各种治疗方法，虽然有各自的适应范围，但根据肿瘤情况、一般状态、设备条件和技术力量的不同，适应范围亦略有差异。NCCN 对各期宫颈癌处理建议见表 7－1－2 和表 7－1－3。

表7-1-2 NCCN 2008年各期宫颈癌诊治指南

分期	淋巴结情况(手术/影像)	初次治疗
IA1期		筋膜外子宫切除术 或如果患者要求生育或不宜手术可观察(仅当锥切活检切缘阴性时) 或如果淋巴脉管间隙受侵行改良根治性子宫切除术+盆腔淋巴结切除术
IA2期		根治性子宫切除术+盆腔淋巴结切除术±腹主动脉旁淋巴结取样 或近距离治疗+盆腔放疗(A点剂量:75～80Gy) 或保留生育功能者根治性宫颈切除术+盆腔淋巴结切除术+腹主动脉旁淋巴结取样
IB1期和IIA期(≤4cm)		根治性子宫切除术+盆腔淋巴结切除术+腹主动脉旁淋巴结取样 或盆腔放疗+近距离治疗(A点剂量:80～85Gy) 或保留生育功能且病灶≤2cm(临床IB1期)者根治性宫颈切除术+盆腔淋巴结切除术+腹主动脉旁淋巴结取样
IB2期和IIA期(>4cm)		根治性子宫切除术+盆腔淋巴结切除术+腹主动脉旁淋巴结取样 或盆腔放疗+顺铂为主的同步化疗+近距离治疗(A点剂量:≥85Gy) 或盆腔放疗+顺铂为主的同步化疗+近距离治疗(A点剂量:75～80Gy)+辅助性子宫全切术

续　表

分期	淋巴结情况(手术/影像)				初次治疗
选择性巨块型 IB2 期, IIA 期 (>4cm) IIB 期, IIIA 期, IIIB 期, IVA 期	手术分期:腹膜外或腹腔镜下淋巴结切除	阴性			盆腔放疗+含顺铂同步化疗+腔内近距离放疗
		阳性	盆腔淋巴结阳性/腹主动脉旁淋巴结阴性		盆腔放疗+含顺铂的同步化疗+近距离治疗
			腹主动脉旁淋巴结阳性	无远处转移	盆腔放疗+腹主动脉旁淋巴结放疗+含顺铂的同步化疗+近距离治疗
				有远处转移 活检阴性	盆腔放疗+腹主动脉旁淋巴结放疗+含顺铂的同步化疗+近距离治疗
				有远处转移 活检阳性	全身治疗/个体化放疗
	仅影像学检查	阴性			盆腔放疗+含顺铂的同步化疗+近距离治疗
		阳性 如果有临床指证做细针穿针活检	盆腔淋巴结阳性/腹主动脉旁淋巴结阴性		盆腔放疗+近距离治疗+含顺铂的同步化疗±腹主动脉旁淋巴结放疗
				腹膜后淋巴结切除 阴性	盆腔放疗+近距离治疗+含顺铂的同步化疗
				腹膜后淋巴结切除 阳性	延伸野放疗+近距离治疗+含顺铂的同步化疗
			盆腔淋巴结阳性/腹主动脉旁淋巴结阳性	考虑腹膜后淋巴结切除术	延伸野放疗+含顺铂的同步化疗+近距离治疗
			远处转移;有临床征象并活检证实		全身治疗/个体化放疗

表7-1-3　NCCN 2008年诊治指南:根治性手术后进一步处理建议

术中发现			进一步处理
淋巴结阴性			观察 或如果合并高危因素(如:原发肿瘤大,间质浸润深,和/或淋巴脉管间隙受侵)盆腔放疗±顺铂为主的同步化疗
淋巴结阳性或手术切缘阳性或宫旁阳性			盆腔放疗+含顺铂的同步化疗±阴道近距离治疗
手术分期发现腹主动脉旁淋巴结阳性	X线胸片CT/PET	无远处转移	腹主动脉旁淋巴结放疗+含顺铂的同步化疗+盆腔放疗±阴道近距离治疗
		有远处转移　活检　阴性	腹主动脉旁淋巴结放疗+含顺铂的同步化疗+盆腔放疗±阴道近距离治疗
		有远处转移　活检　阳性	全身治疗/个体化放疗

(一) 早期宫颈癌

指 Ⅰ~ⅡA期,单纯根治性手术与单纯根治性放疗两者治疗效果相当,5年生存率、死亡率、并发症几率是相似的。但其中一些具有不良预后因素的患者预后仍较差,5年生存率可下降至50%,甚或更低。影响早期宫颈癌术后预后因素是宫旁浸润、切缘阳性、淋巴结转移、宫颈局部肿瘤体积巨大 (≥4mm)、脉管瘤栓、宫颈肌层浸润深度≥外1/3 等。临床研究表明,手术、放疗和/或化疗三者的合理应用,能有效地改善早期癌的疗效。

合并手术和放疗两种治疗手段,其并发症将增加,初次治疗方案应避免合用两种根治性治疗手段。

对具有不良预后因素者术后辅助治疗采用同期放化疗。

(二) 中晚期宫颈癌

指ⅡB、Ⅲ、Ⅳ期,在过去传统治疗中公认的首选方法是放射治疗。近年来,随着国内外大量的有关宫颈癌同步放化疗与单纯放疗的随机分组临床研究的开展,结果表明以顺铂为基础的同步放化疗较单纯放疗提高了生存率、降低了死亡风险,同步放化疗已成为中晚期宫颈癌治疗的新模式。

八、体外放射治疗

放射治疗是宫颈癌的主要治疗手段，适应范围广，各期均可应用，疗效好。

宫颈癌规范的放射治疗是体外照射联合腔内照射。腔内照射主要照射宫颈癌的原发区域，体外照射主要照射宫颈癌的盆腔蔓延和转移区域。

1. 放射野的确定

（1）盆腔矩形野界限（图 7 – 1 – 2）

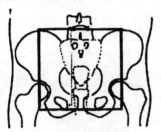

A：一般盆腔大野照射

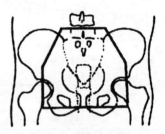

B：去掉大野两上角
以减少照射体积

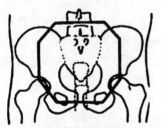

C：去掉大野四角以
减少照射体积

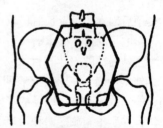

D：改成六边形大野
以减少照射体积

图 7 – 1 – 2　盆腔大野模示图

上界：L_5 上缘水平；

下界：闭孔下缘（ⅢA 期患者除外）；

外界：在真骨盆最宽处外 1.5 ~ 2.0cm。

（2）四野箱式界限（图 7 - 1 - 3）2006 年 FIGO 推荐前后界根据不同患者具体肿瘤情况而定。

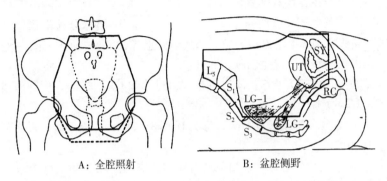

A：全腔照射　　　　　　　　B：盆腔侧野

图 7 - 1 - 3　盆腔盒式体外照射

上下界：与盆腔矩形野相同；

前界：耻骨联合前缘；

后界：包括全部骶骨。

（3）盆腔六边形野界限或延伸野（图 7 - 1 - 4）

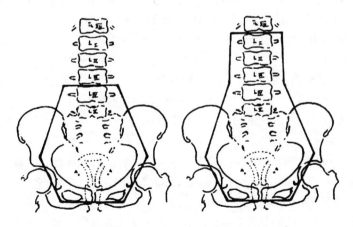

图 7 - 1 - 4　盆腔六边形野界限或延伸野

上界：$L_{3~4}$ 之间水平；

下界：闭孔下缘（Ⅲa 期患者除外）；

外界：在真骨盆最宽处 外 1.5~2.0cm。

有文献报道：盆腔野上界在 $L_5~S_1$，38.7% 髂总分叉淋巴结和 98.9% 腹主动脉旁淋巴结漏照。如放射野上界在 $L_{3~4}$，包括全部髂总分叉淋巴结和部分腹主动脉旁淋巴结。

2006 年 FIGO 推荐：放射野范围由触诊和 CT 扫描确定的肿瘤边界 + 2cm 边缘。

2. 常规分割 每日 1 次，每次 D_T 1.8~2Gy，每周 5 次，每周剂量 D_T 10Gy。

3. 射线能量选择 采用前后对穿照射应用高能 X 射线（要求防护高），四野箱式照射或多野等中心照射，可以采用 6MV X 射线。

4. 治疗时间 Girinsky（1993 年）报道：治疗总时间超过 52 天，局部控制率和生存率每日减少 1%；Petereit（1995 年）报道：治疗总时间 <55 天的局部控制率为 87%，≥55 天为 72%（$P = 0.006$），5 年生存率分别为 65% 和 54%（$P = 0.03$）。

2006 年 FIGO 推荐：总治疗时间：6~7 周。

5. 总量 D_T 45~50GY（30GY 后分野照射）；每次量：D_T 1.8~2.0Gy；每周 5 次，腔内治疗当日一般不给体外照射。

2006 年 FIGO 推荐：体外加腔内照射剂量：A 点：85Gy~90Gy，B 点：55~60Gy。

6. 体外照射剂量参考点 多年来均以"A"点为宫颈癌腔内照射量的计算点。"B"点为宫颈癌体外照射量的计算点。

A 点——放射源末端上 2cm，外 2cm。

B 点——放射源末端上 2cm，外 5cm（相当于 A 点外 3cm）。

Fletcher1980 年提出了淋巴区梯形定位法：从耻骨联合上缘中点至骶骨 1~2 之间中点连线，在此线中点与第 4 腰椎前中点连成一线，在此线中点平行向两侧延伸 6cm，此点为髂外淋巴区域。在第 4 腰椎前中点平行向两侧延伸 2cm，此点为腹主动脉旁淋巴区域。髂外区与腹主动脉旁区联线的中点为髂总淋巴区（图 7-1-5）。

Chassagne 等提出：以髋臼上缘最高点作一平行线与髋臼外缘的垂

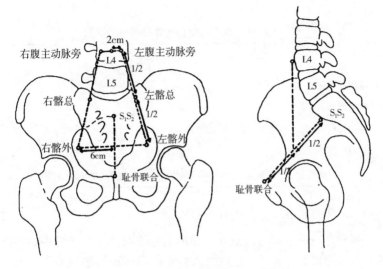

图 7 - 1 - 5 Fletcher 梯形淋巴区定位法

直线交叉为盆壁参考点，代表宫旁组织盆壁端及闭孔淋巴结的区域
（图 7 - 1 - 6）。

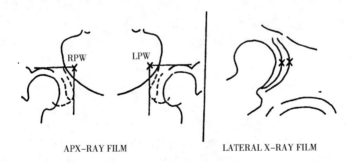

图 7 - 1 - 6 Chassagne 宫旁盆壁定位法

九、腔内放射治疗

（一）近距离照射与体外照射的区别

近距离照射与体外照射有 3 个基本区别（表 7 – 1 – 4）。

表 7 – 1 – 4　近距离照相与体外照相的区别

	近距离照射	体外照射
放射源强度	弱	强
照射距离	近	远
照射体积	小	大
剂量均匀度	不均匀	相对均匀
正常组织损伤	辐射损伤很少	在照射范围内的组织和器官都有损伤

（二）近距离照射

将密封的放射源直接放入人体的天然管腔内（如子宫腔、阴道等）为腔内照射。放射源直接放入肿瘤组织间进行照射为组织间照射，二者统称为近距离照射。宫颈癌的腔内放疗有其自然的有利条件，宫颈、宫体及阴道对放射线耐量高、放射源距肿瘤最近、以小的放射体积量可取得最大的放疗效果。腔内放射治疗采用的是后装技术。

1. 后装腔内治疗机的分类　后装腔内治疗机根据其使用的放射源对"A"点放射剂量率的高低可分为三类：

（1）低剂量率后装腔内治疗机"A"点剂量率在 0.667 ～ 3.33cGY/min。

（2）中剂量率后装腔内治疗机"A"点剂量率在 3.33 ～ 20cGY/min。

（3）高剂量率后装腔内治疗机"A"点剂量率在 20cGY/min 以上者属高剂量率后装腔内治疗机。目前腔内放疗应用最广泛。

2. 腔内放疗剂量的计算及参考点　传统的腔内放疗的剂量是以毫克·小时表示，毫克是重量单位，小时是时间单位，两者都不是放射剂量单位，所以毫克·小时只是经验剂量，它不能确切反映肿瘤剂量。后装腔内放疗剂量是以"A"点为参考点计算的。"A"点作为参考点只用于宫颈癌的腔内放疗，对宫体癌及阴道癌则不适用。

A 点——放射源末端上 2cm，外 2cm。

B 点——放射源末端上 2cm，外 5cm（相当于 A 点外 3cm）。宫颈口参考点放射源末端。

宫底参考点放射源顶端延长线外 1cm。膀胱参考点（图 7 - 1 - 7）：侧位片为通过球心的垂直线与充盈球后壁的交点，正位片为球心。

直肠参考点（图 7 - 1 - 7）：宫腔源末端垂直线与阴道壁的交界处下方 0.5cm。

参考体积（ICRU38#报告规定，图 7 - 1 - 8）：A 点等剂量面包绕的体积（容器，放射源配置不同，参考体积的 7 - 1 - 8 形状，大小不同），用长，宽，高 3 个径线描述。

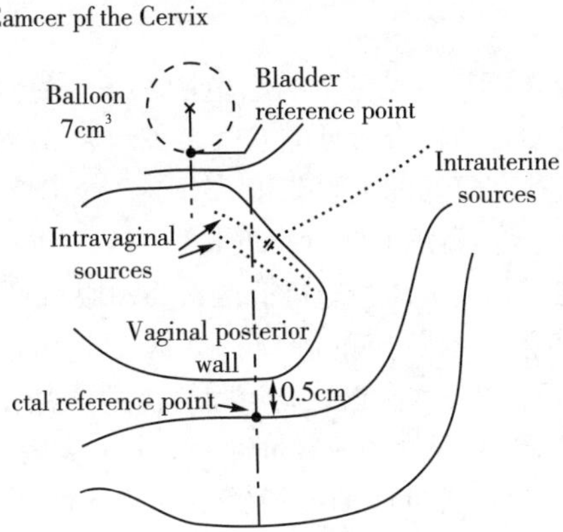

Camcer pf the Cervix

Balloon 7cm³
Bladder reference point
Intrauterine sources
Intravaginal sources
Vaginal posterior wall
ctal reference point 0.5cm

图 7 - 1 - 7 膀胱参和直肠参考点

由于每次治疗时放射源的位置不可能完全相同，肿瘤体积亦经常变化。理论上的"A"点剂量与实际剂量相差甚远。肿瘤是立体的，只用一点的剂量来表示也同样不能反映出肿瘤的真正受量，因此，2004 年 GEC-ESTRO 成立了工作组，专门研究以 3D 影像为基础的宫颈癌近距离治疗计划设计问题，目的是提出可供交流比较的 3D 近距离治疗的基本概念和术语。

GTV 分为诊断 GTV 和治疗 GTV。诊断 GTV 指在治疗前诊断时由

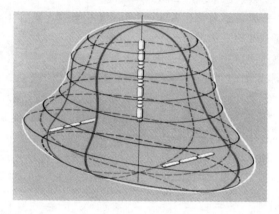

图 7 - 1 - 8　参考体积

临床检查和影像学资料所见到的肿瘤范围，表示为 GTVD。治疗 GTV 指在每次近距离治疗前检查所见的 GTV，表示为 GTVB1，GTVB2……

按照肿瘤负荷和复发的危险程度，分为 3 个 CTV：高危 CTV、中危 CTV 和低危 CTV。高危 CTV（high risk CTV，HR CTV）：在每次近距离治疗时描述，是表示高肿瘤负荷区，为肉眼可见肿瘤区，包括全部宫颈和近距离治疗前认定的肿瘤扩展区。中危 CTV（intermediate risk CTV，IR CTV）：在每次近距离治疗时描述，表示明显的显微镜下肿瘤区，是包绕 HR CTV 的 5 ~ 10mm 的安全边缘区。低危 CTV（low risk CTV，LR CTV）：指可能的显微镜下肿瘤播散区，可用手术或外照射处理，在近距离治疗时不具体描述。

3. 腔内治疗操作注意事项

（1）严格无菌操作。

（2）宫腔管要求放置至宫底。

（3）根据肿瘤具体情况、仪器设备选择适宜的阴道容器与宫腔管。

（4）认真填塞纱布，将膀胱和直肠推开，使之远离放射源。

（5）阴道源与宫腔源的布源要合理　照顾阴道、宫颈、宫底肿瘤，尽量减少膀胱和直肠受量。

表 7 - 1 - 5　　妇科恶性肿瘤分期及临床实践指南
(FIOGO，2006 年，ⅡB-IVA)

放射技术	A 第一照射区	肿瘤 + 子宫
	B 第二照射区 范围	盆腔淋巴结 + 髂总淋巴结 4 个区域
外照射的 范围界限	A	由触诊和 CT 扫描确定的肿瘤边界 + 2cm 边缘
	B（A-P）	侧界：真骨盆边界外 2cm
		上界：位于 L_5 和 S_1 之间
		下界：位于闭孔下 2cm 或低于临床肿瘤边缘 2cm
	C（BOX）	前后界：由肿瘤个体化决定
剂量	第一照射区 第二照射区	外照射：50Gy/5 ~ 6 周 + 低剂量率腔内照射 腔内照射：A 点　30 ~ 45Gy
		外照射：50Gy/5 周

总治疗时间：6~7 周；同期化疗：顺铂 40mg/m^2，外照射期间每周 1 次

十、综合治疗

由于放射治疗技术及化疗药物的迅速发展，手术治疗走向个别化或缩小手术范围配合以放射治疗和/或化疗，并已取得良好的效果。

术前辅助近距离腔内放疗，达到减少肿瘤负荷，创造手术条件，但远期生存率未见提高。对于具有高危因素的早期宫颈癌患者术后辅助放化疗仍被大多数人所采用。

1999 年先后报道了由 GOG、SWOG、RTOG 进行的 5 组以顺铂为基础的同步放化疗大样本前瞻性随机对照临床研究结果，尽管各研究组内临床期别、放射剂量、放射方法及含顺铂的化疗方案不尽相同，但结果都证明同步放化疗能明显改善生存率，使死亡危险下降 30% ~ 50%，因而奠定了同步放化疗在宫颈癌综合治疗中的地位，被美国 NCI 推荐为宫颈癌治疗的新标准。

国外文献报道增敏化疗方案：

1. DDP 50 ~ 70mg/m^2 + 5-FU 4 g/m^2（96 小时持续静脉滴入），放疗第 1 和 29 天。

2. DDP 周疗　40mg/m² ，放疗第 1、8、15、22、29 和 36 天。

我院多采用以下方案：

1. DDP 60mg/m²（分 3 天）+5-FU 4g/m²（96 小时持续静脉滴入），放疗第 1 和 29 天。

2. DDP 周疗　30~40mg/m² ，放疗第 1、8、15、22、29 和 36 天。

放化疗同步进行必将增加治疗并发症的风险，如出现Ⅰ~Ⅱ度并发症，给予积极的对症处理；如出现Ⅲ度以上并发症，首先考虑化疗减量（一般减 25%），必要时停化疗，甚至放化疗均停止治疗，同时给与积极的对症处理。

十一、治疗中及治疗后处理

放射治疗的反应主要是在造血系统、消化系统和泌尿系统。造血系统的反应主要表现为白细胞减少、血小板减少等，消化系统反应多表现为食欲不振、恶心、呕吐、腹泻等，泌尿系统反应多表现为尿频、尿急、尿痛等。对这些患者应积极对症处理，一般都能够使患者在最大限度地保持在良好状态下，按计划完成放射治疗。治疗过程中应定期做实验室检查及查体，一般情况下每周查白细胞 1 次。疗程中间、治疗结束及随诊时均应做全面查体、血、尿常规和胸部透视检查，其他检查根据需要进行。发现并发症应及时处理，以免影响疗效。自治疗开始起即应坚持阴道冲洗，每日或隔日 1 次，直至治疗后半年以上，无特殊情况可改为每周冲洗 1~2 次，坚持 2 年以上为好，以减少感染、促进上皮愈合、避免阴道粘连。按计划完成治疗后，如检查局部肿瘤消失、宫颈原形恢复、质地均匀、硬度正常、宫旁组织硬结消失、质地变软、弹性好转，则可认为治疗结果满意，可以结束治疗。治疗后恢复期，亦应保证营养和休息。治疗后 2~3 周行第一次随诊检查，6~8 周行第二次随诊检查，并决定是否需要补充治疗。以后根据检查情况 3~6 个月随诊一次。治疗后 2 年以上者，6 月至 1 年随诊 1 次。如有可疑情况，可提前随诊。

十二、放射治疗结果

1. 生存率　综合国内外报道的材料，各期宫颈癌放射治疗的 5 年生存率见（表 7-1-6）。

表 7-1-6　各期宫颈癌放疗的 5 年生存率 (%)

		I	II	III	IV	合计
综合国外资料	例数	35 480	45 844	3 6286	6 195	123 805
	5 年生存率	79.2	58.1	32.5	8.2	54.1
综合国内资料（13 单位）	例数	616	5 005	3 767	82	9 470
	5 年生存率	86.2	66.6	48.7	19.5	60.1
中国医学科学院肿瘤医院	例数	320	2 028	5 509	199	8 056
	5 年生存率	93.4	82.7	63.6	26.6	68.7

2. 放射治疗并发症

（1）早期并发症　包括治疗中及治疗后不久发生的并发症。

1）感染　感染对放射治疗效果有明显的影响，应积极处理。

2）骨髓抑制　同期化疗将加重骨髓抑制，最常见是白细胞减少，应给予注射重组人粒细胞集落刺激因子，必要时调整放射治疗计划。

3）胃肠反应　多发生在体外照射时，轻者对症处理，重者调整放射治疗计划。

4）直肠反应　是腔内照射较常见的早期并发症。直肠反应的主要表现为：里急后重、排便疼痛、甚至有黏液便等；有直肠反应者，应减少对直肠的刺激、避免便秘、保证供应充足的营养和水分、预防感染。直肠反应在治疗期间很少出现，如出现则应暂缓放射治疗，积极处理，待症状好转后再恢复照射，必要时修改照射计划。

5）机械损伤　主要发生在腔内照射的操作过程中，最多见的是子宫穿孔及阴道撕裂。在宫腔操作时发现患者突然下腹痛或探宫腔已超过正常深度而无宫底感时，应考虑为子宫穿孔。这时应立即停止操作、严密观察、预防感染、严禁反复试探宫腔。如有内出血，应及时手术处理。行阴道腔内照射时，阴道狭窄或阴道弹性不佳者，由于阴道容器过大、操作粗暴，均可造成阴道裂伤。操作过程中如发现有突然出血或剧痛，应检查有无阴道损伤，如有裂伤应即刻中止治疗，充分冲洗阴道、局部用消炎药物、避免感染、促进愈合；如裂伤较深或有活动性出血，应及时缝合。

（2）晚期并发症

1）皮肤及皮下组织的改变。

2）生殖器官的改变　体外照射和腔内照射对生殖器官都有影响。放射治疗后可引起照射范围内组织纤维化表现为：阴道壁弹性消失、阴道变窄；宫颈及宫体萎缩变小；宫颈管引流不畅引起宫腔积液，合并感染可造成宫腔积脓；卵巢功能消失而出现绝经期症状；纤维化严重者，可引起循环障碍或压迫神经导致下肢水肿或疼痛。

3）消化道的改变　受影响最多的肠道是小肠（主要是回肠）、乙状结肠及直肠。可引起肠粘连、狭窄、梗阻、溃疡甚至瘘，临床表现为腹痛、腹泻、里急后重感、肛门下坠疼痛、黏液便甚至血便等。常表现为直肠镜检可见肠黏膜水肿、充血、溃疡甚至成瘘，尤以直肠为多见。放射性直肠炎80%在完成放射治疗后6月至2年间出现，大部分在3年内可望恢复。肠道的放射损伤很难治疗，主要是对症处理，重要的是预防。

4）泌尿系统的改变　最多见的是放射性膀胱炎，但发生率低于放射性直肠炎。出现时间大约在放疗后1~6年出现，大部分在4年内恢复。主要表现为尿频、尿急、尿血甚至排尿困难。膀胱镜检查可见：膀胱黏膜充血、水肿、弹性减弱或消失、毛细血管扩张、甚至出现溃疡。处理只能对症、预防感染、止血、大量补充液体等，出血严重者需在膀胱镜下电灼止血。需手术止血者罕见。放疗对宫旁组织及输尿管的影响均可导致输尿管不同程度的梗阻，进而出现不同程度的肾盂积水及输尿管积水。肾盂积水患者主诉常为腰痛，检查为患侧肾区叩痛，通过B超、放射性核素肾图或肾盂造影即可确诊。

5）对骨骼的影响　盆腔体外照射可以影响骨盆及股骨上段。

6）放射致癌　宫颈癌放射治疗后发生恶性肿瘤的发生率为0.52%，发生部位最多的是子宫体，其次为直肠、膀胱、卵巢软组织及骨骼。放射癌的诊断原则是：①有放射治疗史；②在原放射区域内发生的恶性肿瘤，并能排除原肿瘤的复发、转移；③组织学证实与原发癌不同；④有相当长的潜伏期。

3. 影响预后的因素　除临床分期对疗效有明显的影响以外，还有一些因素也不同程度地影响预后。

1）贫血　宫颈癌的长期慢性失血或急性大出血，均可导致贫血。血红蛋白的高低与放射治疗疗效直接有关。中国医学科学院肿瘤医院宫颈癌 Ⅱ、Ⅲ 期患者，放射治疗前血红蛋白在 80g/L 以下者，比 120g/L 以上者 5 年生存率各低 30% 左右。

2）宫腔积脓　宫颈癌合并宫腔积脓的 5 年生存率比无宫腔积脓者低 10% 左右。

3）盆腔感染　包括附件炎、宫旁组织炎、盆腔腹膜炎及盆腔脓肿等。Ⅲ、Ⅳ 期宫颈癌合并盆腔感染者比无盆腔感染的放疗 5 年生存率低 18%。

4）输尿管梗阻　宫颈癌向宫旁扩展，可压迫输尿管造成输尿管梗阻，继而发生输尿管或肾盂积水。宫颈癌合并轻度肾盂积水者和肾盂积水治疗后好转者，其预后与无肾盂积水无差异，而重度肾盂积水者、治疗后肾盂积水加重者或治疗后出现肾盂积水者预后不佳，其 5 年生存率比无肾盂积水者低 13%。

5）组织类别　一般认为腺癌对放射线的敏感性低于鳞状细胞癌。

6）剂量和疗程　适当的剂量和疗程可以提高"治疗比例"，使放射线给肿瘤以最大的破坏，使正常组织的损伤减少到最低限度，因而放射治疗的剂量与疗程都可以影响疗效。剂量过小或疗程过长，达不到对肿瘤的最大破坏作用，当然影响疗效。剂量过大或疗程过短，可破坏肿瘤周围的屏障和局部组织的修复能力，也会降低治愈率。

（黄曼妮　吴令英　于国瑞）

第二节　子宫内膜癌

一、概述

子宫内膜癌（carcinoma of endometrium）又称子宫体癌（carciaoma of uterine corpus），是指原发于子宫内膜的一组上皮性恶性肿瘤。在我国它是在宫颈癌、卵巢癌之后的第三个常见的妇科恶性肿瘤，约占女性恶性肿瘤的 7%，女性生殖道恶性肿瘤的 20% ~ 30%。发病高峰年龄为 50 ~ 59 岁，中位年龄 61 岁。随着人口平均寿命的提高，高龄妇女的增多，世界范围内子宫内膜癌的发病率近 20 年呈持续上升趋势，如美国子宫内膜癌发病率已达 23.2/10 万～33.2/10 万，高于子宫颈癌。中国医学科学院肿瘤医院所收治子宫颈癌与子宫内膜癌的比例，由 20 世纪 50～60 年代 45：1 变化为 90 年代 3.6：1。主要是因为子宫内膜慢患者增多，多数患者诊断时病变尚局限于子宫，故预后较好，Ⅰ期 5 年生存率为 90% 左右，5 年总生存率为 67%。

二、临床表现

1. 阴道出血　特别是绝经后阴道出血是患者最主要的主诉。因癌组织脆，易出血，约 80% 出现第一个症状是阴道出血。年轻患者多表现为月经周期紊乱，经期延长或经量增多。

2. 阴道排液　约 1/3 患者阴道排液量增多，是瘤体渗出或继发感染之结果，可表现为血性液体或浆液性分泌物。若合并宫腔积液，则阴道排液呈脓性或脓血性，伴有臭味，但远不如宫颈癌之显著。

3. 疼痛　并不多见。少数患者有下腹坠痛感，可能和病变较大突入宫腔引起子宫挛缩有关。病变在子宫下段或侵及颈管时，可能因引流不畅，形成宫腔积血或积脓，发生疼痛。因肿瘤压迫神经丛而引起持续下腹、腰骶部及下肢痛，则为患者进入晚期表现。

4. 晚期患者可出现贫血、消瘦、恶病质等。

三、诊断要点

1. 症状　如有下列情况时，应怀疑有子宫内膜癌的可能，需作进一步检查。

（1）绝经前不规则阴道流血及绝经后阴道流血。

（2）阴道水样或血性排液，不能以一般生殖道炎症解释者。

（3）反复的阴道不正常细胞学发现，而宫颈活检阴性者。

（4）卵巢颗粒细胞瘤、卵泡膜细胞瘤患者。

（5）注意与子宫内膜癌有关的发病因素，如子宫内膜增生过长、雌激素使用情况及家族肿瘤史等。

2. 体征　应作全面的体格检查（包括淋巴结）和仔细的妇科三合诊检查，注意出血部位、子宫大小、活动度、宫颈及宫旁组织有无浸润及其他部位有无转移灶等。子宫内膜癌阳性体征不多，约半数以上有子宫增大，但这种增大多属轻度，宫体一般稍软而均匀，如检查发现子宫特殊增大或表面有异常突起，则往往是并发肌瘤或肌腺瘤的表现，但必须考虑到癌组织穿出浆膜，在子宫表面形成肿瘤的可能。

3、辅助检查

（1）脱落细胞学检查　子宫内膜细胞平时不易脱落，一旦脱落又往往发生退化、变形、溶解等一系列变化而难于辨认，因此应用细胞学诊断子宫内膜癌的阳性率一般不高，约50%左右。如雌激素测定（血清雌激素或阴道涂片雌激素影响）是高水平的，则要进行检查或诊刮。

（2）子宫内膜检查　内膜的组织学检查为诊断的最后依据。内膜的获得有活体采取和刮宫两种方式，活体采取简便而创伤较少，阳性率较高，为88.4%。由于活检只能反应部分内膜情况，故阴性时不能排除癌瘤存在，需行全面刮宫。为了弄清病变是否累及颈管，采取"分段刮宫"，即先刮取宫颈管组织，再探宫腔、必要时扩宫颈，后刮取宫体及宫底组织，标明刮出组织部位，分别送病理检查，以免互相污染或混淆。利用活检与刮宫相结合的方法，阳性率达94.0%。

（3）宫腔镜检　在过去的20余年里，宫腔镜检查及操作得到了广泛的应用，对于宫内膜病变的诊断尤有帮助。子宫内膜癌可以在镜下表现息肉型、结节型、乳头型、溃疡型和弥散型，镜下对可疑部位的活检则能确定诊断，避免了常规诊刮的误漏。操作应细心，以防引起内膜癌的扩散。

（4）影像学检查　术前应用阴道 B 超声检查，以预测癌瘤浸润肌层的深度。有报道肌层浸润≥33%者，阴道超声显示率达100%。术前超声检查判断有否深肌层浸润与术后病理诊断符合率为92%；CT及 MRI：主要用于观察宫腔、宫颈病变、特别是肌层浸润的深度及淋巴结转移等。但直径小于2cm 的淋巴结难以确认。

（5）淋巴造影　用以术前发现淋巴转移。子宫内膜癌的淋巴结转移越来越受到重视和认识，根据其淋巴引流和转移途径，癌细胞可直接到达骶前和腹主动脉旁淋巴结，也可经圆韧带转移至腹股沟淋巴结。如肿瘤已侵犯子宫颈管，则其转移途径和原发宫颈癌一样，在侵入淋巴结后，向髂淋巴结扩散。淋巴结转移率随期别增加而升高，但即使在早期亦有相当转移率。目前淋巴造影应用较少。

（6）肿瘤标志物　子宫内膜癌无特异敏感之标志物，近年发现子宫内膜癌患者血清 CA125 水平可升高，但阳性范围较大，11% ~ 90%，CA125 因腺体成分而存在，肿瘤因腺体减少而使 CA125 不高。部分患者 CEA、CA19-9 可有轻度升高。

四、治疗方案及原则

子宫内膜癌的治疗以手术、放疗及二者综合治疗为主，对某些患者如晚期、盆腔外转移及复发者可用化疗和激素治疗。

（一）治疗原则

1. 子宫不大、宫腔不深、颈管未受累、细胞分化好，可行手术治疗。术后子宫深肌层受累者加体外照射。

2. 子宫不大、宫腔不深、颈管未受累，但细胞分化差者，采用手术与放疗综合治疗。

3. 子宫外侵犯，而病变局限盆腔者，采用手术加放疗；超出盆腔外者，采用放疗与化疗综合治疗，对受体阳性者加用孕酮治疗。

4. 主动脉旁淋巴结转移可切除或辅加主动脉旁区照射。

（二）治疗方案

1. 手术治疗

（1）全子宫双附件切除术　对子宫不大、宫腔不深、无颈管受侵、病理类型为腺癌 G_1 或 G_2，B 超、CT、MRI 无肌层侵润表现者，可行全子宫双附件切除术或扩大的全子宫双附件切除术，术中探查时对可疑的盆腹腔淋巴结行淋巴结取样术。

（2）子宫广泛切除加盆腔淋巴结清扫术或行淋巴结取样术　对子宫增大、宫腔较深、颈管受侵或无此情况，但病理类型为腺癌 G_2、G_3、腺鳞癌、透明细胞癌、乳头状浆液性腺癌或 B 超、CT、MRI 提示肌层受累的病例也可考虑行此种术式。

2、放射治疗

（1）单纯放疗　常规单纯放疗多采用腔内加体外放疗并用。

1）体外照射　盆腔放疗一般先完成全盆腔野 D_T 30Gy，此时野下段中部开始挡铅，挡铅宽度 4cm，高度 8 ~ 10cm（挡铅高度依子宫体的大小可有所变动），再继续体外照射，D_T 15Gy，即总 D_T 45Gy。每日 D_T 量均约为 1.8 ~ 2.0Gy。同时开始腔内治疗。主动脉旁淋巴结区放疗可行多野交叉照射，组织量可达 60 ~ 70Gy，一般依据每周照射次数，即单次量的不同，可依其生物效应的改变，总组织量也应有所改变。

2）腔内治疗　目前我院采用两个参考点：

F 点：宫腔放射源顶端旁开子宫中轴 2.0cm。

A 点：宫腔放射源末端相当于宫口水平向上 2cm，旁开子宫中轴 2cm。

腔内治疗剂量应达到 F 点 45～50Gy，A 点 35～42Gy，即每周 1 次，每次 F 点 6～8Gy，分 6～8 次进行，同时要适当补充阴道腔内照射，以减少阴道复发。

（2）手术合并放疗

1）术后放疗　用于手术病理分期后具有复发高危因素者的辅助治疗或手术切除范围不足或切缘不净者的补充治疗。一般在术后 10～14 天即开始治疗，延误时间则影响疗效。

剂量：全盆体外照射，组织量一般为 45Gy（个别病例可根据情况，针对具体病灶缩野可达 50Gy，野面积过大时需慎重），每日 1.8～2.0Gy。需采用术后阴道腔内放疗者，可在术后约 2 周时开始（即阴道伤口基本愈合后），每次单次量为阴道黏膜下 0.5cm 处 6～7Gy，3～4 次完成。不以 A 点为参考点，防止膀胱、直肠受量过大。

2）术前放疗　① 因宫体过大或病期晚，手术不宜切除者，可依据情况，采用适当的术前放疗，在合适的时机进行手术切除，再依术后情况增加不同方式的术后放疗。剂量也应依治疗的不同目的和方式而定；② 一般多不主张采用手术前常规放射治疗，因疗程过长对患者不利，并且使一些不需要放疗的患者，采用了放疗＋手术的双重治疗，增加了并发症的发生率。

3. 手术后复发　依据不同情况决定，如复发在盆腔及腹主动脉旁，无法手术者可行体外放射治疗，方法及剂量如上述。孤立病灶可依具体情况采用体外调强放疗。

复发转移病例依照情况也可行化疗及激素治疗。

（李晓光　于国瑞）

第八章　乳腺癌术后放疗常规

一、概述

乳腺癌是女性最常见的恶性肿瘤之一，乳腺癌死亡占女性肿瘤死因的第二位。乳腺癌的发病率随着年龄的增长而增高，在绝经前，增高幅度较大，绝经后增高幅度变小。由于月经初潮年龄降低、第一次生育年龄增高，以及选择不育妇女增多等原因，乳腺癌的发病率呈上升趋势。

二、解剖学，局部侵犯，淋巴及血行转移

（一）解剖

乳腺附着于胸大肌筋膜表面，一般位于第 2～6 前肋之间，内界为胸骨缘，外界达腋前线。其外上极可延伸至腋窝，形成乳腺的腋尾部。乳腺实质由腺泡及乳管、乳腺小叶所组成。乳腺间质有丰富的血管淋巴网。

（二）局部侵犯

肿瘤局部可直接侵犯乳腺皮肤、胸肌筋膜、胸大肌、胸小肌和胸壁。

（三）淋巴引流

腋窝淋巴结：Ⅰ组：胸小肌下缘以下的淋巴结；Ⅱ组：胸小肌上、下缘之间的淋巴结；Ⅲ组：胸小肌上缘上方的淋巴结，亦即通常所指的腋顶或锁骨下淋巴结。

内乳淋巴结：位于内乳动、静脉周围，在胸骨缘外侧 1～2 cm 处，以第 1～3 肋间最多见。

锁骨上淋巴结：在颈内静脉与锁骨下静脉汇合处附近的淋巴结好发转移。

（四）血行转移

很多见，常见的部位有肺、胸膜、骨、脑、眼睛、肝、卵巢、肾

上腺和脑下垂体等。

三、分期

原发灶（T）

T_0：无原发肿瘤

T_{is}：原位癌

T_1：≤2cm

T_2：>2cm 且≤5cm

T_3：>5cm

T_4：肿瘤大小不限，直接侵犯胸壁或皮肤

区域淋巴结（N）

临床分期

N_0：无区域淋巴转移

N_1：转移到同侧一个或多个可活动的腋窝淋巴结

N_2：同侧腋窝淋巴结转移彼此固定、融合或与其他组织固定融合；或临床上（影像或体检）同侧内乳淋巴结转移但无腋窝淋巴结转移

N_3：同侧锁骨下淋巴结转移；或临床上同侧内乳淋巴结转移伴腋窝淋巴结转移；或同侧锁骨上淋巴结转移伴或不伴腋窝淋巴结转移或内乳淋巴结转移

病理分期

pN_X：区域淋巴结不能评估（如已经切除，或未切除送病理检查）

pN_0：无区域淋巴结转移，未做单个肿瘤细胞（ITC）的检查

pN_1：1~3个腋窝淋巴结转移，和/或前哨淋巴结清扫发现内乳淋巴结显微镜下转移而临床上阴性

pN_2：4~9个腋窝淋巴结转移，或临床上同侧内乳淋巴结转移但无腋窝淋巴结转移

pN_3：10个或10个以上腋窝淋巴结转移，或锁骨下淋巴结转移；或临床上同侧内乳淋巴结转移伴1个或1个以上腋窝淋巴结转移；或3个以上腋窝淋巴结转移伴临床阴性而显微镜下阳性的内乳淋巴结转移；或同侧锁骨上淋巴结转移

远地转移（M）

M_0：无远地转移

M_1：远地转移

分期（TNM）

0 期：$T_{is} \sim T_1 N_0 M_0$

ⅡA 期：$T_0 \sim T_1 N_1 M_0$，$T_2 N_0 M_0$

ⅡB 期：$T_2 N_1 M_0$，$T_3 N_0 M_0$

ⅢA 期：$T_0 \sim T_3 N_2 M_0$，$T_3 N_1 M_0$

ⅢB 期：T_4 任何 N M_0

ⅢC 期：任何 T N_3 M_0

Ⅳ期：任何 T 任何 N M_0

四、病理分类

1. 非浸润性癌

（1）导管内癌　实体型，粉刺样型，筛状型，低乳头型。

（2）小叶原位癌。

2. 早期浸润性癌

（1）导管内癌伴有早期浸润。

（2）小叶癌早期浸润。

3. 浸润性癌

（1）浸润性非特殊型癌

1）浸润性导管癌。

2）浸润性小叶癌。

（2）浸润性特殊型癌。

五、临床表现

多数患者乳腺有可扪及的肿块；或没有肿块，仅在钼靶 X 线片上有肿瘤表现。局部晚期病变可有乳头内陷、乳腺皮肤水肿、溃疡、出血、疼痛、腋窝肿块。

六、分期检查

1. 全面体格检查　特别注意检查乳房内肿块的部位、大小、活动度，乳腺皮肤有无受侵，皮肤有无红、肿。两侧腋窝及锁骨上区有无肿大淋巴结，及淋巴结的数目、大小、部位，有无固定或融合。

2．实验室检查 血常规，肝、肾功能。

3．X射线检查 双侧乳腺平片，胸部X线片等。

4．其他检查 乳腺和淋巴结区域B超，按病变情况作骨放射性核素扫描，肝脏超声或CT扫描，胸部CT，脑CT扫描或MRI等检查。

5．病理学或细胞学检查 肿块细针吸活检；空心针穿刺活检，可获得组织学诊断。

七、诊断及分期

已经手术的患者，采用病理分期（P）；手术前做新辅助化疗的患者，采用临床分期（C）。

八、适应证及治疗原则

1．乳腺癌根治术或改良根治术后辅助放疗

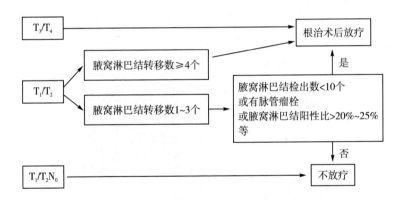

照射部位：胸壁和锁骨上下淋巴结区域：所有患者；腋窝：腋窝淋巴结未清扫或清扫不彻底的患者；内乳：不做常规放疗。

照射剂量：50Gy/5周，每日2Gy/F。

2．乳腺癌保乳术后放疗 所有保乳手术患者，包括浸润性癌、原位癌早期浸润和原位癌的患者，均应予术后放疗。但对于年龄≥70岁，$T_1N_0M_0$，且ER阳性的患者可考虑术后单纯内分泌治疗，不做术后放疗。

照射部位：全乳腺：所有患者；锁骨上下区：T_3、T_4患者或腋窝淋巴结转移数≥4个的患者；腋窝：腋窝淋巴结未清扫或前哨淋巴结活检阳性未做腋窝清扫的患者；内乳：不做常规放疗。

照射剂量：全乳腺 D_T 50Gy/5w，2Gy/次/天；浸润性癌、手术切缘阴性的患者，乳腺瘤床补量 D_T 10~16Gy/1~1.5w，每日 2Gy/F。浸润性癌、手术切缘阳性的患者，乳腺瘤床补量 D_T 16~20Gy/1.5~2w，每日 2Gy/F。导管内癌无需瘤床补量；锁骨上下区和腋窝预防照射 D_T 50Gy/5w，每日 2Gy/F。

九、放射治疗

（一）乳腺癌根治术或改良根治术后辅助放疗

1. 定位

（1）锁骨上下野　患者仰卧，头垫软枕，肩垫 15°板，铅丝标出内界。模拟机透视下单用一个前野照射。照射野的上界达环状软骨水平；下界在第一前肋骨端水平（锁骨头下缘）；内界位于胸锁乳突肌内缘内 0.5~1cm；外界在肩关节（肱骨头）内侧。

如用 X 线照射，源皮距 100cm，机架角向健侧偏 15°，以保护气管、食管及脊髓。模拟机下摄定位片 1 张，勾画放疗范围，做整体铅块。并打印定位图（图 8-1-1）。

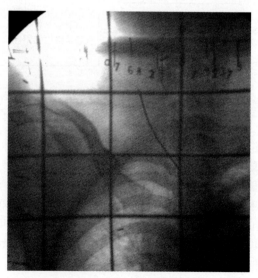

图 8-1-1　锁骨上下野

X 线照射，机架角向健侧偏 15°。

如用电子线照射，机架角为0°，留定位图（图8-1-2）。

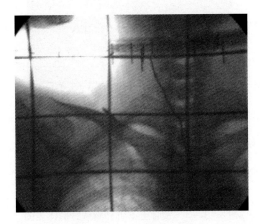

图8-1-2　锁骨上下野

电子线照射，机架角0°。

（2）胸壁野

1）电子线照射　适用于胸壁厚度均匀患者。相同体位下，患者患侧肩背部垫15°斜板，身体向健侧倾，使患侧胸壁尽量水平，在治疗床上画出胸壁照射野的边界。上界与锁骨上下野的下界共线；下界相当于对侧乳腺皱襞下2cm水平；内界为体中线；外界为腋中线或腋后线。包全手术瘢痕和引流口。

2）X线照射　适用于胸壁较厚且厚薄不均匀的患者。定位时患者仰卧于乳腺托架上，定位过程与保乳术后全乳腺切线野照射相同。为了与锁骨上下野衔接，采用Y轴半野照射技术，照射野的中心置于锁骨头下缘水平。

定位后，用皮肤墨水描记照射野，用数码照相机拍照留图（图8-1-3）。送患者到模室做电子线铅模。

2. 治疗计划设计　填写放疗计划单：

锁骨上下野用6MV-X线，皮下3cm处计算剂量，$D_T50Gy/5w$，每日2Gy/F。或选择12 MeV电子线，或6MV-X线和12 MeV电子线混合照射。

胸壁野：根据胸壁厚度选择合适能量的电子线，表面垫0.5～

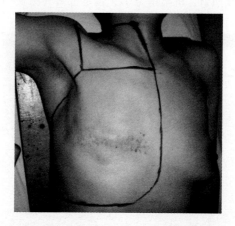

图 8 - 1 - 3   锁骨上下野和胸壁野的体表图

1.0cm 厚的硅胶至 20～30Gy，然后去硅胶照射至 50Gy。或切线野用 6MV-X 线，根据物理师完成的二维治疗计划，填写治疗时照射野角度、楔形板度数和机器跳数等。治疗时同样需要在胸壁表面垫 0.5 厚的硅胶至 20～30Gy，然后去硅胶照射至 50Gy。有胸壁受侵的 T_4 患者，可以根据胸壁皮肤反应情况，适当增加垫硅胶的剂量如 40Gy。

3. 计划评价，确认及报告签字　上级医生复核放疗计划单，并签字。

4. 模拟机校位　做整体铅块的患者，因为照射野已标记在皮肤上，可以不对模板。

5. 治疗（加速器）验证　第一次治疗时，主管医师参与摆位，保证治疗的准确进行，无需拍摄射野验证片。

6. 放射治疗实施　治疗中，医师每周检查患者，并核查放疗单，监测血象，注意预防和处理皮肤反应。

（二）乳腺癌保乳术放疗

定位前拍摄双乳腺照片留档（包括双乳腺正面照，双手插腰；患侧乳腺近照：斜 45°，双上肢置于头上）（图 8 - 1 - 4）。

1. 常规放疗

（1）定位　患者仰卧于乳腺托架上，调整托架板高度，使胸壁走

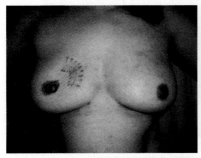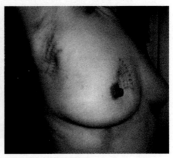

图 8 - 1 - 4　放疗前乳腺照片（正位和斜位）

行与模拟定位机床面平行，患侧上臂外展 90°，手握立柱。健侧上肢置体侧。在胸壁皮肤上有铅丝标记出上界、下界和内、外切野的后界位置，上界在锁骨头下缘，下界在乳房皱襞下 2cm，内切野的后界在体中线，外切野的后界在腋中线。然后在机架角为 0 度时，把照射野的中心放在由这 4 条线组成的方框的中心（图 8 - 1 - 5）。

确定内切野的入射角时，转动机架、调整床的高度，使内切野的后界与外切野的后界铅丝重叠，照射野的宽度以前界超出乳腺的轮廓 1～2cm 和后界为射野中心轴上肺组织厚度在 2～3cm 为宜。这时的机架角即为内切野的入射角。记录机架角度，并在患者的体表上描记内切野的后界、上界和下界。并使铅丝与此时内界野的后界走行一致。

定外切野的入射角时重复上述过程即可。打印定位图（肺窗和软组织窗各 1 张）（图 8 - 1 - 6）。最后把机头转至零位，读取升床的距离，在患者体表描记中心。

在照射野中心层取体表轮廓，用治疗计划系统作二维治疗计划。于定位结束时记录乳腺托架数据。

需要锁骨上下区照射的患者，定位时采用 Y 轴半野技术。照射野中心置于锁骨上下野和全乳腺切线野的分界处（锁骨头下缘水平）。锁骨上下野用源皮距 100cm，向健侧给 15°角，避开脊髓，内界沿胸锁乳突肌内缘，拍摄定位片，做整体铅块（图 8 - 1 - 7）。这时，保证乳腺切线野的小机头为 0。乳腺切线野在射野中心层和乳头层取体表

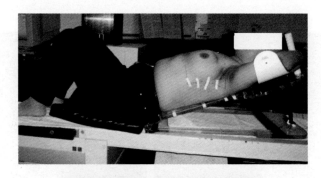

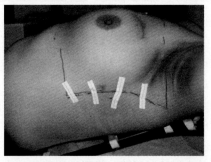

图 8 - 1 - 5 乳腺切线野患者体位和内外切野贴铅丝

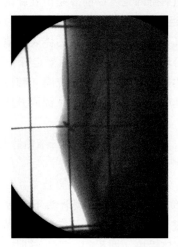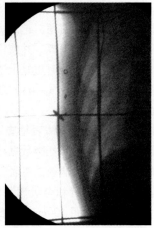

图 8 - 1 - 6 乳腺切线野定位图

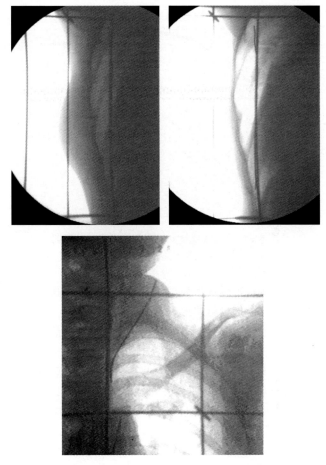

图 8 - 1 - 7　半野技术照射的乳腺切线野和锁骨上下野定位图

轮廓，做二维放疗计划。

（2）治疗计划设计　把定位时描记的体表轮廓和照射野角度、照射野大小、升床高度和处方剂量交由剂量师做放疗计划。由剂量师选择合适的楔形板角度和内外切野的剂量比，用 6MV-X 线，使 95% 的等剂量线包全乳腺（图 8 - 1 - 8）。

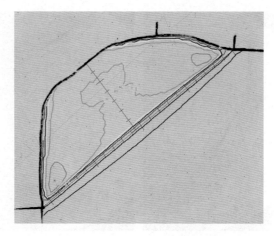

图 8 - 1 - 8　常规计划乳腺切线野剂量分布图
黄线为 95% 等剂量线。

锁骨上下野的机器跳数由剂量师根据定位片上勾画的照射野和处方剂量来计算，处方剂量给在皮下 3cm 深处。

（3）计划评价，确认及报告签字　上级医师复核放疗计划单，并签字。

（4）模拟机校位　无需对模板（做心、肺挡块的患者除外）。

（5）治疗（加速器）验证　第一次治疗时，主管医师和放射技师共同参与摆位，保证治疗的准确进行。在有 EPID 的加速器，拍摄验证片。

（6）放射治疗实施　治疗中，医师每周检查患者，并核查放疗单，监测血象，对皮肤反应给予预防和对症处理。

2. 三维适形调强放疗（多用于保乳手术患者）

（1）定位　患者仰卧于乳腺托架上，对于乳腺较大的患者或需要单前野照射锁骨上下区的患者，可调整托架板高度，使乳腺垂向脚方向及锁骨上下区与床面平行。对于其他患者，托架板高度可以为零。双侧上臂外展 90°以上，手握立柱。

体检标出乳腺范围，并贴铅丝标记。手术瘢痕处也贴铅丝标记。

选取摆位中心，一般为乳头层、体中线和腋中线交汇处，用激光灯显示并在体表上描记3个"十"字，然后用把3个不透光铅点贴在3个"十"字的中心。

进行模拟CT扫描，扫描范围从颏下到膈下5cm，层间距5mm。

在患者头方向拍摄摆位照片（图8－1－9）。

记录乳腺托架数据。

将定位CT图像传输到计划系统工作站，登记确认。

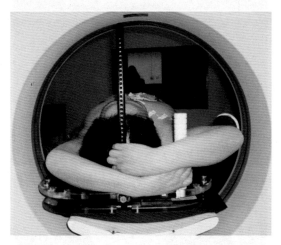

图8－1－9 乳腺三维适形调强放疗患者体位图

（2）治疗计划设计

1）靶区勾画

CTV：患侧乳腺、胸大肌筋膜。不包括皮肤、胸大小肌、肋骨和肋间肌（除非这些部位受侵）（图8－1－10）。

PTV：CTV外放，头脚方向1～1.5cm，胸骨、腋窝、肺方向外放0.5～1.0cm，皮肤方向不外放（限皮下0.5cm）（图8－1－10）。

正常器官：双肺，健侧乳腺，心脏。

2）剂量学要求

PTV：95% PTV 50Gy，$V_{55} < 5\%$，$V_{53.5} < 10\%$。

患侧肺：$V_{20} < 25\%$，平均剂量 < 15Gy。

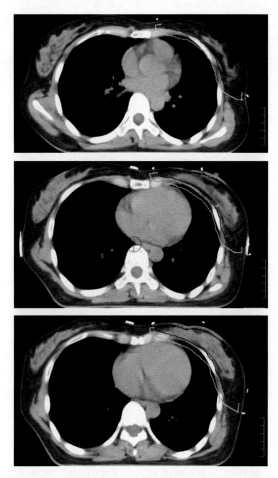

图 8 - 1 - 10　乳腺三维适形调强放疗患者的 CTV 和 PTV 勾画

　　双肺：$V_{20} < 20\%$。

　　心脏：$V_{30} < 10\%$，$V_{40} < 5\%$。

　　对侧乳腺：平均剂量 $< 1Gy$，最大剂量 $< 5Gy$。

　　上级医师确认靶区，填写放疗计划申请单（包括处方剂量和正常器官剂量要求），提交给剂量师，要求剂量师把治疗中心放在乳头层

（与定位时的摆位中心一致）。剂量师完成计划设计。

（3）计划评价，确认及报告签字　医师审核剂量分布和 DVH 图，确保计划达到临床剂量学要求，并予确认。

剂量师打印放疗计划，填写放疗计划剂量总结表，传输放疗计划到加速器治疗室。

剂量师、物理师和放疗医生在放疗计划上签字。

住院医师填写放疗计划单，上级医师签字。

（4）模拟机校位　患者在治疗体位下，CT 模拟机校位：根据计划要求，参考摆位中心，找到并在患者体表上标记治疗中心。把 3 个不透光铅点贴在治疗中心的 3 个"十"字的中心，做单层 CT 扫描。把扫描的 CT 图像与计划打印的治疗中心层 CT 图像进行比较，保证两者是在同一解剖层面。然后测量治疗中心与体表的距离，与治疗计划所得数据比较，保证误差在 1mm 以内。

用皮肤墨水描记定位中心和摆位中心（图 8 – 1 – 11）。

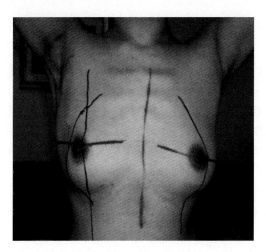

图 8 – 1 – 11　乳腺三维适形调强放疗摆位中心（红
线）和治疗中心（黑线）

（5）治疗（加速器）验证 第一次治疗时先根据摆位中心摆位，然后移至治疗中心，拍摄内切和外切适形野的验证片（图 8 - 1 - 12），与治疗计划打印的这两个照射野的 DRR 图像比较，保证误差在 3mm 内，开始治疗。以后每周拍摄一次验证片。

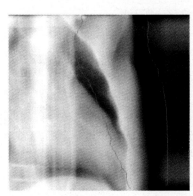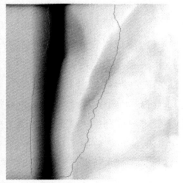

图 8 - 1 - 12 乳腺三维适形调强放疗验证片

红线勾画区域为照射野。

6）放射治疗实施 放疗过程中，每周检查患者和放疗单，监测血象，予对症处理。

全乳腺放疗 50Gy 后，乳腺瘤床补量。手术瘤床放置金属标记的患者，可在模拟机透视下，包全手术瘢痕和金属标记外放 1～1.5cm。未放置金属标记的患者，直接在患者体表上勾画，手术瘢痕外放 2～3cm。根据 B 超或模拟 CT 图像上所示瘤床处乳腺的厚度，选择合适能量的电子线（图 8 - 1 - 13）。

十、并发症

1. 早期 放射性皮炎，乳腺水肿疼痛，放射性肺炎，骨髓抑制，疲劳。

2. 晚期 同侧上肢水肿，臂丛神经炎，肋骨骨折，心脏病，第二实体肿瘤，乳腺纤维化。

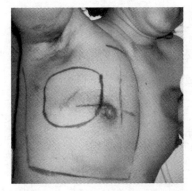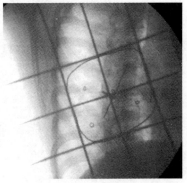

图 8 - 1 - 13　乳腺癌瘤床补量照射野的体表图和定位图
瘤床放置了 4 个金属标记。

十一、预后

1. 预后因素　分期，腋窝淋巴结状态，肿瘤大小，病理分级，脉管瘤栓，ER 和 PR 状态，手术切缘情况。

2. 10 年总生存率　0 期：95%～100%，Ⅰ期：80%～85%，Ⅱ期：70%～80%，Ⅲ期：40%～60%，Ⅳ期：10%～20%。

（王淑莲　佘子豪）

第九章　中枢神经系统

第一节　胶　质　瘤

一、概述

星形胶质细胞瘤是最常见的脑肿瘤，主要包括；①星形细胞瘤（astrocytic tumors）（低度恶性）；②恶性星形细胞瘤（间变性星形细胞瘤）；③胶质母细胞瘤。临床常将间变性星形细胞瘤和胶质母细胞瘤统称为恶性胶质瘤。星形细胞瘤在神经上皮性肿瘤中最常见，占47%，占颅内肿瘤13%~26%。恶性星形细胞瘤在成人多见，老年人以胶质母细胞瘤多见；常发生大脑半球。低度恶性星形细胞瘤在青少年儿童多见，很少发生在50岁以后，以后颅窝较常见。低度恶性星形细胞瘤至少50%最终转变为高度恶性胶质瘤。手术作为首选，术后放疗对绝大多数脑胶质瘤能提高肿瘤局部控制率并已成常规治疗。

二、病理类型，局部侵犯，播散转移

目前临床多根据 WHO 病理分级，分为低度恶性星形细胞瘤，恶性星形细胞瘤（或称间变性星形细胞瘤），多形胶质母细胞瘤。少突胶质细胞瘤和混合胶质细胞瘤按其或所含的星形细胞瘤分化程度划分为低度恶性或间变性胶质瘤。

恶性胶质瘤具有多形性、核分裂多见、血管增生、坏死四大特征。好发于大脑半球白质内，浸润性生长，可侵及2个叶，甚至经胼胝体侵及对侧半球，边界不清，周围水肿明显。10%在晚期经脑脊液播散，个别出现中枢神经系统外转移。

低度恶性星形细胞瘤是一种分化好的肿瘤，但多数呈浸润性生长。按 WHO 分级法，大多数低度恶性星形细胞瘤分为2级，毛细胞性星形细胞瘤分为1级，很少向恶性转变。纤维型最为常见，纤维型

和原浆型被归类为"标准的"星形细胞瘤，预后相似，其中至少50%转变为间变性（恶性）星形细胞瘤。肥胖细胞型通常转变成间变星形细胞瘤，生长活跃。低度恶性星形细胞瘤通常在病理形态极为相似的情况下，他们的生物学行为和预后相差较大。

三、临床表现

1. 占位效应 恶性胶质瘤恶性程度高，生长快，占位效应明显并引起颅内压增高，头痛为最常见症状，如肿瘤伴有坏死出血或囊变则症状加剧，出现呕吐和视神经乳头水肿等。低度恶性星形细胞瘤表现为渐进性头痛、呕吐等占位症状。

2. 局部功能障碍 恶性胶质瘤根据肿瘤所在部位不同而引起相应局部神经功能障碍表现。低度恶性星形细胞瘤可有肌力下降，视力和感觉丧失，语言障碍，性格改变，这些症状常在诊断确诊前数月或数年出现。

3. 癫痫 20%～60%的小脑幕上的恶性胶质瘤出现癫痫，肿瘤位于脑表面者易发生。1/3患者癫痫为首发症状。额叶病变多为大发作，中央区及顶叶多为局灶性发作，颞叶病变则为精神运动性发作。低度恶性星形细胞瘤，2/3的患者发生癫痫，多为年轻患者，但多以精神运动性发作常见。有癫痫症状者常伴有较好的生存期。

四、检查

（一）临床检查

1. 一般项目 行为状况评价（KPS）、体重、身高、视力、生命体征的测定，心、肺、肝、脾、骨（略）及神经系统。

2. 神经系统专科检查 神志，应答，思维、表情、体位、步态、五官功能、伤口愈合状态、一般感觉和本体感觉，（根据具体情况查精细触觉和实体觉），四肢肌力，精细动作、病理反射等。

3. 放疗前准备 术后放疗前复查脑MRI，检查电解质、肝、肾功能、心电图等。

（二）影像学检查

CT和MRI是广泛用于诊断中枢神经系统病变的重要方法。MRI优于CT。

主要根据脑MRI检查，并结合临床症状作出诊断。恶性星形细胞瘤 MRI 显示增强信号强, 水肿范围大, 重, 边缘不清; 低度恶性星形细胞瘤 MRI 显示增强信号弱, 水肿范围小, 轻, 边缘清楚。

五、诊断

1. 病理诊断 术后病理诊断明确。

2. 影像学诊断 手术前、手术后/放疗前的系列磁共振片。

3. 临床检查 病史采集, 结合症状体征不难作出正确诊断。

六、治疗原则

1. 首选手术 明确病理诊断, 在确保安全情况下尽可能切除肿瘤, 以缓解颅内高压。若位于功能区或肿瘤过大, 过中线、部位深且手术切除困难, 部分切除同时行外减压术, 有利术后放射治疗的实施。

2. 放射治疗 详见后文。

3. 立体定向放射治疗 (stereotactic radiotherapy, SRT) SRT 是治疗手术不能切除、术后放疗后病变残存和复发脑胶质瘤的一种局部治疗有效手段, 合理选择病例能获比较满意疗效。

4. 化疗 BCNU、CCNU、PCNU 化疗药物作为辅助治疗或与放疗联合应用都是有效的。有报道替莫唑胺 (temozolomide) 等对恶性胶质瘤能提高治疗疗效。

七、放射治疗

高分级胶质瘤 (WHO Ⅲ ~ Ⅳ级) 术后放疗已成常规, 无论手术有、无残留, 术后均应辅以放疗; 若不能手术或患者拒绝手术, 也可作单纯放疗; 放射治疗也可作为复发的挽救性治疗措施。

少突胶质细胞瘤和混合胶质细胞瘤按其为低度恶性或间变性胶质瘤归类并遵循本章治疗原则。

低分级胶质瘤 多数资料显示术后放疗对未完全切除的是有利的。目前临床是否作术后放疗遵循以下原则: ①儿童毛细胞型星形细胞瘤完全切除可不放疗; ②成人低度恶性星形细胞瘤全切术后, 多数学者主张放疗; ③完全切除和近全切除的毛细胞星形细胞瘤或 Ⅰ 级星形细胞瘤不作术后放疗; ④次全切除术后或活检术后就立即开始放疗; 有学者认为次全切除术也可密切随诊, 若肿瘤进展应接受术后放疗。

治疗技术：常规外放疗、三维适形放射治疗和调强放射治疗。

（一）常规放射治疗

在不具备三维适形和调强放射治疗条件时，常规放疗仍是应选择的放疗方法。当病变广泛，累及两侧大脑可选用左右平行对穿照射野外，一般主张保护一侧正常结构，采用一侧野＋顶野、一侧野＋后野或一侧野＋前野，加用楔形板技术治疗一侧脑部病变，而三野照射技术常用于中线部位肿瘤。放疗靶区设定基本同上所述。放射治疗剂量：常规分割 D_T 60Gy/30F/6w。D_T 50Gy 后将 PTV 缩小至 GTV＋1cm。参见本科头颈部肿瘤放射治疗图谱。

（二）三维适形放疗和调强放射治疗

有条件首选三维适形放射治疗和调强放射治疗。但如设 3 野剂量分布能符合临床要求是最为经济实惠的选择。三维适形和调强放射治疗计划一般要求：选用 6MV X 照射，95％的等剂量线涵盖 PTV。在肿瘤邻近脑干、垂体、视交叉等重要结构时，则依据重要器官耐受剂量的原则确定靶区。重要器官受量：脑干（若超量体积小于1ml）、视交叉限量低于 54Gy（常规分割）。垂体限量低于 50Gy。

1. 高分级脑胶质瘤靶区

（1）定义

靶区命名	定义	说明
GTV	残存肿瘤	增强 MRI 或结合所有获得的影像资料可见的肿瘤
GTVtb	瘤床/术腔	结合术前术后的增强 MRI 影像或所有可获得的影像资料
CTV1	GTV/GTVtb＋1.5～2.0cm	肿瘤体积过大时，应适当缩小
PTV1	CTV1＋0.3cm	在临近脑干等要害器官时，应以脑干权重大于靶区为原则
CTV2	GTV/GTVtb＋2.0～2.5cm	肿瘤体积过大时，应适当缩小
PTV2	CTV2＋0.3cm	
PGTV	GTV＋0.3～0.5cm	
PGTVtb	GTVtb＋0.3～0.5cm	

（2）剂量处方

靶区	剂量处方			说明
	总剂量（Gy）	分次剂量（Gy）	总次数	
PGTV	64.2	2.14	30	
PGTVtb	64.2	2.14	30	
PTV1	60.0	2.0	30	
PTV2	54.0	1.8	30	

此剂量处方适用于剂量处方由一个计划完成的病例。

（3）计划实施方法 一般情况下，处方剂量由一个计划完成。如肿瘤临近脑干等要害器官或肿瘤体积 $>100cm^3$ 时，根据具体情况可考虑分为两步完成处方剂量。具体要求如下：

1）一个计划 处方剂量要求见上表。

2）二阶段计划 下述①表示第一阶段计划，②表示第二阶段计划。

①PGTV/PGTVtb = 53.5Gy/25F（2.14Gy/F）
②PGTV/PGTVtb = 10.7Gy/5F $\Big\}$ 64.2Gy/2.14Gy/30F

①PTV1 = 50.0Gy/25F（2.0Gy/F）
②PTV1 = 10.0Gy/5F $\Big\}$ 60.0Gy/2.0Gy/30F

①PTV2 = 45.0Gy/25F（1.8Gy/F）

2. 低分级脑胶质瘤靶区

（1）定义

靶区命名	定 义	说 明
GTV	残存肿瘤	增强 MRI 或结合所有获得的影像资料可见的肿瘤
PGTV	GTV + 0.3 ~ 0.5cm	在临近脑干等要害器官时，应以脑干权重大于靶区为原则
GTVtb	瘤床/术腔	
PGTVtb	GTVtb + 0.3 ~ 0.5cm	
CTV	GTV/GTVtb + 1 ~ 1.5cm	I 级：外放 1cm，II 级：外放 1.5cm
PTV	CTV + 0.3 ~ 0.5cm	在临近脑干等要害器官时，应以脑干权重大于靶区为原则

（2）低分级脑胶质瘤剂量处方 一般情况下，处方剂量由一个计划完成。如肿瘤临近脑干等要害器官或肿瘤体积 > 100cm^3 时，根据具体情况可以分为两个计划完成剂量处方。

靶区	剂量处方			说明
	总剂量（Gy）	分次剂量（Gy）	总次数	
PGTV	55.64 ~ 59.92	2.14	26 ~ 28	
PTV（有肿瘤残存时）	46.8 ~ 50.96	1.8	26 ~ 28	
PGTVtb	50 ~ 54	2	25 ~ 27	
PTV（无肿瘤残存时）	45 ~ 48.6	1.8	25 ~ 27	

此剂量处方适用于剂量处方由一个计划完成的病例。

（3）计划实施方法 一般情况下，处方剂量由一个计划完成。如肿瘤临近脑干等要害器官或肿瘤体积 > 100cm^3 时，根据具体情况可考虑分为两步完成处方剂量。具体要求如下：

1）一个计划 处方剂量要求见上表。

2）二阶段计划 如需要分步完成治疗计划，建议在 PTV45Gy 后，进行 PGTV 推量，具体实施方法如下：①表示第一阶段计划，②表示第二阶段计划。

$$
\left.\begin{array}{ll}
①PGTV = 50Gy/25F & (2.0Gy/F) \\
②PGTV = /6 \sim 10Gy/3 \sim 5F & (2.0Gy/F)
\end{array}\right\} \quad 56 \sim 60Gy/28 \sim 30F
$$
$$
①PTV = 45Gy/25F \quad (1.8Gy/F)
$$

$$
\left.\begin{array}{ll}
①PGTVtb = 50Gy/25F & (2.0Gy/F) \\
②PGTVtb = /0 \sim 4Gy/0 \sim 2F & (2.0Gy/F)
\end{array}\right\} \quad 50 \sim 54Gy/25 \sim 27F
$$
$$
①PTV = 45Gy/25F \quad (1.8Gy/F)
$$

八、中枢神经系统放疗毒性反应

（一）放射治疗急性毒性反应

1. 放疗中病情恶化，如脑水肿或肿瘤进展、感染、糖尿病血糖控制不稳定等。

2. 恶心、呕吐、疲劳、乏力。

3. 脱发、放射性皮炎、放射性中耳炎或外耳炎。

（二）放射性亚急性毒性反应

一般发生在放疗后 6~12 周。

1. 嗜睡、或神经系统症状恶化。

2. 影像学检查显示恶化，如为恶性胶质瘤疑为病变进展的早期阶段，此期间采用 PET、SPECT、PET/CT 和 MRI 能帮助诊断，增加激素用量 4~8 周后重复影像学检查。

（三）放射性晚期毒性反应

1. 局部损伤、坏死出现、视神经炎、垂体功能低下。

2. 神经精神病，认知、识别能力障碍，症状轻重与损伤的程度、照射体积、分割方式、剂量、年龄有关。

3. 脑白质病　在脑部放疗与 MTX 治疗同时进行者和老年患者易发生此病。

九、放疗中的临床处理和疗后随诊

（一）疗中放射反应的处理

如有颅压高症状和体征，放疗前先降颅内压。20% 甘露醇、甘油果糖、甘油盐水合剂等根据病情选择。有高血压糖尿病使用地塞米松、甘露醇时注意检测血糖、血压。使用脱水剂时注意补钾。

（二）放疗后注意事项

放疗后3个月复查，3年内3~6个月1次，3年后每年1次。临床检查神经精神症状体征，脑 MRI 等，肿瘤位于视通路的患者定期作 VEP、视力、视野和眼视神经纤维相等检查，以监测视功能变化以便给予临床处理。

十、疗效及影响预后的因素

1. 患者相关因素如行为状态评分（KPS），年龄等影响预后。

2. 疾病相关因素如病理类型、原发肿瘤的体积等是影响预后的因素。

3. 治疗相关因素如手术切除体积、放疗的方式（常规放疗，三维适形放疗，调强放疗）、总剂量、化疗与否等均对预后有影响。

高分级胶质瘤患者手术＋放疗/辅以化疗，中位生存9.4~14.6个月。低分级胶质瘤患者手术＋放疗，5年生存率50%~79%，10年生存率30%~67%。此外年轻，良好的一般状况，完全切除或切除越完全，毛细胞性星形细胞瘤和细胞增殖不活跃者，预后良好。低级别胶质瘤患者的预后与年龄、临床表现、肿瘤体积大小有关。

（肖建平）

第二节　脑 干 肿 瘤

脑干肿瘤占成人脑瘤不到2%，在脑干肿瘤患者中成人占1/3，儿童占2/3。病变多局限，低度恶性，侵及丘脑或中脑，临床症状进展缓慢；而浸润性脑干胶质瘤几乎全部在3年内诊断。

一、临床特点

（一）局限型

占5%~10%，可见任何年龄。单侧神经损失，对侧半身瘫痪。病灶小2cm，边界清，无水肿，有囊肿成分。病理多为毛细胞性星形细胞瘤。

（二）外生型

占10%~20%，多见于3岁。出现颅内压升高，脑神经受损，常见肿瘤起于第四脑室底，无脑干组织受侵，多数增强明显。病理为毛细胞性星形细胞瘤。

（三）颈髓型

占 5%～10%，可见任何年龄。轻度脑神经受损，锥体束征，中枢性面瘫，交叉性麻痹。肿瘤发生在颈节，向上生长，膨胀向外生长，达第四脑室。病理多为星形细胞瘤，神经节细胞性神经胶质瘤。

（四）弥漫浸润型

占 75%～85%，中位年龄 7 岁。病程短，多为双侧脑神经受损。锥体束征，共济失调。MRI 增强扫描见脑干受侵范围扩大，高信号见 T 1 增强片，T 2 加权像为稍高信号影。

二、治疗

（一）手术

一般首选手术。局限型、囊肿型、外生型、颈髓型均采用手术切除。部分局限型外科难以切除。弥漫浸润型也难以切除。

（二）放疗

术后放疗适应证：

1. 对于外生型

（1）恶性病变或有恶变倾向病例。

（2）低度恶性脑干胶质瘤术后残存应给予放疗，但对毛细胞性星形细胞瘤术后残存也可观察，待肿瘤进展再放疗。

（3）对于术后复发的外生型病变患者，二次手术应予考虑，对于不能二次手术的提供放疗。

2. 弥漫型　手术意义不大，活检有必要。放疗为主要治疗手段。

放疗靶体积，肿瘤外缘外放 1cm。剂量 50～54Gy，疗后 70% 患者能获改善。

照射技术：主要有常规外放疗、三维适形放射治疗、调强放射治疗和立体定向放射治疗。立体定向放射治疗（SRT）或放射外科（SRS）能够在不增加肿瘤周围正常组织受照剂量的基础上增加靶区剂量，因而具有潜在的提高肿瘤局部控制率的可能性。立体定向放射治疗作为推量照射或对体积小、低度恶性脑干肿瘤的单纯治疗和挽救治疗都是可行的。

（三）预后

脑干弥漫浸润型患者预后差，较早出现恶化，不到 10% 的患者生存期能超过 2 年。

（肖建平）

第三节　垂　体　瘤

垂体瘤占中枢神经系统肿瘤 10% ~ 15%。1/3 的垂体瘤无分泌激素功能，2/3 的垂体瘤具有分泌激素的功能。垂体瘤有良性、侵袭性之分。90% 以上的垂体瘤为良性。

一、解剖病理

正常垂体位于颅底中央，蝶鞍上面的垂体窝。垂体由腺垂体（相当于前叶）和神经垂体（相当于后叶）组成。垂体瘤是发生在垂体前叶的肿瘤。垂体的位置：蝶鞍的两侧以海绵窦为界，垂体的前上方是视交叉。因此垂体瘤向上发展可压迫视交叉导致双颞侧偏盲和挤压丘脑下部而致视野缺损。垂体瘤向两侧侵袭可到海绵窦，其内有第Ⅱ、Ⅲ、Ⅳ、Ⅵ脑神经，向下至蝶窦，向上发展顶起垂体，少数病变若不受限制蔓延可侵袭颞叶、第三脑室和后颅窝。

有报道约高达 70% 的侵袭性垂体腺瘤在组织形态学方面具有良性垂体腺瘤特征，常规病理形态学很难区分非侵袭性和侵袭垂体腺瘤，根据光镜所观察到的细胞多形性、核异常、细胞不典型增生、坏死和核分裂均不能可靠判断垂体腺瘤属侵袭性或非侵袭性。

二、临床表现

（一）分泌激素功能活跃的垂体瘤

1. 泌乳素瘤　产生 PRL 过度分泌（PRL 大于 200μg/L），占垂体瘤 40%。在女性还表现月经失调、闭经、溢乳等征。男性则表现性欲、性功能减退，毛发减少，乳房发育，这类肿瘤以微小腺瘤多见，但大的泌乳素瘤则根据肿瘤占位可有头痛、视野受损、视力下降。

2. 促肾上腺皮质激素瘤　产生 ACTH 过度分泌，（正常值 20 ~ 30 μg/L）占垂体瘤 10%。还表现为库欣综合征：满月脸、水牛背、脂肪堆积、皮下紫纹、继发性高血压、电解质紊乱、性功能障碍等。此外，还伴有肿瘤局部压迫所引起相关症状。

3. 生长激素腺瘤　占垂体瘤 10%。以产生过量生长激素（GH）

为特征（GH＞20μg/L），除肿瘤占位所引起的相应症状外，若在青春期骨垢未闭合前表现为巨人症，成年后则为肢端肥大症，少数患者糖代谢不正常，生长激素水平越高，肿瘤越大，且侵袭性越大。

4. 甲状腺激素腺瘤　占垂体瘤1%。除肿瘤占位症状外，TSH、T_3、T_4均增高。临床出现甲亢表现、甲状腺肿大、心率快、基础代谢增高，严重则突眼，还伴有性功能减退和闭经、不育等。

（二）分泌激素功能不活跃的垂体瘤

主要表现肿瘤占位症状体征，随肿瘤增大，可导致垂体功能发育不全，头痛，视野缺损，海绵窦颅内神经受损症状，蝶鞍骨质破坏等。

三、诊断

结合临床症状、体征、血液中相关激素水平异常，MRI增强扫描做出诊断。对于大垂体瘤，普通X线颅侧位片就能做出诊断。而垂体微腺瘤则需MRI增强扫描。MRI三维扫描能清晰观察肿瘤所在位置及与周围结构的关系，并能观察肿瘤与视交叉的关系和距离。CT骨窗对观察是否伴有骨质破坏很有价值。

了解术前肿瘤范围和放疗前复查MRI增强扫描均很必要。对于经蝶窦入路显微手术，术后蝶窦内肿瘤残存和蝶窦内充填脂肪可经术后观察3个月左右得以区别。充填脂肪在一定时间内可吸收，从影像学上消失。

四、治疗

垂体瘤治疗的目的：在尽可能不导致垂体功能不足和不损伤周围正常结构的前提下：①去除和破坏肿瘤；②控制分泌功能；③恢复失去的功能。

（一）内分泌功能活跃的垂体瘤治疗

1. 显微外科手术切除　手术目的是全切或大部分切除肿瘤，解除肿瘤对脑组织及视神经和视交叉的压迫，根据肿瘤大小、肿瘤侵及范围和方向、肿瘤与周围结构的关系应选择不同的手术入路。目前临床主要采用经蝶入路和经颅入路。

2. 术后放射治疗已成常规，1.8Gy/次，总剂量D_T 45～50Gy，每周5次，术后放疗适应证　①持续的分泌功能过度的垂体瘤；②不完全切除；③复发再次手术的病例。

3. 单纯放疗　首选放疗仅适用于患者不能耐受手术或患者拒绝接受手术。

（二）内分泌功能不活跃的垂体瘤治疗

1. 手术仍为首选。减轻占位效应。

2. 术后尽快放疗，D_T 45 ~ 50Gy/25 ~ 28F/5 ~ 6w。

（三）结果

功能性垂体瘤，经放射治疗后局部控制率80% ~ 90%，生长激素垂体腺瘤，3/4 在疗后数月至一年显效。垂体泌乳素瘤 1/3 在疗后数年显效。非功能性垂体瘤经放射治疗后局部控制率80% ~ 90%，但50% 放射治疗后垂体功能不足，外放疗对激素水平的影响程度依次为：促甲状腺素 > 生长激素 > 促肾上腺皮质激素。

（四）放疗技术

1. 常规放疗　采用^{60}Co 机、直线加速器。常用方法：一前加两侧野的三野照射技术。参考术前和术后 MRI。一般设 5cm × 5cm 野，在肿瘤边界外放 1cm。少数大的肿瘤则设较大的野。定位体位：使用斜架面罩固定，将头置于眉弓下缘至外耳孔连线与床面垂直的位置，经前额、两侧颞叶入射，对于肿瘤主要位于蝶窦或蝶窦有残留肿瘤的病例，可选择下列定位体位：使用面罩固定仪将头置于外眦与外耳孔连线与床面垂直的位置。两侧野将垂体窝和蝶窦包全，然后机头转至正前方，0°，前野经筛窦达蝶窦和垂体窝。设此野有一条件，即前野的左右经线不能大于5cm（即在患者两野平行前视时两侧角膜内缘之间的距离要等于或大于5cm，以确定角膜不在射野内），肿瘤横径大于 3 ~ 3.5cm 则不宜用此野。等中心照射，1.8 ~ 2.0Gy/F，总剂量45 ~ 50.4Gy/5w。

2. 三维适形或调强照射技术　对于较大的肿瘤，可采用多个固定野，每野使用整体适形挡块的技术照射，有条件者还可采用调强照射技术。95% 剂量线定为参考线，1.8Gy/次，总剂量45 ~ 50.4Gy/5w。

3. 立体定向放射治疗

（1）立体定向放射治疗　根据肿瘤体积选择相应直径准直器，非共面多弧旋转照射技术。但剂量仍为 1.8Gy ~ 2.0Gy/F，在 GTV 外放

2~3cm。90%剂量线作为参考线，总剂量45~50.4Gy/5w，从剂量曲线图来看，明显优于常规3野照射，适用于比较小的垂体瘤。由于SRT技术的优势－靶周剂量跌落快，有利于对靶周重要结构的保护。

（2）立体定向放射外科　对残留或复发的肿瘤可采用X刀或γ刀治疗。采用X刀或伽玛刀治疗垂体腺瘤安全有效，尤其适合术后复发、术后残留海绵窦或蝶窦内的肿瘤。对靠近视交叉及视神经的残留肿瘤，要掌握照射剂量，警防引起放射性视神经损伤。目前临床采用剂量分割或肿瘤体积分割方法，以减少放射性并发症。

立体定向放射治疗适应证：①垂体微腺瘤（有症状者），但肿瘤边缘距视通路至少5mm；②拒绝或禁忌开颅的患者；③蝶窦内残留，复发的肿瘤。

禁忌证：①在CT，MRI上肿瘤显示不清，瘤内出血或囊性变者；②浸润性大腺瘤周围骨质结构破坏；③肿瘤压迫视交叉发生视力、视野损伤；④肿瘤侵及海绵窦者；⑤肿瘤压迫三室后部，有下视丘功能障碍者。

（五）药物治疗

溴隐亭可减少泌乳素（PRL）的合成和分泌。长期服用溴隐亭能有效降低泌乳素肿瘤患者PRL的水平、恢复排卵性月经和缩小瘤体，但停药后不久，肿瘤增大，激素水平升高，有潜在副作用。

1. 外放疗＋溴隐停联合治疗泌乳素腺瘤　适用于不能手术、对手术未全切除的肿瘤或拒绝手术的泌乳素腺瘤患者。对术后出现高PRL症和复发患者应以药物治疗为主，放射治疗为辅。药物治疗对PRL较高者尤其有效。

2. 首先直接行药物治疗＋经蝶手术治疗＋术后放疗　大腺瘤如果肿瘤对药物治疗效果明显，继续应用药物，待缩小后再手术；而对药物反应中度与较差的患者，则可考虑采用手术，必要时采用放疗或术后放疗。

五、预后

垂体瘤放疗后患者需终身随诊。监测垂体激素水平和视野，视力。国外学者长期随诊发现半数以上患者有垂体功能不全，1.5%~2.3%的患者出现继发性视力丧失。

非功能垂体瘤术后 + 放疗或单纯放疗，病变稳定生存率：疗后 10 年为 89% ~91%。无瘤生存率：疗后 10 年为 79.6% ~89.9%。

生长激素瘤手术 + 放疗或单纯放疗后 10 年，无瘤生存率 69% ~76%。以 GH 不超过 5ng/mL 为恢复正常标准，放疗后 5 年，30% 患者达标；10 年，53%；15 年，77%；20 年，89%。

泌乳素瘤手术 + 放疗或单纯放疗，泌乳素水平恢复到正常，在疗后 10 年为 50% ~93%，疗后 5 ~9 年，43% ~71%。

促肾上腺皮质激素瘤放疗后 10 年，无瘤生存率 59%；疗后 9.5 年，症状缓解率为 57%，疗后 1 ~3 年，56% ~70%。

附：参考分级分期法

Knosp 等根据测量冠状位 MRI 片海绵窦受侵犯的程度提出 5 级分类法如下：

0 级：海绵窦未受侵，肿瘤局限鞍内和颈内动脉内侧壁连线内

Ⅰ级：肿瘤位于颈内动脉中央连线内，内侧静脉丛受侵已消失

Ⅱ级：肿瘤位于颈内动脉外侧壁连线内侧，内侧和上方或下方的静脉丛已消失

Ⅲ级：肿瘤长到 ICA 外侧壁连线外，突到海绵窦外，海绵窦内各静脉丛将消失

Ⅳ级：海绵窦外侧腔也消失，可见外侧壁

Ⅴ级：海绵窦内颈内动脉被肿瘤包裹，静脉丛消失

在此介绍 Wilson 在 Hardy 和 Vizini 分期上修改而成的分期方法。

根据腺瘤与蝶鞍和蝶窦的关系分级：

鞍底完整

Ⅰ：蝶鞍正常，病灶膨胀生长，肿瘤小于 10mm

Ⅱ：蝶鞍增大，肿瘤大于或等于 10mm

蝶骨

Ⅲ：局限性蝶鞍底破坏

Ⅳ：明显的蝶鞍底破坏

远处扩展

V：经脑脊液或血道

蝶鞍外扩展

蝶鞍上扩展

0 期：无蝶鞍上扩展

A 期：占据交叉池

B 期：第三脑室隐窝消失

C 期：第三脑室大的占位病变

鞍旁扩展

D 期：颅内、硬脑膜内、前、中、后颅窝

E 期：侵入或紧邻海绵窦（硬脑膜外）

（肖建平）

第十章 儿 童 肿 瘤

第一节 肾母细胞瘤

一、概述

在 1814 年 Rance 首先描述了肾母细胞瘤，1899 年 Max Wilms 较为详细地描述了这种肿瘤，因此以其姓氏命名的 Wilms' 瘤被广泛采用并一直沿用至今。近代病理学家研究发现该肿瘤在组织学上由极其类似于胚胎肾母细胞的基本成分组成，因而也称为肾母细胞瘤。

当前研究方向是良好组织类型的肾母细胞瘤要降低晚期副作用，不良组织类型的要寻找新的治疗策略以期提高生存率。

二、流行病学

肾母细胞瘤是儿童中最常见的腹部肿瘤，占儿童肿瘤的 6%。在我国男性稍多于女性。75% 的患儿发病年龄小于 5 岁，特别多见于 2 ~4 岁。

三、病理学

1. 肾母细胞瘤的分型　美国国家 Wilms 瘤研究组（National Wilms tumor Study，NWTS）提出根据肾母细胞瘤细胞分化程度将其分为两种组织学类型，即良好组织学类型（favorable histology，FH）和不良组织学类型（unfavorable histology，UH）。良好组织学类型不仅占绝大多数，而且预后好。在 NWTS 中传统意义上的不良组织类型包括：间变型肾母细胞瘤。

2. 肾横纹肌样瘤　肾横纹肌样瘤不属于肾母细胞瘤，它是一种高度恶性的肿瘤。大多数肾横纹肌样瘤在两岁内被诊断，病变进展快，易发生脑转移。在 NWTS-3 中经长春新碱、放线菌素 D 和阿霉素化疗后的 4 年总生存率仅为 25%。

3. 肾透明细胞肉瘤　肾透明细胞肉瘤亦不属于肾母细胞瘤，它占儿童肾肿瘤的 4% 左右，诊断时年龄大部分在 3 岁以内，其最大的临床特点是易发生骨转移。在 NWTS-3 中Ⅰ～Ⅳ期肾透明细胞肉瘤经长春新碱、放线菌素 D 和阿霉素化疗后的 4 年无复发生存率达 71%。

四、播散方式

1. 局部播散　最早和最常见的局部播散方式是穿透假被膜播散到肾窦、肾内血管和淋巴管。肾母细胞瘤局部播散的另一种方式是直接侵犯到肾外组织以及临近的器官和血管。

2. 腹腔种植　肾母细胞瘤可以发生肿瘤破裂，从而引起腹腔的种植转移。

3. 淋巴转移　肾母细胞瘤最常见的淋巴结转移部位是肾门以及主动脉旁淋巴结，术中探查常常可以发现这些部位的淋巴结肿大，但是组织病理学检查往往却是阴性。

4. 血行转移　肾母细胞瘤血行转移可以发生在全身各个部位，但以肺转移最为常见，另外还可发生肝、骨、脑等其他部位的转移。

五、临床表现

1. 腹部肿块　约占 83%。约 1/3 患儿表现为腹痛。

2. 可出现发热、血尿、高血压、精索静脉曲张、疝气、胸腔积液等表现。

3. 需特别注意的是肾母细胞瘤的伴发畸形，包括虹膜缺失、偏身肥大、泌尿生殖系异常等。

六、影像学检查

1. B 超　是发现肾母细胞瘤的最主要的手段之一。但 B 超对于小的肿瘤可能会造成漏诊。

2. 静脉肾盂造影　腹部超声检查逐渐代替了静脉肾盂造影。

3. 胸部 X 线平片　是必不可少的。

4. CT 检查　肾母细胞瘤的最主要的检查手段之一。

5. MRI 检查　MRI 对肾母细胞瘤的诊断价值优于 CT。

6. 放射性核素扫描　诊断是肾透明细胞肉瘤者均应常规进行骨

扫描检查。

七、实验室检查

肾母细胞瘤尚无诊断性肿瘤标志物。

常规实验室检查包括血常规、尿常规、肝肾功能，必要时还需要进行肌酐清除率检查。

八、诊断

放射治疗一般用于术后，故已确诊，且已有病理诊断。

九、分期

目前多采用 NWTS-5 分期系统，具体见表 10 – 1 – 1。

表 10 – 1 – 1　NWTS-5 分期系统

分期	描　述
I	肿瘤局限于肾脏，被完全切除。肾包膜未受侵犯；肿瘤被切除前无破溃或未做活检（细针穿刺除外）；肾窦血管未受侵犯；手术切缘或切缘外无肿瘤残留
II	肿瘤超出肾脏，但被完全切除。肿瘤有局部扩散（如肿瘤穿透肾包膜或肾窦广泛受侵）；肾外（包括肾窦）血管内有肿瘤；曾做活检（细针穿刺除外），或术前、术中有肿瘤溢出但仅局限于胁腹部而未污染腹腔；手术切缘或切缘外无肿瘤残留
III	腹部有非血源性肿瘤残留。有下列情况之一：①肾门、主动脉旁或盆腔淋巴结有肿瘤受侵；②肿瘤浸润穿透腹膜；③腹膜表面有肿瘤种植；④肉眼或镜检发现术后肿瘤残留（如镜检发现手术切缘可见癌细胞）；⑤因为肿瘤侵犯局部重要结构而未能完全切除；⑥术中或术前肿瘤溢出到胁腹部以外
IV	血源性肿瘤转移如肺、肝、骨、脑转移等；腹部和盆腔以外的淋巴结有转移
V	诊断时即有双肾受侵，应同时对每一侧病变按上述标准进行分期

十、治疗选择

1. 治疗原则　手术联合化疗和放疗是肾母细胞瘤治疗的基本原则，也是提高患儿生存率的基础。NWTS5 的化放疗综合治疗方案见表10 – 1 – 2。

表 10 - 1 - 2 NWTS-5 推荐的治疗方针

分期	组织类型	放射治疗	化疗	时间（周）
Ⅰ ~ Ⅱ	预后良好型	不做	EE4A	18
Ⅰ	间变型	不做	EE4A	18
Ⅲ ~ Ⅳ	预后良好型	放射治疗	DD4A	24
Ⅱ ~ Ⅳ	局灶间变型	放射治疗	DD4A	24
Ⅱ ~ Ⅳ	间变型	放射治疗	1 方案	24

2. 手术治疗 手术是肾母细胞瘤局部控制的主要手段，同时手术对于精确分期至关重要。

3. 放射治疗 肾母细胞瘤的患儿处于发育阶段，放疗在提高疗效的同时也不可避免地引起放疗的并发症，因此要严格掌握放疗的适应证。

（1）放疗的时机 NWTS-5 中建议：术后开始放疗的时间不要迟于术后第9 天。

（2）放射源 一般采用4 ~ 6MV-X 线，多前后对穿野照射。

（3）放疗的靶区

（1）局部区域照射 照射野包括瘤床，即病变肾脏和整个肿瘤所在的区域并外放2 ~ 3cm。只有证实肿瘤有膈肌受侵时才将上界放在膈顶的水平。当右肾肾母细胞瘤有肝脏受侵时也需将肝受侵的区域包括在射野内。射野的外侧界为侧腹壁。

注意：靶区要包括整个椎体，既要考虑到包括对侧的腹主动脉旁淋巴链同时又要保护正常的肾脏。

（2）全腹腔照射 适应证为术前有腹腔内肿瘤破裂，术中肿瘤破裂并有广泛的肿瘤播散，广泛的腹腔肿瘤种植或巨大的腹腔内病变。靶区要包括所有腹膜，上界到膈肌水平，下界到盆腔（一般在闭孔的下缘），但要保护髋臼和股骨头。

（3）全肺照射 肾母细胞瘤有肺转移的患儿要酌情行全肺照射，全肺照射一定要充分包括双侧肺尖和肺的后下部分。射野一般上界到锁骨上区域，下界到腰1 水平。双侧肩部应在射野之外。特别注意下界勿将未受累的肾脏包括在射野内。

（4）剂量 在 NWTS-5 中建议的腹部放疗剂量是 10.8Gy，对于残留病变较大，直径大于 3cm 的患儿剂量追加到 21.6Gy。

对于间变型肾母细胞瘤患儿有些学者推荐使用年龄调整剂量：小于 12 个月 12～18Gy，13～18 个月 18～24Gy，19～30 个月 24～30Gy，31～40 个月 30～35Gy，41 个月以上 35～40Gy。

肺部放疗多采用每次 1.5Gy，总剂量 12Gy。对残留病变可以加量至 30Gy。

4. 化学治疗 目前常用的化疗方案有，EE-4A 方案：脉冲式强化 ACTD + VCR；K-4A 方案：ACTD + VCR；DD-4A 方案：脉冲式强化 ACTD + VCR + AMD；1 方案：脉冲式强化 ACTD + VCR + ADM + CTX。

十一、特殊类型肾母细胞瘤

1. 双侧肾母细胞瘤 双侧肾母细胞瘤的发生率是 4%～8%，可采用多种治疗手段，治疗的目的不仅包括治愈肿瘤，而且还要保留肾脏的功能。总的策略是交替进行化疗和手术，最终达到成功地切除肿瘤并能够保留肾脏的功能。

2. 转移性肾母细胞瘤 对于Ⅳ期肾母细胞瘤在诊断时就发现肺转移的患儿，NWTS 的常规治疗是首先行肾切除，然后术后化疗，酌情腹部放疗以及全肺放疗。对于Ⅳ期肾母细胞瘤肺转移经过化疗后达完全缓解以及肺转移灶很小者可以考虑不予全肺放疗，但这有待临床进一步去证实。

十二、毒副作用

最常见的是对椎体或脊柱周围肌肉的不均匀和非对称性照射后引起的畸形。女性肾母细胞瘤患者幸存者中，可出现先兆临产、胎儿胎位不正、妊娠期缩短等。其余的毒副作用还包括治疗引起的第二恶性肿瘤和发育异常等。

十三、预后

1. 良好组织学类型的 4 年生存率Ⅰ期为 97.3%，Ⅱ期为 95.1%，Ⅲ期为 95.2%，Ⅳ期为 81.8%。

2. 不良组织学类型的 4 年生存率为 73.0%。

3. Ⅳ期肾母细胞瘤良好组织类型合并肺转移者的 4 年生存率是80%，Ⅳ期不良组织类型的 4 年生存率是55%。

4. 双侧肾母细胞瘤的 2、5 和 10 年生存率分别为 83%、73%和70%。

5. 透明细胞肉瘤 Ⅰ ~ Ⅳ期的 4 年生存率为95.8%。

6. 横纹肌样瘤疗效仍很差，4 年生存率仅为25%左右。

（王维虎）

第二节　颅内生殖细胞肿瘤

一、概述

颅内生殖细胞肿瘤（intracranial germ cell carcinoma）是发生在颅内的，由类似个体发育的胚胎期细胞组成的一组恶性肿瘤。占颅内肿瘤的1% ~3% 不等。

二、病理特点

颅内生殖细胞肿瘤的肿瘤细胞成分包括胚细胞形成期的滋养母细胞；卵黄囊内胚层细胞；胚胎多能干细胞；胚胎分化细胞；原始生殖细胞等。通常分为生殖细胞瘤（germinoam）和非生殖细胞瘤的生殖细胞肿瘤（non-germinomatous germ cell tumor）两种类型。WHO 将颅内生殖细胞肿瘤分为 5 个基本类型，生殖细胞瘤（germinoma），畸胎瘤（teratoma），绒癌（choriocarcinoma），卵黄囊/内胚窦肿瘤（yolk sac or endodermal sinus tumors），胚胎癌（embryonal carcinoma）和由上述各种肿瘤细胞混合而成的混合性生殖细胞肿瘤（mixed germ cell carcinoam）。

含有合胞滋养层巨细胞（STGC）的生殖细胞瘤具有人绒毛膜促性腺激素（β-HCG）分泌功能，β-HCG 免疫组化染色阳性。

畸胎瘤分为成熟型，未成熟型以及伴有恶性转化的畸胎瘤等 3 种类型。

卵黄囊/内胚窦瘤由原始上皮细胞组成，特征性的诊断结构为PAS 染色阳性的 Schiller-Duval 小体，以及细胞质和细胞外存在 AFP 免疫组化染色阳性的嗜伊红小滴。

绒癌由两种特征性的细胞构成，合胞体滋养层细胞和细胞滋养层细胞组成双层结构，这些细胞的 HCG 免疫组化染色强阳性。

胚胎癌含有原始上皮细胞构成的片状或不完整腺体结构，有时 AFP 或 HCG 染色阳性。

混合型生殖细胞瘤的最常见的构成成分是生殖细胞瘤，其次是成熟或不成熟的畸胎瘤。

三、临床表现

1. 男性多于女性，约为 3:1。

2. 发病高峰年龄为 10~30 岁。

3. 可以发生在大脑的任何部位，最常见的部位是松果体区（50%~60%）和鞍区（30%~40%），有时候发生在基底结和下丘部位（3%~5%）。

4. 临床表现与梗阻性脑水肿，视通路受侵，肿瘤对其临近结构和组织的压迫以及垂体功能受损所致的相关症状有关。主要表现为头痛，恶心和呕吐，嗜睡，复视，共济失调，偏瘫以及垂体功能受累等症状和体征。

5. 颅内生殖细胞瘤脑脊液播散率7%~36%。

四、诊断及诊断依据

1. 临床表现提示颅内占位病变。

2. CT/MRI 检查发现松果体区和鞍区占位病变。

3. 全中枢增强 MRI 检查有助于发现脑膜播散和中枢轴种植病灶。

4. 血液及脑脊液肿瘤标志物 β-HCG，AFP，CEA 等。

5. 鞍区肿瘤进行垂体功能检查 生长激素，卵泡刺激素，促黄体生成素，以及垂体后叶素，泌乳素等。

6. 脑脊液细胞学检查。

7. 如有可能，取得病理诊断。

五、治疗

（一）外科治疗

1. 脑脊液肿瘤标志物和细胞学检查无法获得生殖细胞肿瘤的诊断时，通过外科途径获得组织病理学诊断，由于单纯生殖细胞肿瘤对放射比较敏感，获得组织学诊断即可，无需追求全部切除肿瘤而增加手术难度和风险。

2. 对于非生殖细胞瘤的其他类型生殖细胞肿瘤，肿瘤切除非常必要，尤其是对那些放射抗拒的和外科能够治愈的肿瘤（如畸胎瘤，松果体实质细胞肿瘤）。

（二）放射治疗

1. 诊断性放射治疗　放射治疗在颅内单纯生殖细胞肿瘤的治疗中占有重要位置，在没有病理诊断的情况下可以采用，尤其对松果体等深在部位的肿瘤，可以先设肿瘤局部小野照射20Gy后复查，如肿瘤消退或大部分消退，临床诊断生殖细胞瘤成立，按生殖细胞瘤完成全脑放疗。

2. 根治性放疗　有明确病理诊断生殖细胞瘤，给予全脑全脊髓放疗（30Gy）＋局部野推量照射（20～24Gy）。

3. 术后放疗　非生殖细胞瘤的其他类型肿瘤应尽可能手术后给予术后放化疗。

4. 放射治疗技术　颅内生殖细胞瘤（germinoma）如果采用单纯放射治疗，全脑全脊髓预防照射＋局部肿瘤区域推量照射为通常采用的照射技术。全脑全脊髓照射可以采用常规照射技术，也可以采用三维适形放射治疗技术。参见本书髓母细胞瘤全脑全脊髓照射技术。

（三）化疗

化疗对颅内生殖细胞瘤的有效的药物，包括顺铂，卡铂，博来霉素，环磷酰胺等，联合用药通常为顺铂和VP-16。单纯化疗不能作为颅内生殖细胞肿瘤的标准治疗手段。

六、非生殖细胞瘤的生殖细胞肿瘤

非生殖细胞瘤的生殖细胞肿瘤（non-germinomatous germ cell Tumor）包括WHO分型中的畸胎瘤，绒癌，卵黄囊/内胚窦肿瘤，胚胎癌和由上述各种肿瘤细胞混合而成的混合性生殖细胞肿瘤。成熟畸胎瘤预后较好外，其他非生殖细胞瘤的生殖细胞肿瘤存活大多不超过3年。多数患者有脑脊液系统播散。术后放化疗综合治疗已经成颅内非生殖细胞瘤的生殖细胞肿瘤为常用治疗手段。

七、预后

放射治疗在颅内生殖细胞瘤的治疗中疗效满意，5年和10年生存率达到 90%。

颅内生殖细胞肿瘤的预后可以分为 3 类：

1. 预后好 单纯生殖细胞瘤，成熟畸胎瘤。

2. 预后中等 生殖细胞瘤含有合胞滋养层巨细胞；未成熟畸胎瘤；畸胎瘤合并有恶性转化；主要由生殖细胞瘤和畸胎瘤构成的混合型肿瘤。

3. 预后差 绒癌；卵黄囊肿瘤；胚胎癌；主要由绒癌，卵黄囊肿瘤，胚胎癌组成的混合型肿瘤。

（易俊林）

第三节 髓母细胞瘤

一、概述

髓母细胞瘤（medulloblastoma，MB）是儿童常见的颅内肿瘤之一，约占小儿颅内肿瘤的 20%，占整个后颅窝肿瘤的 40% 以上。发病年龄为 5 ~ 6 岁，约有 20% 发生在 2 岁以下的婴儿。男性略多于女性发病。

二、组织学来源

髓母细胞瘤属于原始神经外胚叶肿瘤（PNET）的一个类型，具有母细胞和干细胞分化特点。有 3 种变异型：促纤维增生型髓母细胞瘤、髓肌母细胞瘤、黑色素髓母细胞瘤。

三、临床表现

1. 颅内压增高相关的症状如头痛，恶心，呕吐，视物模糊。

2. 肿瘤压迫小脑所致的平衡功能障碍，如步态不稳，共济失调等。

3. 30% 左右的患者有脑脊液播散。

四、诊断及依据

1. 颅高压和/或平衡功能障碍的临床表现 提示颅内病变的可能。

2. 脑部 MRI/CT 检查 发现后颅窝/第四脑室占位病变，MRI 表现为边界清楚，通常为均一等信号，也可为不均匀信号，增强明显。CT 影响为高密度病变。

3. 术后病理　是诊断的金标准。

4. 术后 48 小时脑 MRI 检查　明确病灶残存情况。

5. 在术中或术后两周进行脑脊液细胞学检查。

五、分期

临床分期无 UICC TNM 分期，通常采用的是 Chang 等的 TM 分期。

1. T 分期

T_1：肿瘤小于 3cm，局限于小脑蚓部或第四脑室顶部，很少累及小脑半球

T_2：肿瘤大于 3cm，累及一个相邻的结构，或部分进入第四脑室

T_{3a}：肿瘤累及两个相邻的结构，或完全占据第四脑室并扩展至中脑导水管，第四脑室正中孔，Luschka 孔，有脑水肿

T_{3b}：肿瘤起源于第四脑室底部并完全占据第四脑室

T_4：肿瘤经中脑导水管侵入第三脑室、中脑或向下侵及上颈髓

2. M 分期

M_0：无蛛网膜下腔和血源性转移

M_1：脑脊液内有肿瘤细胞

M_2：大脑组织内、小脑蛛网膜下腔、第三或第四脑室内有大结节种植

M_3：脊髓蛛网膜下腔有大结节种植

M_4：中枢神经系统外转移

3. 风险分组

（1）低危组　年龄 > 3 岁；术后局部残存肿瘤 < 1.5 cm^2；病变局限于后颅窝无远处转移。

（2）高危组　年龄 < 3 岁；术后局部残存肿瘤 > 1.5 cm^2；Chang 分期为 $M_{1\sim4}$。

六、治疗

原则：根据患儿的临床分期和风险分期，选择手术、放疗、化疗 3 种治疗手段的合理结合，以提高肿瘤治愈率和降低正常组织的损伤，

减少对生长发育、智力的影响。

（一）手术

1. 手术治疗的目的在于尽可能切除肿瘤获得病理诊断和解决颅高压带来的相关症状。

2. 手术切除的程度对预后有明显的影响，肿瘤全切、肿瘤近全切比肿瘤次全切除（切除 51%～90%）、部分切除（切除 11%～50%）、活检术（切除＜10%）的疗效明显好。

（二）手术加放疗（S＋R）

1. S＋R 是髓母细胞瘤治疗的标准模式，全脑全脊髓是放射治疗的靶区。失败的主要原因是放射治疗的剂量和照射范围不够。

2. 后颅窝照射剂量一般不能减少，对于年龄小于 3 岁的可给予45Gy，年龄在 3 岁以上的，不管是否接受化疗，都应该接受 50～55Gy 的照射剂量。

3. 全脑全脊髓预防照射剂量低风险组一般在 30Gy，接受化疗的患者可适当降低剂量到 23.4Gy。对于高风险组，特别是对于已经有阳性转移灶的患者，全中枢照射的剂量不能降低，36Gy 是标准剂量。

（三）手术加放疗加化疗（S＋R＋C）

1. 对于高风险组的患者，手术＋放疗＋化疗应该成为标准治疗方案。

2. 年龄小于 3 岁的患者，先化疗，待年龄稍大再作放射治疗。

3. 低危患者手术加放疗加化疗可以使全中枢神经系统的照射剂量由 30Gy 降低到 23.4Gy。

（四）放射治疗

靶区范围是全脑全脊髓照射（CSI）＋后颅窝补量照射（PF）。后颅窝为治疗区，全脑全脊髓为预防区。在设计照射野时一定要涵盖前颅窝底，避免靶区遗漏而导致复发。

1. 常规照射技术

（1）体位及固定　患者取俯卧位，身下垫 10cm 厚的泡沫板，头枕船形枕，调整船形枕的前后垫块位置和角度，使患者的头处于下颌内收，后颈过伸位，模拟机下调整体位，使体中线呈直线，水平透视时，两侧外耳孔重叠，热塑膜固定。

（2）照射野　全脑照射野拍全脑两侧位片，下界在 C_4 水平，上界开放致颅骨外 3cm。每照射 10Gy，缩一次野，全脑照射野在 Y 轴方向上、下各缩小 1cm，同时，脊髓电子线照射野向头侧移动 1cm，并保持与全脑照射野有 1cm 的间隙。图 10 – 3 – 1A 为最后一次缩野后全脑照射野上、下界的位置。图 10 – 3 – 1B 为后颅窝推量照射的照射范围。

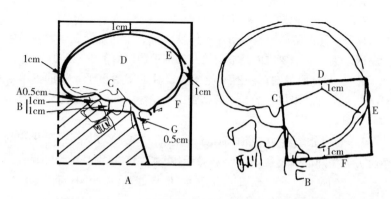

图 10 – 3 – 1　全脑照射野和后颅窝补量照射野示意图

（3）脊髓照射野　对于脊髓深度在 4 ~ 5cm 以内的患者，可采用电子线垂直野照射，根据脊髓长度分 2 ~ 3 段，每段中间间隔 1cm。对于脊髓深度不宜用电子线者，采用 X 线两后斜野 ±45° 交角照射（用楔形板）。骶骨区域采用铲形野照射，下界应包括 MRI 显示的硬膜囊下界，通常在骶 2 或以下水平。对于儿童患者，由于其处于生长发育过程，照射野应该包全包括在照射范围内的骨骼，以免将来生长不对称产生畸形，影响生存质量。对于女性患者，骶骨区通常采用侧野照射，保护卵巢。

2. 三维适形放射治疗技术　三维适形放射治疗的靶区：GTV：肿瘤瘤床和残存病灶。CTV：GTV 外放 2cm。PTV：根据不同的单位所使用的机器和摆位误差确定，通常 5 ~ 7mm。

六、预后及影响因素

1. 影响髓母细胞瘤预后的主要因素　有年龄，手术切除程度，肿瘤的分期，是否有远地转移，高风险患者是否接受化疗等。

2. 低危组病例5年生存率80%左右，5年无瘤生存率60%左右。

3. 高危组5年生存率在50%左右，无瘤生存率只有30%~40%。

（易俊林　肖建平）

第四节　神经母细胞瘤

一、概述

神经母细胞瘤是儿童中最常见的原发于颅外的实体瘤，其行为特点之一是临床表现的异质性，正是这一点导致了其生物学行为的不同。近年的生物学研究有助于加深我们对该肿瘤的了解，但是对晚期肿瘤的治疗仍然面临巨大的挑战。

二、流行病学

在美国，从出生到15岁，神经母细胞瘤总的发生率为10.3/（百万·年），在15岁以下的儿童肿瘤中，神经母细胞瘤约占10%，但是，神经母细胞瘤是年龄小于18个月幼儿中最常见的恶性肿瘤，在5岁以下儿童中，其发病率高达29.1例/（百万·年）。90%的神经母细胞瘤患者是10岁以前被诊断的。男性发病率略高于女性，诊断时中位年龄为22个月。

三、分子生物学

MYCN（N-myc）扩增是第一个也是目前被广为接受的能判断神经母细胞瘤预后的标志物。MYCN的扩增与病期晚及预后差相关，30%~40%的晚期神经母细胞瘤有MYCN的扩增，而早期或IVS病变中这一比例仅有5%~10%。

检测DNA倍体也是判断神经母细胞瘤患者化疗敏感性的重要方法，LOOK等描述了23例不能手术的神经母细胞瘤患儿，其中17例患者为超二倍体状态，15例患者化疗后获得完全缓解，2例部分缓解，6例二倍体的患者无一例获得缓解（$P = 0.0001$）。国际儿童肿瘤协作组（pediatric oncology group，POG）针对无法切除或转移性神经母细胞瘤婴儿的研究表明，肿瘤表现为超二倍体的患者3年总生存率为 94%，而二倍体者仅为 55%。

神经母细胞瘤患者通常还会出现特定的染色体缺失，原发肿瘤中1 号染色体短臂缺失的发生率为 30%～50%，通常缺失出现在 1 号染色体 1p36 区域的远端。染色体 1p 的缺失与 MYCN 扩增明显相关，同时也是预后不良的因素。

近期在神经母细胞瘤患者的肿瘤标本中还发现了染色体 11q 杂合子的缺失，染色体 11q 不均衡的缺失与预后不良相关，同时与 MYCN 的扩增逆相关。

四、病理学

神经母细胞瘤起源于外周交感神经系统的胚胎神经嵴细胞，是一种小圆形细胞，与非霍奇金淋巴瘤、尤文（Ewing）肉瘤、未分化的软组织肉瘤包括横纹肌肉瘤、原发性神经外胚层肿瘤等具有类似的形态特征。根据其胚胎神经嵴的交感神经元分化情况，神经母细胞肿瘤典型的组织学亚型包括神经母细胞瘤、神经结母细胞瘤、神经结瘤，这反映了不断成熟和分化的一种趋势。神经母细胞瘤细胞很小，而且大小均一，细胞核密集浓染，胞质少。细胞之间被细纤维或纤维束分隔，可见坏死和钙化。多数病例可见神经走行。神经结瘤具有成熟的神经节细胞、神经走行、Schwann 细胞，并且有更多的纤维成分。神经结瘤或神经结母细胞瘤的患者通常肿瘤局限，有较好的生物学特点，这也能解释这些患者预后好的原因。有 3 个系统被认为可以评估病理对预后的影响：Shimada 分类、Joshi 分类、国际神经母细胞瘤病理协会（international neuroblastoma pathology committee）分类。国际神经母细胞瘤分类很大程度上依赖于 Shimada 分类，并且目前在世界范围内已经被广泛应用于临床。

五、临床表现和诊断

腹部是最常见的原发肿瘤部位，腹腔内的原发肿瘤起源于肾上腺或椎旁，椎旁肿瘤通常呈哑铃形，肿瘤沿神经孔扩展，并在椎管内形成肿块，从而出现硬膜外脊髓压迫。原发于腹腔以外的神经母细胞瘤常见的发生部位包括颈交感神经结、后纵隔和盆腔。

神经母细胞瘤最早出现的症状和体征可能是可触及的腹部肿块，通常较大、固定、形态不规则并越过中线。单侧的颈部肿块通常会引起 Horner 综合征和其他脊髓压迫征，胸部病变或位于肝顶部的转移病灶可以压迫膈肌引起呼吸困难，盆腔肿块会引起小肠或膀胱功能障碍。儿茶酚胺产生增加的临床表现有潮红、多汗、苍白、头痛、高血压等。约 60% 神经母细胞瘤患者在出现临床症状时就会发生淋巴或血行转移，从而出现相应的表现。

神经母细胞瘤的诊断评估方法包括影像学检查、实验室检查，及肿瘤相关的标志物等，目的在于确定疾病范围、预后。通常采用普通 X 线、CT 和 MRI 来检查原发肿瘤，肾上腺原发神经母细胞瘤典型的表现是肾上腺软组织肿块中有钙化。胸腔中的病变，采用 X 线平片就可能发现后纵隔的肿块，但无论是胸腔还是腹腔中的病变，采用 CT 或 MRI 都有助于判断是否有淋巴结转移或脊髓侵犯。

针对骨转移的检查包括[123]I-聚苯碘胍（[123]I-MIBG）扫描和锝放射性核素扫描，同时应考虑传统的 X 线片检查。MIBG 是一种胍乙啶衍生物，它对于神经母细胞瘤引起的骨骼和软组织的转移病灶具有高度敏感性和特异性，可以被 90% 以上的原发和转移肿瘤所吸收。MIBG 依赖于肿瘤细胞的摄取功能，因此它有助于区别 CT 扫描显示的肿块是治疗后有活性的残存肿瘤还是无活性的纤维组织。[99m]Tc-双膦酸盐扫描也可用于发现骨转移病灶。

PET 扫描是一项较新的技术，它在明确肿瘤性质方面可作为 MIBG 的补充。几项研究表明，PET 扫描有时甚至能发现 MIBG 阴性的病变。

年龄较大的儿童，由于肝转移病变通常为结节性或局限性的，所以应采用超声、CT 或肝核素扫描来进行评估。而在婴儿中肝部病变通常为弥漫性，很难被影像学检查所发现，因此有作者推荐在婴儿患者中可采用肝活检来诊断有无肝转移。诊断神经母细胞瘤时肺转移很少见，但复发后约有 7% 的患者 CT 扫描可发现肺转移。

80%~90% 有转移性病变的患者均有骨髓病变，因此应常规进行骨髓穿刺活检。

90% 的神经母细胞瘤患者会有高水平或异常的儿茶酚胺（或其代谢产物）的产生、分泌，儿茶酚胺及其代谢产物可在尿液中检测到，其中包括去甲肾上腺素、香草扁桃酸、3-甲氧4-间羟苯基甘氨酸、高香草酸。血清或尿液中均可检测多巴胺。

六、分期和危险度分级

神经母细胞瘤目前多采用国际神经母细胞瘤分期系统（表 10 - 4 -1，表 10 - 4 -2）。

表 10 - 4 - 1　国际神经母细胞瘤分期系统

分期	定　义
1	局部肿瘤可完整切除，有或无微小残存病变；显微镜下同侧淋巴结未见肿瘤转移
2A	局部肿瘤未完整切除；显微镜下同侧淋巴结未见肿瘤转移
2B	局部肿瘤完整或未完整切除，同侧淋巴结转移；增大的对侧淋巴结显微镜下检查是阴性
3	一侧肿瘤越过中线无法切除，有或无区域淋巴结转移；局部的单侧肿瘤合并对侧区域淋巴结侵犯；中线部位肿瘤向两侧侵犯无法切除或淋巴结侵犯
4	任何原发肿瘤有远处淋巴结、骨、骨髓、肝脏以及其他器官（4S 定义以外的部位）的播散
4S	原发肿瘤（定义为 1、2A 或 2B），患者年龄 <1 岁，病变播散局限于皮肤、肝脏或骨髓（骨髓微量肿瘤细胞，恶性细胞占有核细胞总数的比例 <10%）

表 10 - 4 - 2　COG（children's oncology group）指导神经母细胞瘤治疗的危险度分级

国际分期系统	年龄（天）	MYCN	组织学	倍体数	危险度
1	任何	任何	任何	任何	低危
2A/2B	<365	任何	任何	任何	低危
	≥365	未扩增	任何	–	低危
	≥365	扩增	良好	–	低危
	≥365	扩增	不良	–	高危
3	<365	未扩增	任何	任何	中危
	<365	扩增	任何	任何	高危
	≥365	未扩增	良好	–	中危
	≥365	未扩增	不良	–	高危
	≥365	未扩增	任何	–	高危

续　表

国际分期系统	年龄（天）	MYCN	组织学	倍体数	危险度
4	<365	未扩增	任何	任何	中危
	<365	扩增	任何	任何	高危
	≥365	任何	任何	–	高危
4S	<365	未扩增	良好	DI>1	低危
	<365	未扩增	良好	DI=1	中危
	<365	未扩增	不良	任何	中危
	<365	扩增	任何	任何	高危

DI：DNA 指数。

七、治疗选择

低危组患者除非有脊髓压迫和呼吸系统压迫症状者需要接受短疗程的化疗，一般仅行手术治疗。中危组患者接受原发肿瘤切除及标准 4～8 个月化疗，低危和中危的患者预后较好，并且年龄多小于 1 岁，因此较少应用放射治疗。偶有患者原发肿瘤未能切除、化疗后仍有残留时需要放疗。

高危组患者尽管采用有较高缓解率和较长缓解期的多药联合的强化化疗方案，迄今为止，4 期年龄超过 1 岁的患者长期生存率不超过 15%。对高危组神经母细胞瘤患者的治疗分为 3 个阶段：强化诱导治疗，清髓性治疗，微小残存病灶的治疗。

（一）化疗

化疗在低危组患者中仅用于复发病变或有症状的、影响器官功能的患者。中危组患者接受 4～8 个月中等强度的化疗后，可获得长期生存。能获得 CR 或 PR 的最有效的诱导化疗方案为顺铂为基础的方案。

清髓性治疗合并自体骨髓移植被认为是高危组神经母细胞瘤的标准治疗。多数清髓性治疗方案首选高剂量马法兰单药治疗。目前还有很多方案采用多药联合的方法，常用的联合治疗药物还有顺铂、依托泊苷、阿霉素、卡铂等。

采用清髓性治疗后仍然有很高的复发率。因此在清髓性治疗后迅速采用可耐受的药物在肿瘤负荷最小时消灭残存病变显得更加重要。体外研究中发现，全反式维甲酸和13-顺式维甲酸都可抑制神经母细胞瘤细胞系的增殖和分化。体内研究也发现了应用这类药物的好处。另一种控制微小残存病变的方法是采用抗体靶向治疗。其他治疗微小残存病变的方法还包括基因工程疫苗、抗血管生成药物等。

（二）手术

手术是神经母细胞瘤重要的诊断和治疗手段之一。20%～40%的神经母细胞瘤为局限性病变，原发病变的完整切除与较高的治愈率直接相关。INSS1期和2期患者单用手术或手术合并化疗的生存率超过90%。在一项Ⅲ期研究中，228例高危3期神经母细胞瘤患者，肿物完整切除明显提高了EFS。另外有研究证实手术对晚期神经母细胞瘤局部控制有一定好处，但在4期病变中，手术的意义尚不清楚。

神经母细胞瘤患者通常还需要第二次手术，在化放疗之后有肿瘤残存的患者，肿块切除后可改善预后。晚期患者的原发肿瘤在化放疗之后有时也可进一步手术治疗，这种情况下，化疗后手术比化疗前手术的并发症更少。

（三）放射治疗

1. 适应证的选择

（1）低危病变 仅有极少数病例，当病变复发后手术或化疗均可能影响其功能时，如肝肿大影响呼吸功能或脊髓压迫时可考虑放疗。

（2）4S期病变 这类患者通常预后较好无需或仅需少量治疗，因此这类患者，仅当疾病进展危及重要器官功能时方可考虑放疗。

（3）中危病变 最近进行的CCG研究选择中危的患者，包括生物学特性较好的INSS3期和4期（婴儿）患者，采用手术明确诊断并在化疗后最大限度地切除原发肿瘤。放疗仅限于以下情况：手术或化疗后，病变进展；化疗后或第二次手术后肿瘤仍有残存。

（4）高危病变 最近进行的CCG3891研究证明，高危的神经母细胞瘤患者接受清髓性化疗、全身放疗（TBI）及净化的自体骨髓移植可显著改善预后。实际上在很多清髓性治疗的方案中，TBI起了很重要的作用。但由于TBI可能限制清髓性化疗的剂量以及潜在的远期并发症，现在采用干细胞移植的临床研究有淘汰 TBI 的趋势。

有大量研究支持对原发病变或大块转移性病变采用放疗。神经母细胞瘤采用骨髓移植治疗后原发部位复发非常常见，移植前或后进行局部放疗均可降低这些部位的复发风险。事实上，目前对于高危病变的标准治疗中即包括对原发病灶和干细胞移植之前[131]I-MIBG 持续显示阳性的转移性病变的放疗。

转移性病变的姑息性放疗：多数神经母细胞瘤患者诊断时即有转移病变，尽管在一些新诊断的、未接受过化疗的患者中通常首选全身治疗，但放射治疗对骨转移和软组织转移引起的继发症状有很好的治疗作用。

2. 靶区的确定 放射治疗的靶区是由影像学检查和手术医师的描述来决定的。如果怀疑或已经证实有淋巴结侵犯，则照射野不仅包括原发病变部位还要包括引流的淋巴结区域。如果照射野必须包括一部分椎体，则应将整个椎体包括在照射野内，这样会减少发生脊柱侧凸的可能，并保证能覆盖区域淋巴结。对于哑铃形的原发肿瘤，应注意包括椎内和椎外的肿瘤，保证所有肿瘤均包括在照射野内。

放疗可应用于 INSS 4S 期肝脏肿大的患者，但照射野不必包括整个肝脏，以避免肾脏和卵巢受到照射。

3. 剂量 有两项研究分析了早期神经母细胞瘤患者的放疗剂量，结果认为 20Gy 以下就足以达到局部控制。但是尽管已经证明 20Gy 的剂量对完全切除的病变足以达到局部控制，但对于残存病变仍需要较大剂量的放疗。

对于已经转移到骨和软组织的神经母细胞瘤针对转移灶放疗时，较小的射野可给予 16～20Gy，分 4～5 次完成；较大的照射野可给予 20～30Gy，每次 2～3Gy。对于终末期的患者，采用放疗止痛，可 1 次或 2 次给予 6～8Gy 就可以达到止痛的效果。

4S 期合并肝脏肿大的患者，通常分 2～4 次给予 2～6Gy 的放疗。

4. 放疗技术 腹部和盆腔的病变多采用 4～6MV-X 线，前后对穿野照射，在可能的情况下为了避免正常组织的损伤，也可根据 TPS 计划采用多野照射。三维适形放疗对局部的大肿块病变非常有效，而且可以更好地保护周围的正常组织和器官如肾脏和肝脏。后纵隔肿瘤应采用两后斜野并加用楔形板的技术。

八、放疗并发症

在长期存活的神经母细胞瘤患者中脊柱畸形的发生率较高，最常见的是手术后或放疗后的脊柱后凸或侧凸，在生存5年以上的神经母细胞瘤患者中这些并发症的发生率为25%～50%。发生脊柱畸形的相关因素主要包括：非常低龄的患儿，不对称的脊柱放疗，椎板切除术等。有哑铃形肿瘤的低龄患者是发生脊柱畸形的高危人群，对这类患者为了避免这些后遗症的发生，在治疗脊髓压迫时应一线选用化疗或椎板切除术后的骨成型手术，而不应首选放疗。

除肌肉骨骼系统的并发症以外，如果超过耐受剂量，放疗还会引起肺、肾、肝、小肠、卵巢和睾丸等器官功能的损伤。

九、预后因素

（一）临床预后因素

疾病分期明显地影响预后，手术治疗后，90%以上1期和2期的患者以及85%4S期的患者能够长期存活，然而，即使采用多种治疗手段，INSS 3期的患者存活的几率为60%～90%，而4期患者仅有40%左右。

诊断时的年龄是另一个明显影响预后的因素，年龄小于18个月的婴儿在相同分期的情况下，预后明显好于年龄大的患者。成人和青少年的神经母细胞瘤，即使在没有转移的情况下长期生存率仍然很低。

诊断时转移部位的不同也是一个预后因素，出现骨、中枢神经系统、肺等转移的患者生存期较短，而出现肝和皮肤转移的患者生存期相对较长。

（二）生物学预后因素

神经母细胞瘤细胞可产生铁蛋白，铁蛋白水平增高的儿童无进展生存率较低。

神经元特异性烯醇化酶（NSE）水平升高（＞100ng/mL）时，患者的生存率低。并且NSE升高更多见于晚期患者。NSE的变化可作为患者对治疗缓解的标志物。

遗传方面的因素中，DNA指数、MYCN扩增、神经生长因子受体

CD44、MMP2、VEGF 及其受体，基因的获得或缺失都是较多被关注的对象。

　　嗜铬蛋白 A 是年龄大于 1 岁或晚期患者有效的预测预后的指标。

（王维虎）

第十一章 软组织肉瘤

一、概述

软组织肉瘤为起源于软组织或含有软组织成分的恶性肿瘤。软组织包括非上皮和非网状内皮的骨骼外组织，包括纤维结缔组织、脂肪组织、肌肉（平滑肌和骨骼肌）、血管淋巴管和外周神经鞘。软组织肉瘤占成人全部恶性肿瘤的 1%，20 岁以下群体恶性肿瘤的 7%，儿童恶性肿瘤的 15%。50%～60% 发生于肢体部位，下肢尤为多见。

二、解剖学，局部侵犯，淋巴及血行转移

（一）解剖

多数软组织肉瘤起源于肌肉，也可起源于肌间隙、皮下组织、脂肪、神经、血管和其他组织。要求熟悉相应部位的解剖。

（二）局部侵犯

多数肿瘤沿肌腔隙向纵向生长，肌筋膜起阻挡作用。局部可侵犯相邻的肌肉、神经、血管、骨和皮肤。

（三）淋巴引流

淋巴结转移少见，一般不超过 10%。淋巴结转移高（10%～20%）的组织学类型有滑膜肉瘤（synovial）、透明细胞肉瘤（clear cell）/ 血管肉瘤（angiosarcoma）、横纹肌肉瘤（rhabdomyosarcoma）和上皮样肉瘤（epithelioid）（SCARE）。

（四）血行转移

很多见，初诊时有 20%～25% 有血行转移。常见的部位为肺。也可有骨转移。腹膜后软组织肉瘤可转移到肝。血行转移率与肿瘤大小、分级和深度有关。

三、分期

1. 原发灶（T）

T_0：无原发肿瘤

T_1：肿瘤最大径 $\leqslant 5cm$

T_{1a}：表浅肿瘤

T_{1b}：深部肿瘤

T_2：肿瘤最大径 $>5cm$

T_{2a}：表浅肿瘤

T_{2b}：深部肿瘤

2. 区域淋巴结（N）

N_0：无区域淋巴结转移

N_1：有区域淋巴结转移

3. 远地转移（M）

M_0：无远地转移

M_1：远地转移

组织学病理分级（G）

G_1：高分化

G_2：中分化

G_3：低分化

G_4：未分化

4. 分期（TNM）

Ⅰ期

A：$G_{1\sim2} \, T_{1a\sim1b} \, N_0 \, M_0$

B：$G_{1\sim2} \, T_{2a} \, N_0 \, M_0$

Ⅱ期

A：$G_{1\sim2} \, T_{21b} \, N_0 \, M_0$

B：$G_{3\sim4} \, T_{1a\sim1b} \, N_0 \, M_0$

C：$G_{3\sim4} \, T_{2a} \, N_0 \, M_0$

Ⅲ期：$G_{3\sim4} \, T_{2b} \, N_0 \, M_0$

Ⅳ期：任何 G 任何 T $N_1 \, M_0$

任何 G 任何 T $N_0 \, M_1$

注意：该临床分期不适用于 Kaposi 肉瘤、硬纤维瘤、隆突性皮肤纤维肉瘤，也不适用于起源于实质器官和空腔脏器的肉瘤。

四、病理分类

病理分类依据组织学形态和分级。

1. 1组　易局部复发，无远转倾向。

（1）硬纤维瘤。

（2）非典型脂肪瘤。

（3）隆突性皮肤纤维肉瘤。

2. 2组　中度侵袭性，有远转能力。

（1）黏液样脂肪肉瘤。

（2）骨骼外黏液样软骨肉瘤。

（3）黏液样恶性纤维组织细胞瘤。

（4）血管外皮细胞瘤。

3. 3组　侵袭性肉瘤。

（1）恶性纤维组织细胞瘤。

（2）滑膜肉瘤。

（3）多型性脂肪肉瘤。

（4）celluar myxoid liposarcoma。

（5）去分化脂肪肉瘤。

（6）血管肉瘤。

（7）平滑肌肉瘤。

（8）恶性神经鞘瘤。

（9）横纹肌肉瘤（所有类型）。

（10）alveolar soft-part sarcoma。

（11）骨骼外骨肉瘤。

（12）骨骼外 Ewing 肉瘤。

（13）透明细胞肉瘤（malignant melanoma of soft part）。

（14）上皮细胞肉瘤。

五、临床表现

临床表现与肿瘤部位有关。位于肢体、躯干者表现为新出现的逐渐增大的肿块。晚期伴有压迫症状。

六、分期检查

1. 全面体格检查　特别注意检查肿块的部位、大小、活动度，皮肤有无受侵，皮肤有无红、肿。区域淋巴结有无肿大。术后患者注意手术瘢痕的范围，瘤床有无复发肿块，肢体有无水肿和活动受限。

2. 实验室检查　血常规，肝、肾功能。

3. X 射线检查　肿瘤部位 MRI 或 CT，胸部 X 片/CT，肝 B 超/CT。

4. 病理学或细胞学检查　肿块切取活检；空心针穿刺活检，肿瘤扩大切除手术病理等。

七、适应证及治疗原则

不同类型、部位的软组织肉瘤治疗原则有所不同。四肢软组织肉瘤的原则是保留肢体的手术。辅助以术后放疗或术前放疗。放疗可以降低局部复发率，不影响总生存率。

化疗对小圆细胞肿瘤有效。

肢体软组织肉瘤总的放疗原则如下：

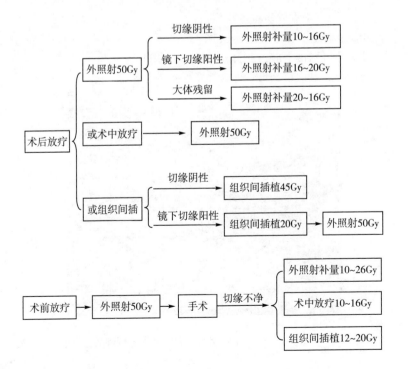

1. 软组织肉瘤放疗技术

肢体：对穿野，用楔形板，6MV-X 线，可用电子线补量。

臀部：成角野，用楔形板。

躯干：切线野或单一电子线野。

头颈、椎旁：三维适形或调强放疗。

腹膜后：对穿野，10～20MV-X 线；或三维适形或调强放疗。

2. 肢体软组织肉瘤放疗注意事项

不要照射肢体的全周径，应保护一条正常组织不受照射，以利于淋巴回流。

称重骨至少保护横切面的一半。

避免照射全关节腔。

避免照射大肌腱。

八、放射治疗

（一）肢体软组织肉瘤的常规放疗

1. 定位　根据肿瘤位置摆位：

小腿：伸直，丁字鞋固定（图 11－1－1），采用水平野治疗的患者，注意避开对侧下肢（抬高或屈曲）（图 11－1－2）。

股内侧：蛙腿位，男性患者注意保护外生殖器。

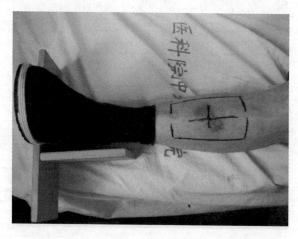

图 11－1－1　小腿软组织肉瘤，丁字鞋固定

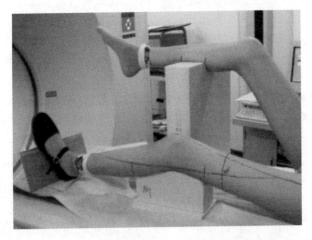

图 11 - 1 - 2　股后侧软组织肉瘤，术后膝关节不能伸直，用
丁字鞋和泡沫固定，健侧下肢抬高

臀部和股后侧：俯卧位。

上肢：外展位。

手指或足趾：手指或足趾分开，需要时表面垫凡士林到一定剂
量，以提高表面剂量（图 11 - 1 - 3）。

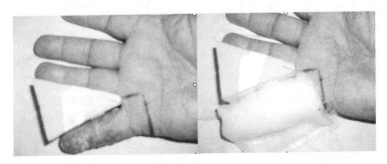

图 11 - 1 - 3　右手小指侧软组织肉瘤，用泡沫使小指和无名指分开，
小指表面垫凡士林

在患者体表上用铅丝标记手术瘢痕。模拟机透视下确定治疗范围和要保护的正常组织，拍摄定位片。用皮肤墨水在患者体表上标记治疗中心（中心线尽量画长），记录升床距离。

2. 治疗计划设计　医师在定位片上勾画照射范围，照射野为原瘤床或手术瘢痕纵向外放 5～7cm，横向外放 2～3cm，包全手术瘢痕和引流口。剂量师根据照射野大小、深度、是否使用楔形板和处方剂量，计算机器跳数（mu）。根据需要选用整体挡铅或多叶光栅（MLC）照射，由模室制作模板和铅模，或由物理师直接把 MLC 野传送到治疗室。主管医师填写放疗治疗单。

3. 计划评价，确认及报告签字　上级医师复核放疗计划单，并签字。

4. 模拟机校位　做整体铅块的患者，在模拟机下对模板。并打印校位图。

5. 治疗（加速器）验证　第一次治疗时，主管医师和放射技师共同参与摆位，保证治疗的准确进行。首次治疗时拍摄照射野验证片，以后每周 1 次。

6. 放射治疗实施　治疗中，医师每周检查患者，并核查放疗单，监测血象，予对症处理。

（二）肢体软组织肉瘤的三维适形调强放疗

体位固定、靶区勾画和照射野设计参考常规放疗。注意行模拟 CT 扫描前用不透光铅丝标记手术瘢痕。

治疗中三维适形放疗的患者每周拍摄照射野的验证片；调强放疗的患者，每周拍摄照射野中心的正交位验证片。

九、并发症

1. 早期　放射性皮炎，手术伤口愈合延迟，骨髓抑制。

2. 晚期　皮肤毛细血管扩张，皮肤溃疡，皮下组织、肌肉纤维化硬化，肢体水肿，关节活动障碍，骨折、骨坏死，外周神经病，第二实体肿瘤。

十、预后

1. 预后因素　肿瘤大小，肿瘤深度，病理分级，病理类型，肿瘤部位，手术切缘情况，初诊情况（首程，还是复发）。

2. 15 年总生存率　肢体软组织肉瘤 70%，躯干软组织肉瘤 60%，腹膜后软组织肉瘤 50%。

（王淑莲　刘新帆）

第十二章 皮肤癌及恶性黑色素瘤

第一节 皮 肤 癌

一、病因与流行病学

皮肤恶性肿瘤以基底细胞癌（60%）与鳞状细胞癌（30%）多见，其次为恶性黑色素瘤，汗腺癌、隆突性皮肤纤维肉瘤、血管肉瘤以及 Merkel 细胞癌少见。

皮肤癌在我国的发病率较低，在澳大利亚和新西兰约占恶性肿瘤的一半，美国德克萨斯州占全部肿瘤的35%，白种人是非白种人的45倍多。

常见病因为紫外线，电离辐射、经常接触砷、沥青，慢性皮肤病等，光化性角化病、着色性干皮病和白化病易发生皮肤癌。

二、病理学与临床表现

（一）基底细胞癌

男性多，颜面（眼眶周与颧颞部）部占85%。病程长，直接浸润扩散为主，极少发生转移。表现为溃疡性结节，皮下结节，扁平的溃疡性病变，红斑性、鳞性斑块和硬斑病样。

（二）鳞状细胞癌

男性多，颞颊耳前的头皮占65%，上肢占25%。局部浸润扩散为主，偶有淋巴结转移，血行转移罕见。表现为疣状斑或淡黄色结节。

（三）Bowen 病

多发生在头颈，属原位癌或表皮内鳞状细胞癌。乳腺外 Paget 病多在阴茎阴囊，为乳晕湿疹样癌。Merkel 细胞癌具有浸润性高、神经内分泌功能和易局部复发和远处转移。

三、诊断与分期

经久不愈或有少量出血的皮肤溃疡，结节性隆起，经久不消的红色瘢痕并出现表浅糜烂等，应警惕恶变的可能。仔细检查、准确记录肿瘤大小、直径、浸润深度和是否多发、淋巴结转移，应进行病理检查。

皮肤癌 TNM 分期系统见下述。

1. 原发肿瘤（T）

T_X：原发肿瘤无法评价

T_0：五原发肿瘤证据

T_{is}：原位癌

T_1：肿瘤最大径直径 $<2cm$

T_2：肿瘤最大径直径 $>2cm$，而 $<5cm$

T_3：肿瘤最大径直径 $>5cm$

T_4：肿瘤侵犯深部皮肤外组织，如软骨，骨和肌肉

注：同时多个原发病灶，依据最高的肿瘤分类，并在括号中表明肿瘤数量，如 T_3（5）。

2. 区域淋巴结转移（N）

N_X：区域淋巴结无法评价

N_0：无区域淋巴结转移

N_1：有区域淋巴结转移

3. 远处转移（M）

M_X：远处转移无法评价

M_0：无远处转移

M_1：远处转移

4. TNM 分期

0 期：$T_{is}N_0M_0$

Ⅰ期：$T_1N_0M_0$

Ⅱ期：$T_2N_0M_0$，$T_3N_0M_0$

Ⅲ期：$T_3N_0M_0$，任何 TN_1M_0

Ⅳ期：任何 T 任何 NM_1

注：同时多个原发灶，依据最太的肿瘤分期，并在括号内表明肿瘤数量，

如 T_3。

四、治疗

有手术、放射、药物、冷冻、激光以及电灼等方法，应考虑病变位置、范围和侵犯深度以及病理类型、一般情况和既往治疗，在根治治疗的前提下，尽可能保护外观和功能来决定治疗方式。

皮肤基底细胞癌与鳞癌的治疗原则见表 12 - 1 - 1。

表 12 - 1 - 1　皮肤基底细胞癌与鳞癌的治疗原则

肿瘤类型	治 疗 原 则
基底细胞癌	
结节型	刮除术 + 电干燥法，冷冻疗法，手术切除，放射治疗，Mohs 病理监控手术
表浅型	刮除术 + 电干燥法，冷冻疗法，手术切除，放射治疗，激光治疗与局部化疗
硬斑病/浸润型	手术治疗，Mohs 病理监控手术
多发癌	Mohs 病理监控手术
嗜碱性鳞状细胞分化	手术
鳞癌	
原位癌	刮除术 + 电干燥法，冷冻疗法，手术切除，放射治疗，Mohs 病理监控手术，激光治疗
浸润型	手术切除，放射治疗，Mohs 病理监控手术

（一）手术治疗

手术治愈率可达 90% 以上，Mohs 病理监控手术可高达 97%。

适应证：①放射治疗及其他治疗后的复发或未控者；②有淋巴结转移、病变侵犯骨、软骨者；③反复复发以及发生在瘢痕基础上的病变；④小结节状和浅表型。

（二）放射治疗

1. 适应证

（1）鼻及眼睑周围等头面部病变。

（2）年龄、内科疾患等不能耐受手术或拒绝手术者。

（3）对病变巨大的肿瘤，术前放射治疗可使肿瘤变小，容貌能保持更好和减少复发。

（4）手术或其他治疗后复发者又不能进行手术者。

（5）晚期病变。

2．放射技术

（1）颌面部的病变，应给予疗前洁齿，防止可能发生放射性骨坏死。

（2）根据病变范围和浸润深度和部位选择射线和射野，可选深部 X 线与低能 β 线（15MeV 以下），β 线有很陡的剂量跌落，能保护深部正常组织，应用越来越多，要求 80%~90% 的等剂量曲线应完整包括肿瘤，表面加 0.5cm 厚填充物。

小病灶应肿瘤外扩 1cm，较大病灶应肿瘤外扩 2~3cm，当剂量在 30~40Gy 时，调整射野和外扩 1cm 和降低能量，总放射剂量 60~70Gy/6~7w。

（3）放射治疗病变完全消除者为 98.7%，5 年生存率为 90.73%，复发皮肤癌为 83.62%，疗后保持面容效果好或可接受占 92.62%。

（三）肿瘤细胞的侵袭力

与肿瘤大小、肿瘤存在时间、部位、起源以及间变的程度与预后密切相关。

（冯勤富）

第二节　皮肤恶性黑色素瘤

发生于表皮基底层的黑色素细胞，呈明显上升的趋势，常见于浅肤色人种。长期外线照射，有发育不良痣或家族史者危险性高，慢性摩擦损伤可能为恶变的病因。男性多在躯干，女性多在四肢。恶性度高，易转移，预后差。

一、病理学与预后因素

1．表浅扩散型占 70%，呈扁平放射性生长。5 年生存率约为 70%。

2. 结节型占 15% ~ 30%，可直接向真皮穿透，5 年生存率约为 45%。

3. 雀斑型占 4% ~ 10%，好发老年妇女的头颈部，5 年生存率为 95%。

皮肤浸润深度和病变厚度对预后有明显的影响（表 12 - 2 - 1），淋巴结转移也是预后因素。无淋巴结转移者的 10 年生存率为 78%。当有区域淋巴结转移时，5 年生存率仅约为 40%；而有远地转移时，5 年生存率低于 7%。

表 12 - 2 - 1　肿瘤厚度和淋巴结转移与生存率的关系

危险度	原发肿瘤厚度（mm）	淋巴结转移率（%）	5 年生存率（%）
小危险度	<0.76	<1	96 ~ 99
低危险度	0.76 ~ 1.5	10 ~ 15	87 ~ 94
中危险度	1.51 ~ 4.0	20 ~ 40	66 ~ 77
高危险度	>4.0	50 ~ 65	<50

二、诊断与分期

1. 诊断　当皮肤病变出现：①棕色及黑色加深或褪色；②病变快速增大；③原斑块病变出现表面隆起；④持续瘙痒、结痂或出血；⑤出现卫星病灶；⑥出现锯齿状变化，应完整切除并进行病理检查。

2. 分期　见表 12 - 2 - 2。

表 12-2-2 恶性黑色素瘤 AJCC 的 TNM 分期

	1992 年	2002 年
T 分期		
T_x	原发肿瘤无法评价	原发肿瘤无法评价（有过活检或肿瘤退变）
T_{is}	原位癌（T_{is}）	原位癌（T_{is}）
T_1	<0.76 mm	肿瘤厚度≤1 mm
T_{1a}	（肿瘤厚度）	肿瘤无溃疡，Clark 分类 Ⅱ 和 Ⅲ 度
T_{1b}		肿瘤有溃疡或Ⅳ 与 Ⅴ 度
T_2	0.76~1.5 mm	肿瘤厚度 1.01~2 mm
T_{2a}		无溃疡
T_{2b}		有溃疡
T_3	1.5~4 mm	肿瘤厚度 2.01~4 mm
T_{3a}		无溃疡
T_{3b}		有溃疡
T_4	>4 mm	肿瘤厚度 >4 mm
T_{4a}		无溃疡
T_{4b}		有溃疡
N 分期		
N_x	区域淋巴结无法评价	区域淋巴结无法评价
N_1	1（个）	1（个）
N_{1a}		镜下淋巴结转移
N_{1b}		肉眼转移
N_2	2~4（个）	2~3 个局部淋巴结转移或无局部转移但有淋巴结转移
N_{2a}		镜下（临床隐性转移）
N_{2b}		肉眼（临床显性转移）
N_{2c}		有卫星灶、或有淋巴引流管转移
N_3	5 个以上	4 个以上淋巴结转移或融合淋巴结转移，淋巴结转移伴卫星灶，或伴淋巴引流管有转移
M 分期	任何部位远处转移	任何部位远处转移
M_{1a}		皮肤、软组织或病灶外结节转移
M_{1b}		肺转移
M_{1c}		其他内脏受累或同时伴血清 LDH

三、治疗

（一）手术治疗

首选广泛切除病变，保证切缘阴性。手术治疗。Ⅰ～Ⅱ期病变手术治愈率为90%。

（二）放射治疗

1. 适应证 ①60岁以上、病变厚度大于1 mm者；②病变位于面部且病变厚或年龄小，或拒绝手术者；③不能手术局部晚期、转移或复发者。

2. 放疗技术 用深部X线或低能量β线进行照射，能量依病变厚度选择，肿瘤靶区剂量不能小于90%，β线治疗加约0.5cm的填充物。分次剂量为2.5～3.5 Gy/F、每周3～5次、相当于总剂量为70～80 Gy/35F。原位癌外放1 cm，厚度小于1 mm者为2 cm边界，而1～4 mm或＞4 mm者为3 cm。

（冯勤富）

第十三章　脑转移癌 上腔静脉压迫综合征

第一节　脑转移癌

一、脑转移癌的扩散方式

脑转移癌为颅外恶性肿瘤转移到脑实质、脑脊膜、脑神经和颅内血管，脑转移癌通常为肺部肿瘤或肺内转移肿瘤再转移，转移部位为灰白质交界处。

总的脑转移率为25%～40%，有增加趋势，80%在原发病灶诊断后。脑实质转移最为常见，大脑半球转移占80%，小脑占15%，脑干占5%；其次为脑膜转移。50%～70%的死因为颅外病变未控或复发转移，颅内病变未控或复发占30%～50%。

肺癌发生率约为50%，乳腺癌为10%～20%，恶性黑色素瘤为10%，结肠癌为5%，原发灶不明者为2%～15%。在乳腺癌、结肠癌和肾癌倾向于单发转移，肺癌和恶性黑色素瘤多见多发转移。

二、临床表现与诊断

头痛最常见，其次为定位功能差和精神异常等颅内压升高症状；70%有偏瘫痪或活动受限，其次是感觉异常和视盘水肿，5%～10%的患者有急性脑卒中表现。

脑转移癌的首选检查为 MRI 扫描，其次是强化 CT 扫描。多发脑转移常见，MRI 扫描诊断多发转移为70%以上。1～3个转移灶者为70%～80%，3个以上为20%～30%。

三、放射治疗治疗

1. 建议放疗时给予激素治疗（相当于地塞米松5～10mg），降低颅内压和减少放疗引起的水肿加重，症状改善率70%以上。

2. 全脑放疗（WBRT） D_T 40Gy/20F 和 30Gy/10F 为宜。在少数多发且不宜 X 刀或 γ 刀补量者，可增加至 50Gy/25 次以内。分次剂量不大于 3Gy，以免增加神经系统损伤。

3. 立体定向放射治疗　病灶≤3～5 个者，全脑放疗后用 X 刀或 γ 刀补量，可提高局部控制率和改善生存质量。γ 刀或 X 刀补量宜中等分割剂量的多次照射。在单发或少发转移者效果好，对多发转移者的疗效增加有限。

单纯 X 刀或 γ 刀治疗与单纯全脑放疗相比，症状改善快，局部控制较好，但颅内出现其他病灶多，因此提倡全脑放疗加 X 刀或 γ 刀补量。

4. 单发和少发脑转移癌可外科切除，术后应结合放射治疗改善局部疗效，并发症不明显增加。

5. 复发性脑转移癌可 X 刀治疗，可缓解病情，延长生存期有限，对治疗毒性了解少。

6. 软脑膜转移相对少，随 MRI 诊断技术进展，有增加的趋势。有全脑脊膜转移给予全脑全脊髓 30～40Gy/2～4w 放射治疗，还可鞘内注射 MTX（每次 10mg），预后差。

四、预后

1. 主要预后因素为卡氏评分和颅外病变控制情况，还有脑转移数、转移瘤体积、病理类型和年龄等。

2. 单纯对症处理的中位生存时间为 4 周，全脑放疗后为 4～6 个月，X 刀或 γ 刀局部加量后在 8～10 个月。软脑膜转移癌预后差。

（冯勤富）

第二节　上腔静脉压迫综合征

上腔静脉压迫综合征（SVCO）是上腔静脉被压迫或梗阻而产生的急性或亚急性综合征，因血管侧支循环的建立，症状和体征可以缓解。

一、病因与发病率

肺癌占上腔静脉压迫综合征的 75% ~ 81%，其中小细胞肺癌占55%。弥漫性大细胞和淋巴母细胞瘤分别为 7% 与 20%，纵隔转移性癌为 5% ~ 10%，非肿瘤性病因约占 5%。

二、临床特征与诊断

头面部发胀（81%）、颈部肿胀（78%）、轻度气短（59%）、咳嗽胸痛（37%）等，肩部肿胀、哮喘、发绀和头痛等，体征为颈部（75%）或胸部静脉扩张（73%）、面部肿胀，偶伴有发绀，上肢水肿为 15% ~ 20%。

通常不需急症放疗或化疗，要取得组织学诊断。痰细胞学检查、气管镜、淋巴结活检和纵隔镜也是常用方法，必要时可进行肺穿刺活检。CT 扫描是主要诊断手段，MRI 对肿瘤与血管的关系和血管内血栓有优势。

三、放射治疗

1. 放射治疗前及治疗中，应给予利尿、激素和抗生素治疗减轻水肿，注意补充血容量。

2. 根据病情，考虑分割剂量、总剂量和射野等 3 个因素；但常规分割和大分割疗效相似。常规放疗时可先给予 300cGy 或 400 cGy 放疗或大野（200cGy）套小野（100cGy）放疗，3 ~ 5 天后改为常规分割放疗至根治剂量。小野为上腔静脉周围的肿瘤，大野为纵隔、肺门和原发灶。小细胞肺癌为 50 ~ 60Gy，非小细胞肺癌为 60Gy 或以上。

三维适形放射治疗能进行同步加量，肿瘤靶区（GTV）达到较高剂量，而临床靶区和计划靶区（CTV 和 PTV）为较低剂量的，如 GTV在 220 ~ 250 cGy，PTV 在 180 cGy。

四、化疗

因小细胞肺癌引起55%上腔静脉压迫综合征，应放疗后加化疗或同步放化疗，广泛期病变以化疗为主，有效率达80%。淋巴瘤等化疗敏感的肿瘤，应化疗结合放疗的综合治疗。

五、手术治疗

一般用于良性病变者，血管内支架可以在短时间内缓解上腔静脉压迫综合征和增加患者对治疗的耐受性。

六、疗效和预后

非小细胞肺癌引起的腔静脉压迫综合征先放疗的缓解率要高于先化疗者，完全缓解的2、3年生存率要好于部分与无明显效果者。小细胞肺癌引起上腔静脉压迫综合征，化疗后的缓解率高达为90%，化疗加放疗缓解更长；再治疗的缓解率约为77%。

生存率同肺癌。

（冯勤富）

附　录

附录 I　患者一般状况评分卡氏（KPS）标准

分值	患者身体状况
100	正常、无症状和体征
90	能进行正常活动、有轻微症状和体征
80	勉强可进行正常活动，有一定症状和体征
70	生活可自理，但不能维持正常活动或工作
60	有时需人扶助，但大多数时间可自理
50	常需照顾
40	生活不能自理，需特别照顾
30	生活严重不能自理
20	病重，需住院积极支持治疗
10	病危，临近死亡
0	死亡

ECOG 全身状况评估标准

级别	症状
0	无症状，活动没有影响
1	有症状，但几乎完全可自由活动
2	有时卧床，但白天卧床时间不超过 50%
3	需要卧床，卧床时间白天超过 50%
4	卧床不起

附录 II RTOG 急性放射损伤分级标准

器官组织	[0]	[1]	[2]	[3]	[4]
皮肤	无变化	滤泡样暗色红斑/脱发/干性脱皮/出汗减少	触痛性或鲜色红斑，片状湿性脱皮/中度水肿	皮肤皱褶以外部位的融合的湿性脱皮，凹陷性水肿	溃疡、出血、坏死
黏膜	无变化	无血/可有轻度疼痛，无需镇痛药	片状黏膜炎，或有炎性血清血清液分泌物或有中度疼痛，需镇痛药	融合的纤维性黏膜炎/可伴重度疼痛，需麻醉药	溃疡、出血、坏死
眼	无变化	轻度黏膜炎，有或无泪膜出血/泪液增多	轻度黏膜炎伴或不伴角膜炎，需激素和/或抗生素治疗/干眼，需用人工泪液/虹膜炎，畏光	严重角膜炎伴角膜溃疡/视敏度或视野有客观性的减退/急性青光眼/全眼球炎	失明（同侧或对侧）
耳	无变化	轻度外耳炎伴红斑、瘙痒，继发干性脱皮，无需用药，听力图与疗前比无变化	中度外耳炎，需外用药物治疗/浆液性中耳炎/仅测试时出现听觉减退	重度外耳炎，伴溢液或湿性脱皮/有症状的听觉减退/耳鸣，与药物无关	耳聋

续　表

器官组织	[0]	[1]	[2]	[3]	[4]
涎腺	无变化	轻度口干/涎液稍稠/可有味觉的轻度变化如金属味/这些变化不会引起进食行为的改变，如进食时需水量增加	轻度到完全口干/涎液变稠变黏/味觉发生明显改变	—	急性涎液腺坏死
咽和食管	无变化	轻度吞咽困难或吞咽疼痛/需麻醉性镇痛药/需进流食	持续声嘶但能发声/牵涉性耳痛，咽喉痛，片状纤维性渗出或轻度喉水肿，无需麻醉剂/咳嗽，需镇咳药	讲话声音低微，咽喉痛或牵涉性耳痛，需麻醉剂/融合的纤维性渗出，明显的喉水肿	明显的呼吸困难，喘鸣或咯血，气管切开或需要插管
上消化道	无变化	厌食伴体重比疗前下降≤5%/恶心，无需镇吐药/腹部不适，无需抗副交感神经药或需止痛药	厌食伴体重比疗前下降≤5%/恶心和/或呕吐，需要镇吐药/腹部不适，需镇吐药	厌食伴体重比疗前下降≥5%/或需鼻胃管或肠胃外支持。恶心和/或呕吐需支持或肠胃外支持/腹痛，用药后仍较重/腹痛需插管或药物支持/腹胃后仍较重腹痛呕血或黑粪/腹部膨胀，（平片示肠管扩张）	肠梗阻，亚急性或急性梗阻，胃肠道出血需输血/腹痛需置管减压或肠扭转

续　表

器官组织	[0]	[1]	[2]	[3]	[4]
下消化道包括盆腔	无变化	排便次数增多或排便习惯改变，无需用药；直肠不适，无需镇痛治疗	腹泻，需用抗副交感神经药（如止吐宁）/黏液分泌增多，无需卫生垫；直肠或腹部疼痛，需镇痛药	腹泻，需肠胃外支持重度黏液或血性分泌物增多，需卫生垫；腹部膨胀（平片示示肠管扩张）	急性或亚急性肠梗阻，瘘或穿孔；胃肠道出血，需输血；腹痛或里急后重需置管减压，或肠扭转
肺	无变化	轻度干咳或劳累时呼吸困难	持续咳嗽需麻醉性镇咳药/稍活动即呼吸困难，但休息时无呼吸困难	重度咳嗽，对麻醉性镇咳药无效，或休息时呼吸困难/临床或影像有急性放射性肺炎的证据/间断吸氧或可能需固醇类治疗	严重呼吸功能不全/持续吸氧或辅助通气治疗
生殖泌尿道	无变化	排尿频率或夜尿为疗前的2倍/排尿困难、尿急，无需用药	排尿困难或夜尿少于每小时1次，排尿困难，尿急、膀胱痉挛，需局部用麻醉剂（如非那吡啶）	尿频伴尿急和夜尿，每小时1次或更频/排尿困难，盆腔痛或膀胱痉挛，需定时麻醉地子麻醉剂/肉眼血尿伴或不伴血块	血尿需输血/急性膀胱梗阻，非继发于血块，溃疡或坏死
心脏	无变化	无症状但有客观的心电图变化证据；或心包证据；或无其他心脏病的证据	有症状，伴心电图改变和影像学上充血性心力衰竭的表现，或心包病，无需特殊治疗	充血性心力衰竭，心绞痛，心包疾病，对治疗有效	充血性心力衰竭，心绞痛，心包疾病，心律失常，对非手术治疗无效

续 表

器官组织	[0]	[1]	[2]	[3]	[4]
CNS	无变化	功能完全正常（如能工作，有轻微的神经体征，无需用药）	出现神经体征，需家庭照顾/可能需护士帮助/包括类固醇的用药/可能需抗癫痫的药物	有神经体征，需住院治疗	严重的神经损害，包括瘫痪、昏迷或癫痫发作，即使用药仍每周 >3 次/需住院治疗
血液学 WBC（×1000）	≥4.0	3.0～<4.0	2.0～<3.0	1.0～<2.0	<1.0
血小板（×1000）	>100	75～<100	50～<75	25～<50	<25 或自发性出血
中性粒细胞（×1000）	≥1.9	1.5～<1.9	1.0～<1.5	0.5～<1.0	<0.5 或败血症
血红蛋白（GM%）	>11	11～9.5	<9.5～7.5	<7.5～5.0	—
血沉（%）	≥32	28～<32	<28	需输浓缩红细胞	—

RTOG/EORTC 晚期放射损伤分级标准

器官组织	0	1 级	2 级	3 级	4 级	5 级
皮肤	无	轻度萎缩，色素沉着，些许脱发	片状萎缩，中度毛细血管扩张，完全脱发	明显萎缩，显著的毛细血管扩张	溃疡	直接死于放射晚期反应
皮下组织	无	轻度硬化（纤维化）和皮下脂肪减少	中度纤维化，但无症状；轻度野挛缩；< 10%线性减少	重度硬化和皮下组织减少；野挛缩 > 10%线性单位	坏死	
黏膜	无	轻度萎缩和干燥	中度萎缩和毛细血管扩张，无黏液	危害萎缩伴完全干燥，重度毛细血管扩张	溃疡	
涎腺	无	轻度口干，对刺激有反应	中度口干，对刺激反应差	完全口干，对刺激无反应	纤维化	
脊髓	无	轻度 L'Hermitte 综合征	重度 L'Hermitte 综合征	在或低于治疗脊髓平有客观的神经体征	同侧，对侧象限性瘫痪	
脑	无	轻度头痛，轻度嗜睡	中度头痛，中度嗜睡	重度头痛，严重中枢神经功能失调（行动能力部分丧失或运动障碍）	癫痫发作或瘫痪，昏迷	
眼	无	无症状的白内障，轻微角膜溃疡或角膜炎	有症状的白内障，中度角膜溃疡，轻度角膜病或视网膜病或青光眼	严重角膜炎，严重视网膜病或视网膜剥脱	全眼球炎，失明	
喉	无	声音嘶哑，轻度喉水肿	中度喉水肿，软骨炎	重度水肿，重度软骨炎	坏死	

续 表

器官组织	0	1级	2级	3级	4级	5级
肺	无	无症状或轻微症状（干咳）；轻微影像学表现	中度有症状的纤维化或肺炎（重度咳嗽）；低热，影像学片样改变	重度有症状的纤维化或影像学致密性改变	严重呼吸功能不全/持续吸氧，辅助通气	直接死于放射晚期反应
心脏	无	无症状或轻微症状；一过性T波改变和ST改变；窦性心动过速>110次/分（静息时）	轻微劳累时心绞痛；轻度心包炎；心脏大小正常；持续不正常T波和ST改变，QRS低	严重心绞痛；心包积液；缩窄性心包炎；中度心力衰竭；心脏扩大；心电图正常	心脏压塞/严重心力衰竭/重度缩窄性心包炎	
食管	无	轻度纤维化；轻度吞咽固体食物困难；无吞咽疼痛	不能正常进固体食物；进半固体食物，可能有扩张指征	严重纤维化，只能进流食；可有吞咽疼痛；需扩张	坏死/穿孔，瘘	
小肠/大肠	无	轻度腹泻，轻度痉挛，粪便轻度直肠分泌物增多或间断出血	中度腹泻和肠绞痛，多排便>5次/日，多量直肠黏液或间断出血	梗阻或出血，需手术	坏死/穿孔，瘘	
肝	无	轻度无力；恶心，消化不良；轻度肝功能不正常	中度症状；肝功能检测有些不正常；血清清蛋白正常	肝功能不全；肝功能检测不正常；低清蛋白，水肿或腹腔积液	坏死/肝昏迷或肝性脑病	

续　表

器官组织	0	1级	2级	3级	4级	5级
肾	无	一过性清蛋白尿；无高血压；轻度肾功能损害，尿素25～35mg/dl，肌酐1.5～2.0mg/dl，肌酐清除率>75%	持续中度蛋白尿（2＋）；中度高血压；无相关贫血；中度肾功能损害，尿素36～60mg/dl，肌酐清除率（50%～74%）	重度蛋白尿；重度高血压；持续贫血（<Hb<100g/L）；重度肾功能衰竭，尿素>60mg/dl，肌酐>4.0mg/dl，肌酐清除率<50%	恶性高血压，尿毒症昏迷，尿素>100%	直接死于放射晚期反应
膀胱	无	轻度上皮萎缩；轻度毛细血管扩张（镜下血尿）	中度尿频；广泛毛细血管扩张，间断性肉眼血尿	重度尿频和排尿困难，重度广泛毛细血管扩张（常伴淤斑）血尿，膀胱容量减少（<150ml）	坏死/膀胱挛缩（容量<100ml），重度出血性膀胱炎	
骨	无	无症状，无生长停滞；骨密度降低	中度疼痛或触痛；生长停滞；不规则骨硬化	重度疼痛或触痛；骨生长完全停滞；致密骨硬化	坏死自发性骨折	
关节	无	轻度关节强直，轻度运动受限	中度关节强直，间断性或中度关节疼痛，中度运动受限	重度关节强直伴严重关节运动受限	坏死/完全固定	

附录 Ⅲ　常用药物毒性标准 V3.0（CTCAE）节选

变态反应/免疫反应

评级　不良反应	1	2	3	4	5
过敏或超敏反应（包括药物热）	一过性皮疹或面部潮红，药物热<38℃	皮疹或面部潮红、风疹、呼吸困难药物热>38℃	症状性支气管痉挛，需要静脉用药；过敏反应有关的水肿，血管性水肿，低血压	威胁生命的过敏性反应	死亡
	附注：过敏或超敏性风疹及药物热包括在过敏及免疫反应分级中。也需考虑细胞因子释放综合征，急性输液反应				
过敏性鼻炎（包括打喷嚏、鼻堵、流清涕）	轻微，不需治疗	中度，需要治疗	—	—	—
自身免疫反应	无症状但有血清学或其他证据的自身免疫反应，所有器官功能正常，不需治疗	有侵及非重要器官功能的自身免疫反应证据，（如甲状腺功能减退），需要免疫抑制药物以外的治疗	可逆的自身免疫反应已影响到了一个主要器官的功能或出现其他不良反应（如一过性大肠炎或贫血）	危及生命的自身免疫反应	死亡
	以下情况若明显可归入分级：甲状腺功能减退，大肠炎，贫血，溶血（如自身免疫性溶血性贫血，药物性溶血）				
血清学异常	—	有	—	—	—

如果风疹作为一个独立的症状出现，在皮肤病/皮肤类目中进行评级；若伴随有其他变态反应或过敏反应表现则在上述的变态反应/过敏反应类目中进行评级。脾功能异常归入血液和骨髓反应评级。

续　表

评　级 不良反应	1	2	3	4	5
脉管炎	轻微，不需治疗	有症状，不需要皮质激素 治疗	需要皮质激素治疗	局部缺血改变，需要 截肢	死亡
过敏症-免疫学-其他	轻微	中度	重度	危及生命或致残	死亡

耳/听力

评级 / 不良反应	1	2	3	4	5
耳痛评级列于疼痛类目中					
听力（有基线听力测定）	至少一只耳在2个以上相邻频率的测定中下降15~25dB 或主观上有减退	至少一只耳在2个相邻频率的测定中下降25~90dB	成人：至少一只耳在2个相邻频率的测定中下降25~90dB；儿童：需要治疗包括助听器（如双耳在语音频率下降大于20dB，单耳大于30dB和需要语言训练）	成人：严重双耳听力下降大于90dB；儿童：需要耳蜗种植和语言训练	—
	附注：儿童分级类似成人除非另有说明，没有基线测定的儿童和青少年可以认为听力下降小于5dB				
听力（无基线听力测定）	—	不需要助听器或治疗，不影响日常生活	需要助听器或治疗，影响日常生活	严重双耳听力下降大于90dB	—
	附注：儿童分级类似成人除非另有说明，没有基线测定的儿童和青少年可以认为听力下降小于5dB				
外耳道炎（非感染性）	外耳道炎伴有红斑或干性脱皮	外耳道炎伴有湿性脱皮，水肿，渗出，鼓膜穿孔	外耳道炎伴有狭窄，骨髓炎，孔突炎	外耳道软组织或骨组织坏死	死亡
中耳炎（非感染性）	浆液性中耳炎，无需治疗	浆液性中耳炎，需行治疗	中耳浆伴液流或浊乳突炎	软骨或骨组织坏死	死亡
耳鸣	—	耳鸣，不影响日常生活	耳鸣，影响日常生活	耳聋	—
耳/听力-其他	轻微	中度	重度	致残或危及生命	死亡

血液/骨髓

评级 / 不良反应	1	2	3	4	5
骨髓细胞构成	轻度细胞减少或相应成熟阶段的细胞减少 <25%	中度细胞减少，或相应成熟阶段的细胞减少 25%~50%	重度细胞减少，或相应成熟阶段的细胞减少 50%~75%	—	死亡
CD4 计数	<正常值下限 (LLN) ~500/μl	200~500/μl	50~200/μl	<50/μl	死亡
结合珠蛋白	降低	—	缺乏	—	死亡
血红蛋白 (Hb)	<LLN~10.0 g/dl <LLN~100 g/L <LLN~6.2 mmol/L	8.0~10.0 g/dl 80~100 g/L 4.9~6.2 mmol/L	6.5~8.0 g/dl 65~80 g/L 4.0~4.9 mmol/L	<6.5 g/dl <65 g/L <4.0 mmol/L	死亡
溶血 (如免疫性溶血、药物相关性溶血、其他)	只有实验室溶血的证据 (如: DAT, Coombs)	有红细胞破损的证据，血红蛋白减少≥2 g，不需要输血	需要输血和 (或) 治疗 (如使用皮质激素)	溶血导致严重后果 (如肾功能减退、低血压、支气管痉挛，急症脾切除)	死亡
铁超负荷	—	无症状，不需要治疗	需要治疗	发生器官损害	死亡
白细胞总数	<LLN~3.0×10⁹/L <LLN~3000/μl	≥2.0×10⁹~<3.0×10⁹/L ≥2000~<3000/μl	≥1.0×10⁹~2.0×10⁹/L ≥1000~2000/μl	<1.0×10⁹/L <1000/μl	死亡
淋巴细胞减少	<LLN~0.8×10⁹/L <LLN~800/μl	≥0.5×10⁹~0.8×10⁹/L ≥500~800/μl	≥0.2×10⁹/L~0.5×10⁹/L <500/μl	<0.2×10⁹/L 200/μl	< 死亡

续 表

评级 不良反应	1	2	3	4	5
骨髓发育不良	—	—	异常骨髓细胞分析	RAEB 或 RAEB-T	死亡
中性白细胞/粒细胞 (ANC/AGC)	$<1.5 \times 10^9$/L <1500/μl	$\geq 1.0 \times 10^9 \sim 1.5 \times 10^9$/L $\geq 1000 \sim 1500$/μl	$\geq 0.5 \times 10^9 \sim 1.0 \times 10^9$/L $\geq 500 \sim 1\,000$/μl	$<0.5 \times 10^9$/L <500/μl	死亡
血小板	$<$LLN$\sim 75.0 \times 10^9$/L $<$LLN$\sim 75\,000$/μl	$\geq 50.0 \times 10^9 \sim <75.0 \times 10^9$/L $\geq 50\,000 \sim <75\,000$/μl	$\geq 25.0 \times 10^9 \sim 50.0 \times 10^9$/L $\geq 25\,000 \sim 50\,000$/μl	$<25.0 \times 10^9$/L $<25\,000$/μl	死亡
脾功能	有损害证据（如 Howell-Jolly 小体）	需预防性抗生素治疗	—	危及生命的并发症	死亡
血液/骨髓－其他	轻微	中度	重度	致残或危及生命	死亡

心律失常

评级 不良反应	1	2	3	4	5
传导异常/房室阻滞	无症状不需治疗	不需紧急治疗	不需完全用药物或设备控制心律（如起搏器）	危及生命（如晕厥、低血压、休克）	死亡
心悸	有	有并伴有症状（如轻度头晕、气短）	—	—	—
QT间期延长	>0.45~0.47s	>0.47~0.5s 或较基线 ≥0.06s	>0.5s	>0.5s; 危及生命（如晕厥、低血压、休克）	死亡
窦性和室上性心律失常	无症状不需治疗	不需紧急治疗	不需完全用药物或设备控制心律（如起搏器）	危及生命（如晕厥、低血压、休克）	死亡
血管迷走神经性事件	—	有，无意识丧失	伴意识丧失	危及生命	死亡
室性心律失常	无症状不需治疗	不需紧急治疗	不需完全用药物或设备控制心律（如除颤）	危及生命（如晕厥、低血压、休克）	死亡
心律失常-其他	轻度	中度	重度	危及生命或致残	死亡

心血管

评　级 不良反应	1	2	3	4	5
心肌缺血/梗死	无症状的动脉狭窄，不伴心肌缺血	无症状，检查发现心肌缺血，稳定性心绞痛	有症状的心肌缺血，不稳定心绞痛，需治疗	急性心肌梗死	死亡
心肌肌钙蛋白 I（cTnI）	—	—	达到不稳定的绞痛水平	达到心肌梗死水平	死亡
心肌肌钙蛋白 T（cTnT）	0.03 ~ <0.05ng/ml	0.05 ~ <0.1ng/ml	0.1 ~ <0.2ng/ml	≥0.2ng/ml	死亡
心肺功能骤停，不明原因（非致命性）	—	—	—	危及生命	—
高血压	无症状的短暂（<24h）升高 >20mmHg（舒张压），>150/100mmHg（以往正常），不需治疗；儿童：无症状，短暂（<24h）血压高于正常上限，不需治疗	复发性或顽固性（>24h）或有症状的升高 >20mmHg（舒张压），或>150/100mmHg（以往正常），不需治疗；儿童：复发或顽固的（>24h）血压正常上限，需要单一药物治疗	需多药治疗或需比以往更强的治疗；儿童：同成人	危及生命（如高血压危象）；儿童：同成人	死亡
低血压	不需治疗	需要<24h输液或其他治疗，无生理功能紊乱	需>24h治疗，无持续的生理功能紊乱	休克（如酸中毒，重要器官功能损害）	死亡

续 表

不良反应	1	2	3	4	5
左室舒张功能不全	无症状，无需治疗	无症状，需要治疗	有症状的慢性心力衰竭，治疗有效	顽固的慢性心力衰竭，控制差，需心室辅助装置或心脏移植	死亡
左室收缩功能不全	无症状，静息时 EF 60%~50%，SF <30%~24%	无症状，静息时 EF 50%~40% SF 24%~15%	有症状的慢性心力衰竭，治疗有效，EF <40%~20%，SF <15%	顽固的慢性心力衰竭，控制差，EF <20%，需心室辅助装置，心室缩减术或心脏移植	死亡
心肌炎	—	—	慢性心力衰竭，治疗有效	严重或顽固的慢性心力衰竭	死亡
心包积液（非恶性）	无症状	—	渗出伴生理功能紊乱	危及生命（如心脏压塞），需紧急治疗	死亡
心包炎	无症状，但ECG或体检可发现	有症状（如胸痛）	心包炎伴生理功能紊乱（如心脏压塞）	危及生命，需紧急治疗	死亡
肺动脉高压	无症状，不需治疗	无症状，需要治疗	有症状，治疗有效	有症状，治疗效果差	死亡
限制性心肌病	无症状，不需治疗	无症状，需要治疗	有症状的慢性心力衰竭，治疗有效	顽固性慢性心力衰竭，治疗效果差，需心室辅助装置，或心脏移植	死亡

续　表

评　级 不良反应	1	2	3	4	5
右心室功能不全 （肺源性）	无症状，不需治疗	无症状，需要治疗	有症状，治疗有效	有症状，治疗效果差，需心室辅助装置，或心脏移植	死亡
心瓣膜病	无症状的瓣膜增厚或伴轻度瓣膜返流或狭窄，除预防心内膜炎外，不需其他治疗	无症状，影像学表现为中度瓣膜反流或狭窄	有症状，严重瓣膜反流或狭窄，药物治疗以控制症状	危及生命，致残需治疗（如瓣膜置换、瓣膜成形术）	死亡
心血管-其他	轻度	中度	重度	危及生命或致残	死亡

凝血（LLN 指正常值下限，ULN 指正常值上限）

评级 不良反应	1	2	3	4	5
DIC	—	实验室检验异常，但无出血	实验室检验验异常伴出血	实验室检验异常，危及生命或致残（如中枢神经系统出血、器官损害）	死亡
纤维蛋白原	<1.0~0.75 × LLN 或低于基线 <25%	<0.75~0.5 × LLN 或低于基线25%~50%	<0.5~0.25 × LLN 或低于基线50%~75%	<0.25 × LLN 或低于基线 >75% 或绝对值 <50mg/dl	死亡
INR	>1~1.5×ULN	>1.5~2×ULN	>2×ULN	—	—
PT	>1~1.5×ULN	>1.5~2×ULN	>2×ULN	—	—
血栓性微血管病[如血栓性血小板减少性紫癜（TTP）或溶血性尿毒症]	有红细胞破坏的证据但无症状	—	有实验室证据并有临床后果（如肾功能不全、淤点）	有实验室证据，危及生命或致残（如中枢神经系统出血、血栓、栓塞或肾衰）	死亡
凝血-其他	轻微	中度	重度	致残或危及生命	死亡

全身状况

评级 不良反应	1	2	3	4	5
疲劳（嗜睡、不适、乏力）	较平常时疲劳加重	中度或某些日常活动困难	重度或妨碍日常活动	卧床或残疾	—
发热（无中性粒细胞减少，中性粒细胞减少定义为：绝对中性粒细胞计数<1.0×10⁹/L）	38.0～39.0℃	39.1～40.0℃	>40.0℃并且持续<24小时	>40.0℃并且持续≥24小时	死亡
	也可参过敏反应/超敏反应注意：上述体温的测量是口温或鼓室温度				
低体温	—	35.0～>32.0℃	28.0～>32.0℃	≤28.0℃或危及生命（如昏迷、低血压、肺水肿、窒颤、酸中毒）	死亡
失眠	偶然有，不影响生活	影响功能但不影响日常生活	经常有，影响日常生活	残疾	—
肥胖	—	体重指数（BMI）25～29.9kg/m²	BMI 30～39.9kg/m²	BMI大于40kg/m²	—
体味	轻度	明显	—	—	—
寒战	轻度	中度，需麻醉剂治疗	严重的或持续性的，麻醉药物治疗无效	—	—
出汗	轻度或偶尔	经常或湿透衣服	—	—	—

续 表

评 级 不良反应	1	2	3	4	5
体重增加	5%~<10% 基线体重 也要参考腹腔积液、水肿、胸腔积液（非恶性）	10%~<20% 基线体重	20% 基线体重	—	—
体重降低	5%~<10% 基线体重	10%~<20% 基线体重，需营养支持	20% 基线体重，需鼻饲或 TPN	—	死亡
其他全身状况，（注明）	轻度	中度	重度	危及生命或致残	死亡

皮肤病/皮肤

评　级 不良反应	1	2	3	4	5
萎缩	可察觉的	明显的	—	—	
皮下脂肪萎缩	可察觉的	明显的	—	—	
淤斑（无3、4级血小板减少症）	局限或孤立	广泛的	—	—	
灼伤	轻微症状，不需要治疗	需要治疗，或者需要小清创术	需要中到大的清创术或者组织重建	危及生命	
唇炎	无症状	有症状，不影响日常生活	有症状，影响日常生活	—	
干燥	无症状	有症状但不影响日常生活	有症状影响日常生活	—	
面部潮红	有，无症状	有症状	—	—	
脱发	毛发稀疏或者斑秃	完全脱光	—	—	
色素沉着	轻微的或局限	明显的或全身性的	—	—	
色素缺失	轻微或局限	明显的或全身性的	—	—	
纤维化/硬化	触感变硬	触感明显变硬可有轻挛缩；中度影响功能但不影响日常生活	明显变硬有挛缩或固定；明显影响功能并影响日常生活	—	
注射部位反应	疼痛或瘙痒或红斑	疼痛或肿胀，伴有炎症或静脉炎	严重或经久不愈的溃疡或坏死，需手术处理	—	

续 表

评级 不良反应	1	2	3	4	5
指甲改变	褪色或指甲凹陷，蚀斑	部分或全部指甲脱落或甲床疼痛	影响日常生活	—	—
光敏反应	无痛性红斑	痛性红斑	剥脱性红斑	危及生命	死亡
瘙痒	轻度或局灶性	严重或广泛	严重或广泛，影响日常生活	—	—
皮疹/脱皮	出现斑疹或丘疹或无相关症状的红斑	斑疹、丘疹或伴有瘙痒或其他症状的红斑；局灶性脱皮或其他病损累及 < 50%体表面积	严重或泛全身性的红斑或斑丘疹或水疱；脱皮 >50% 的体表面积	全身性剥脱性皮炎，溃疡或大疱性皮炎	死亡
	也可参考过敏反应/超敏反应	注意：Stevens-Johnson 综合征的分级见皮肤病学 皮肤—节中的多形性红斑			
痉挛	无需治疗	需治疗	有疼痛、毁容、溃疡或皮肤剥脱	—	死亡
放射性皮炎	轻微的红斑或干性脱皮	中度或明显的红斑或主要局限于皮肤反折/皱襞的小片状湿性脱皮；中度水肿	非皮肤反折/皱襞处的湿性脱皮；轻微外伤或摩擦所致的出血	皮肤全层坏死或溃疡，受累部位的自发性出血	死亡
	注意：放射性皮炎相关性疼痛的分级见疼痛一节中的放射引起疼痛				
多形性红斑	—	散在未布满全身	严重的（如疼痛性口腔炎）需 TPN 或鼻饲	危及生命	死亡

续 表

不良反应 评 级	1	2	3	4	5
手足综合征	无痛性皮肤改变或皮炎（如红斑）	皮肤改变（如水泡，出血，水肿）或不影响功能的疼痛	皮肤溃疡或影响功能的皮肤改变	—	—
褥疮	—	需要局部护理	需手术清创或其他积极的治疗如高压氧	危及生命需要更积极治疗（如重建，移植等）	死亡
皮纹	轻度	明显影响美容	—	—	—
毛细血管扩张	少量	中等量	大量	—	—
溃疡	—	浅表溃疡<2cm 或局部护理	溃疡≥2cm 或需手术清创以及其他积极的治疗如高压氧	危及生命常需更积极的治疗（如重建，移植）	死亡
荨麻疹（风团）	需口服或局部用药或使用激素<24h	需静脉用药或需使用激素>24h	—	—	—
风疹	无需治疗	需<24h 的治疗	需≥24h 的治疗	—	—
切口并发症（非感染性）	≤25%的伤口裂开，深度不超过浅层筋膜	需要局部处理的>25%的切口裂开或症状无症状切口疝	有症状的切口疝（但无肠绞窄；切口裂开但不需行脏器切除；原来切口需缝合或需要手术修复；需住院治疗或需高压氧	有症状的切口疝并肠绞窄；切口裂开需行脏器切除；需皮瓣修复，截肢，移植等	死亡
皮肤瘙痒/皮肤–其他	轻微	中度	重度	致残或危及生命	死亡

内分泌系统

评 级 不良反应	1	2	3	4	5
肾上腺功能不全	无症状	有症状需治疗	需住院治疗	危及生命	死亡
库欣综合征	—	有	—	—	—
男性女性化	—	—	有	—	—
潮热	轻度	中度	影响日常生活	—	—
女性男性化	—	—	有	—	—
ACTH缺乏	无症状	有症状但不影响日常生活，需治疗	有症状影响日常生活，需住院治疗	危及生命	死亡
ADH分泌异常	无症状	有症状但不影响日常生活，需治疗	有症状影响日常生活	危及生命	死亡
促性腺激素分泌异常	无症状	有症状但不影响日常生活，需治疗	有症状影响日常生活如骨折、脱毛	—	—
生长激素分泌异常	无症状	有症状但不影响日常生活，需治疗	—	—	—
泌乳素分泌异常	无症状	有症状但不影响日常生活，需治疗	有症状影响日常生活如泌乳、闭经	—	死亡
糖耐量异常	无症状	有症状需饮食调整或口服药物	有症状影响日常生活需胰岛素治疗	危及生命	死亡

续 表

评 级 不良反应	1	2	3	4	5
甲状旁腺功能减退	无症状	有症状需治疗	—	—	—
甲亢	无症状	有症状但不影响日常生活，需治疗	有症状影响日常生活，需住院治疗	危及生命	死亡
甲减	无症状	有症状但不影响日常生活，需治疗	有症状影响日常生活，需住院治疗	危及生命	死亡
内分泌系统－其他	轻微	中度	重度	致残或危及生命	死亡

胃肠道

评级 / 不良反应	1	2	3	4	5
食欲减退	食欲减退但进食无减少	进食减退但体重明显减少或营养不良；需口服营养补充剂	进食减少伴体重明显减少或营养不良；需鼻饲或TPN	危及生命	死亡
腹腔积液（良性）	无症状	有症状，需治疗	有症状，需积极治疗	危及生命	死亡
大肠炎	无症状	腹痛或伴黏液血便	腹痛、发热、排便习惯改变伴肠硬阻或腹膜刺激征	危及生命（如出血、穿孔）	死亡
便秘	偶然有，需粪类便软化或饮食调整	持续性便秘，需规律使用缓泻药物或灌肠剂	便秘影响日常生活，需人工通便或灌肠	肠梗阻或中毒性巨结肠症	死亡
脱水	黏膜干燥或皮肤弹性下降；需口服补液	需静脉补液<24h	需静脉补液≥24h	危及生命	死亡
牙科（义齿）	轻度不适，无活动限制	进食时有不适但无其他不适	任何时候不能使用义齿	—	—
牙科（牙周病）	轻度萎缩；探查时局部出血；轻度骨质减少	中度萎缩；探查时多处出血；中度骨质减少	自发出血；严重骨质减少或伴牙脱落；上颌牙或下颌骨坏死	—	—
牙科（牙齿）	龋齿，无牙脱落	牙脱落；牙体或牙冠断裂；需修复	全口牙脱落	—	—
牙科（牙发育）	牙或釉质发育不良但不影响功能	需外科行功能修复	功能受损无法外科功能修复	—	—

续 表

评级 不良反应	1	2	3	4	5
腹泻	每日排便次数较基线增加<4次；或造口处排便量轻度增加	每日排便次数较基线增加4~6次；或造口处排便量中度增加；需<24h静脉补液；不影响日常生活	每日排便次数较基线增加≥7次；或造口处排便量明显增加；需≥24h静脉补液；影响日常生活	危及生命	死亡
腹胀	无症状	有症状但不影响肠胃功能	有症状，影响肠胃功能	—	—
口干	有症状（涎液变干/黏稠）但无明显饮食改变，非刺激涎液分泌大于0.2ml/min	有症状但有明显饮食改变，如大量饮水软食，非刺激性涎液分泌0.1~0.2ml/min	不能充分进食需鼻饲、静脉营养或全胃肠外营养（TPN），非刺激涎液分泌小于0.1ml/min	—	—
吞咽困难	轻度吞咽困难，但可进普食	吞咽困难，主要进软食、半流或流食，静脉补液小于24h	吞咽困难，需鼻鼻饲或TPN大于24h	危及生命（如阻塞、穿孔）	死亡
	注意：如果是放射相关性不良反应，其分级见吞咽困难-食管放射引起或吞咽困难-咽部放射引起				
小肠炎	无症状，影像或内镜检查可见	腹痛或伴黏液便血便	腹痛，发热，排便习惯改变伴肠梗阻或腹膜刺激征	危及生命	死亡
食管炎	无症状，经病理、影像或内镜发现	吞咽困难，主要进软食、半流或流食，静脉补液小于24h	吞咽困难，需鼻饲或TPN大于24h	危及生命	死亡

续　表

不良反应	评级 1	2	3	4	5
消化道瘘	无症状,影像或内镜检查可见	有症状影响肠胃功能,需<24h静脉补液	有症状严重影响肠胃功能,需≥24h静脉补液或鼻饲	危及生命	死亡
肠胀气	轻度	中度	—	—	—
胃炎	无症状,影像或内镜检查可见	有症状影响肠胃功能,需<24h静脉补液	有症状严重影响肠胃功能,需≥24h静脉补液或TPN	危及生命;需胃切除	死亡
消化不良/胃灼热	轻度	中度	重度	—	—
痔疮	无症状	有症状,需治疗	影响日常生活;需手术或内镜治疗	危及生命	死亡
肠梗阻	无症状,影像或内镜检查可见	有症状影响肠胃功能,需<24h静脉补液	有症状严重影响肠胃功能,需≥24h静脉补液或TPN	危及生命	死亡
排便失禁	需偶然使用垫纸	需每日使用垫纸	影响日常生活;需手术治疗	需永久结肠造口	—
消化道漏(Leak)	无症状,只有影像学发现	有症状,需治疗	有症状影响消化,需内镜治疗	需外科或内镜治疗,危及生命	死亡
吸收不良	—	有饮食改变,需口服药物治疗	不能通过饮食满足需求,需TPN	危及生命	死亡

续 表

评级 不良反应	1	2	3	4	5
黏膜炎（临床检查）	黏膜红斑	散在假膜或溃疡	融合性假膜或溃疡，触之易出血	组织坏死、自发出血，或危及生命	死亡
黏膜炎（功能症状）	上消化道：轻度不适，普食，轻度呼吸道症状，下消化道：轻度不适，不需治疗	上消化道：轻度症状能进软食，有呼吸道症状不影响日常生活，下消化道：有症状需治疗但不影响日常生活	上消化道：不能充分进食，有呼吸道症状影响生活，下消化道：有排便失禁或症状影响日常生活		死亡
	注意：放疗相关性黏膜炎的分级见放射性黏膜炎				
恶心	食欲下降，但正常进食	经口纳食量下降，体重无明显下降，静脉补液小于24h	进食不足，需静脉补液大于24h或鼻饲	危及生命	死亡
消化道坏死	—	—	不能经消化道充分进食需肠外营养或需手术或内镜治疗	危及生命，需脏器切除	死亡
味觉	轻度改变	明显改变	—	—	—
消化道梗阻	无症状，影像或内镜检查可见	有症状影响肠胃功能，需<24h静脉补液	有症状严重影响肠胃功能，需≥24h静脉补液或鼻饲或TPN	危及生命	死亡
消化道穿孔	无症状，影像或内镜检查可见	需治疗，需<24h静脉补液	需手术治疗；需≥24h静脉补液或鼻饲或TPN	危及生命	死亡

续 表

评级　级别 不良反应	1	2	3	4	5
直肠炎	轻度不适，不需治疗	需治疗但症状不影响日常生活	症状影响日常生活，需手术治疗	危及生命	死亡
胃下垂	无症状	需注意但不需改变日常生活	胃功能不全，需积极治疗	危及生命	死亡
胰腺改变	唾液轻度变浓，味觉可有轻度改变（如金属味）	涎液浓，黏稠，味觉显著改变，需改变饮食，不影响生活	急性胰腺坏死，严重的（涎液）分泌相关的症状，影响生活	危及生命或致残	死亡
消化道狭窄	无症状，影像或内镜检查可见	有症状影响肠胃功能，需<24h 静脉补液	严重影响肠胃功能，需≥24h 补液或鼻饲或 TPN；需手术	危及生命	死亡
味觉障碍	轻度改变，饮食无改变	饮食味觉改变，出现味觉不愉快味觉，味觉减退	—	—	—
盲肠炎	无症状，影像或内镜检查可见	腹痛或伴黏液便血便	腹痛，发热，排便习惯改变伴肠梗阻或腹膜刺激征	危及生命	死亡
消化道溃疡	无症状，影像或内镜检查可见	有症状影响肠胃功能，需<24h 静脉补液	有症状严重影响肠胃功能，需≥24h 静脉补液或鼻饲或 TPN；需手术治疗	危及生命	死亡

续 表

评 级 不良反应	1	2	3	4	5
呕吐	较疗前呕吐次数多 1 次/24h	较疗前呕吐次数多 (2~5 次/24h)，静脉补液小于 24h	较疗前呕吐次数多 (≥6 次/24h)，或需静脉补液或 TPN 大于 24h	危及生命	死亡
	也可参考脱水体重增减的分级见全身症状一节				
胃肠道－其他	轻度	中度	重度	危及生命或致残	死亡

生长和发育

评级 不良反应	1	2	3	4	5
骨龄	—	正常±2SD	—	—	—
骨发育（股骨头发育）	轻度外翻/内翻畸形	中度外翻/内翻畸形，有症状，影响功能但不影响日常生活	轻度股骨骺滑动，需手术治疗（例如固定），影响日常生活	致残，重度股骨骺滑动>60%，无血管性坏死	—
骨发育（肢体长度差异）	轻度长度差异<2cm	中度差异2~5cm，需鞋垫矫正	严重长度差异>5cm，需手术治疗，影响日常生活	致残	—
骨发育：脊柱前凸/后凸	轻度放射学改变	中度凸出，影响功能但不影响立场生活	严重凸出，需手术治疗，妨碍日常生活	致残（如不能抬头）	—
生长延迟	较生长曲线基线减少10~29%	较生长曲线基线减少30~49%	较生长曲线基线减少≥50%	—	—
青春期延迟	—	女性：13岁无乳腺发育 男性：14.5岁无Tanner Stage2发育	女性：14岁无性发育 男性：16岁无性发育 需激素替代治疗	—	—
身材矮小	超过同性别同年龄平均身高2个标准差	影响日常生活	—	—	—
生长和发育-其他	轻度	中度	重度	危及生命或致残	死亡

出血

评　级 不良反应	1	2	3	4	5
血肿	轻微症状，不需侵入性治疗	需小的侵入性穿刺或清除治疗	需介入或手术治疗	危及生命，常需紧急治疗	死亡
手术相关出血（术中、术后）	—	—	需输注2单位非自体浓缩红细胞，术后需内镜、介入或手术治疗	危及生命	死亡
注：术后时间为术后72h以内					
中枢神经系统出血	无症状，仅影像学发现	需治疗	需脑室引流，颅内压监护或手术治疗	危及生命，致残或神经功能缺陷	死亡
消化道出血	轻度，不需治疗（口服铁剂除外）	有症状并需治疗，小的烧灼止血	需输血，介入、内镜或手术治疗	危及生命，需紧急治疗	死亡
泌尿生殖道出血	轻微或镜下血尿，不需治疗	肉眼血尿需药物治疗或尿道灌注治疗	需输血，介入、内镜或手术治疗	危及生命，需紧急治疗	死亡
肺及上呼吸道出血	轻度，不需治疗	有症状需治疗	需输血，介入、内镜或手术治疗	危及生命，需紧急治疗	死亡
淤斑（皮肤或黏膜内出血）	少量淤斑	中度淤斑	广泛淤斑	—	—
其他出血	轻度不需输血	—	需输血治疗	大出血，需抢救	死亡

肝胆及胰腺

评 级 不良反应	1	2	3	4	5
胆囊炎	无症状，仅影像学发现	有症状，需治疗	需介入、内镜或手术治疗	危及生命（如败血症，穿孔）	死亡
肝功能衰竭（临床）	—	黄疸	扑翼样振颤	肝性脑病或昏迷	死亡
胰腺外分泌功能缺陷	—	排便次数增多，量增多，气味加重，脂肪泻	吸收缺陷（如体重下降）	危及生命	死亡
胰腺炎	无症状，血清酶升高和/或影像学发现	有症状，需治疗	需介入放射学或手术治疗	危及生命（如循环衰竭，出血，败血症）	死亡
肝胆及胰腺－其他	轻度	中度	重度	危及生命或致残	死亡

感染

评级 不良反应	1	2	3	4	5
传染性结肠炎（如梭状杆菌感染）	无症状，仅病理学或影像学发现	腹痛伴黏液和/或血便	需静脉输注抗生素或TPN	危及生命（如穿孔、出血、局部缺血、坏死或中毒性巨结肠），需要手术切除	死亡
中性粒细胞减少性发热（不明原因的，无临床或微生物学证据的感染）（ANC<1.0×10⁹/L，发热≥38.5°C）	—		有	危及生命的败血症（如感染性休克、低血压）	死亡
感染（有临床或微生物学证据）伴3或4级粒细胞减少	—	局限，需要局部治疗	需静脉注射抗生素或抗病毒药物治疗	危及生命（如感染性休克、低血压、酸中毒、坏死）	死亡
感染伴正常或1或2级中性粒细胞减少	—	局限，需要局部治疗	需静脉注射抗生素、抗真菌或抗病毒药物；介入或手术治疗	危及生命（如感染性休克、低血压、酸中毒、坏死）	死亡
感染伴中性粒细胞计数不详	—	局限，需要局部治疗	需静脉注射抗生素、抗真菌或抗病毒药物；介入或手术治疗	危及生命（如感染性休克、低血压、酸中毒、坏死）	死亡

续 表

评 级 不良反应	1	2	3	4	5
机会性感染伴≥2级 淋巴细胞减少症	—	局限，需要局部治疗	需静脉注射抗生素、抗真菌 或抗病毒药物；介入或手术 治疗	危及生命（如感染性 休克，低血压，酸中 毒，坏死）	死亡
病毒性肝炎	转氨酶和肝功能正常	转氨酶异常，肝功能正常	有症状的肝功能异常，活检 证实的纤维化；代偿性肝硬化	肝功能失代偿（如腹 腔积液、凝血障碍， 肝性脑病、昏迷）	死亡
感染－其他	轻度	中度	重度	危及生命或致残	死亡

淋巴管

评级 不良反应	1	2	3	4	5
乳糜或淋巴漏	无症状，临床或影像学发现	有症状，需药物治疗	需介入或手术治疗	危及生命	死亡
皮肤淋巴水肿，静脉淋巴水肿	压痕增厚或轻微脱色	明显脱色，皮肤似革状，小乳突形成	—	—	—
头颈部水肿	局限于相关区域，无致残或功能损害	伴功能损害的局限面面颈部水肿	伴功能损害的广泛面颈水肿（如转颈困难或张口困难）	重度伴溃疡形成或脑水肿；需气管切开或鼻饲	死亡
上肢水肿	在目视双侧肢体差异最大处体积或周径相差5~10%；经纤细组织检查发现解剖结构不清或肿胀；凹陷性水肿	在目视双侧肢体差异最大处体积或周径相差>10%~30%；正常解剖结构明显模糊；皮肤皱褶消失；外形明显异常	在目视双侧肢体差异最大处体积或周径相差≥30%；外形严重异常；影响日常生活	进展为恶性肿瘤（如淋巴管肉瘤）；需截肢术；致残	死亡
躯干/生殖器水肿	经纤细检查发现解剖结构不清；凹陷性水肿	明显的解剖结构不清；皮肤皱褶消失；外形明显异常	影响日常生活；外形严重异常	进展为恶性肿瘤（如淋巴管肉瘤）；致残	死亡
内脏水肿	无症状；仅临床或影像学检查发现	有症状；需治疗	有症状不能经口摄取足够营养，需介入或手术治疗	危及生命	死亡
淋巴水肿性纤维化	轻到中度软组织赘肉，对抬高或挤压无反应，触之中等硬度或海绵状感觉	硬度明显增高	≥40%水肿范围内质地显著增高	—	—

续　表

评　级 不良反应	1	2	3	4	5
淋巴囊肿	无症状，仅临床或影像学检查发现	有症状；需治疗	有症状并需介入或手术治疗	—	—
静脉淋巴条索	无症状，仅临床检查发现	有症状，需治疗	有症状并可导致挛缩或活动度受限	—	—
淋巴-其他	轻度	中度	重度	危及生命或致残	死亡

生化指标（LLN指正常值下限 ULN指正常值上限）

评 级 不良反应	1	2	3	4	5
酸中毒	—	—	7.3>pH	7.3>pH 并危及生命	死亡
低清蛋白血症	<LLN~3 g/dl	≥2~<3 g/dl	<2 g/dl	—	死亡
碱性磷酸酶	>ULN~2.5×ULN	>2.5×ULN~5.0×ULN	>5.0×ULN~20.0×ULN	>20.0×ULN	—
碱中毒	7.5≥pH>正常	—	7.5<pH	7.5<pH 并危及生命	死亡
SGPT（ALT）	>ULN~2.5×ULN	>2.5×ULN~5.0×ULN	>5.0×ULN~20.0×ULN	>20.0×ULN	—
淀粉酶	>ULN~1.5×ULN	>1.5×ULN~2.0×ULN	>2.0×ULN~5.0×ULN	>5.0×ULN	死亡
SGOT（AST）	>ULN~2.5×ULN	>2.5×ULN~5.0×ULN	>5.0×ULN~20.0×ULN	>20.0×ULN	—
低 HCO_3^-	<LLN~16mmol/L	<16~11mmol/L	<11~8mmol/L	<8mmol/L	死亡
胆红素	>ULN~1.5×ULN	>1.5×ULN~3.0×ULN	>3.0×ULN~10.0×ULN	>10.0×ULN	—
低钙血症	<LLN~2.0mmol/L 离子型<LLN~1.0mmol/L	<2.0~1.75mmol/L 离子型<1.0~0.9mmol/L	<1.75~1.5mmol/L 离子型<0.9~0.8mmol/L	<1.5mmol/L 离子型<0.8mmol/L	死亡
高钙血症	>ULN~2.9mmol/L 离子型>ULN~1.5mmol/L	>2.9~3.1mmol/L 离子型>1.5~1.6mmol/L	>3.1~3.4mmol/L 离子型>1.6~1.8mmol/L	>3.4mmol/L 离子型>1.8mmol/L	死亡
高胆固醇	>ULN~7.75mmol/L	>7.75~10.34mmol/L	>10.34~12.92mmol/L	>12.92mmol/L	—
CPK	>ULN~2.5×ULN	>2.5×ULN~5.0×ULN	>5.0×ULN~10.0×ULN	>10.0×ULN	死亡
肌酐	>ULN~1.5×ULN	>1.5×ULN~3.0×ULN	>3.0×ULN~6.0×ULN	>6.0×ULN	死亡
GGT（γ-谷氨酰转肽酶）	>ULN~2.5×ULN	>2.5×ULN~5.0×ULN	>5.0×ULN~20.0×ULN	>20.0×ULN	—

续　表

评级 不良反应	1	2	3	4	5
GFR	<75%~50% LLN	<50%~25% LLN	<25% LLN，不需长期透析	长期透析或肾移植	死亡
高血糖	>ULN~8.9mmol/L	>8.9~13.9mmol/L	>13.9~27.8mmol/L	>27.8mmol/L 或酸中毒	死亡
低血糖	<LLN~3.0mmol/L	<3.0~2.2mmol/L	<2.2~1.7mmol/L	<1.7mmol/L	死亡
血红蛋白尿	有	—	—	—	—
脂肪酶	>ULN~1.5×ULN	>1.5×ULN~2.0×ULN	>2.0×ULN~5.0×ULN	>5.0×ULN	死亡
高镁血症	>ULN~1.23mmol/L	—	>1.23~3.30mmol/L	>3.30mmol/L	死亡
低镁血症	<LLN~0.5mmol/L	<0.5~0.4mmol/L	<0.4~0.3mmol/L	<0.3mmol/L	死亡
低磷血症	<LLN~0.8mmol/L	<0.8~0.6mmol/L	<0.6~0.3mmol/L	<0.3mmol/L	死亡
高钾血症	>ULN~5.5mmol/L	>5.5~6.0mmol/L	>6.0~7.0mmol/L	>7.0mmol/L	死亡
低钾血症	<LLN~3.0mmol/L	—	<3.0~2.5mmol/L	<2.5mmol/L	死亡
蛋白尿	1+或0.15~1.0g/24h	2+或3+或>1.0~3.5g/24h	4+或>3.5g/24h	肾病综合征	死亡
高钠血症	>ULN~150mmol/L	>150~155mmol/L	>155~160mmol/L	>160mmol/L	死亡
低钠血症	<LLN~130mmol/L	—	<130~120mmol/L	<120mmol/L	死亡
高甘油三酯血症	>ULN~2.5×ULN	>2.5×ULN~5.0×ULN	>5.0×ULN~10.0×ULN	>10.0×ULN	—
高尿酸血症	≤0.59mmol/L 没有体检异常	—	≤0.59mmol/L 有体检异常	>0.59mmol/L	死亡
生化指标-其他	轻度	中度	重度	危及生命或致残	死亡

关节肌肉系统

评级　　　　　不良反应	1	2	3	4	5
关节炎	轻度疼痛，伴有炎症，水肿或关节肿胀，但不影响功能	中度疼痛，伴有炎症，水肿或关节肿胀，影响功能，但不影响日常活动	重度疼痛，伴有炎症，水肿或关节肿胀，影响功能，影响日常活动	致残	死亡
注：仅当关节炎（如关节炎症或关节炎的症状态）的诊断确认时。关节痛的分级见疼痛项					
脊柱侧凸	≤20°；临床查体不能检出	>20°~45°；可见前屈；影响功能(但不影响日常生活活动)	>45°；肩胛骨隆起前屈；需手术治疗；影响日常生活活动	致残（例如影响心肺功能）	死亡
颈椎活动度	旋转或屈曲轻度受限 60°~70°	左右旋转 <60°，屈曲 <60°	关节僵硬，多段椎体融合	—	—
注：旋转 60°~65° 可练习倒车动作；屈曲 60°~65° 可练习系鞋带动作					
外生骨疣	无症状	多处；疼痛或影响功能	需切除治疗	发展为恶性肿瘤（例如软骨肉瘤）	死亡
下肢功能（步态）	只有经验者才能发现的跛行或步行≥1km；行步行走需要手杖支撑	显著跛行或影响肢体功能受限，但能行走 ≥0.1km；行走需要拐杖支撑	重度跛行伴步履蹒跚；行走受限	不能行走	—
尚需考虑患者共济失调；全身或局部特定区域（非神经性）肌无力					
上肢功能	患肢能完成大部分家务劳动或工作	在健肢协助下可完成大部分家务活动或工作	影响日常生活活动	致残；患肢无功能	—

续 表

评 级 不良反应	1	2	3	4	5
纤维化（美容）	仔细检查可发现	比较容易发现但未毁容	明显毁容；若患者愿意有手术治疗的适应证	—	—
结缔组织纤维化	密度增加，如海绵样感觉	密度增加伴组织固定	密度增加伴组织固定；影响日常生活活动；需手术治疗	危及生命；致残；肢体缺损；影响重要器官功能	死亡
尚需考虑硬化/纤维化（皮肤和皮下组织）；全身或特定区域（非神经性）；肌无力－选择；神经病学：运动；神经病学：感觉					
骨折	无症状，仅放射影像学发现	有症状但无错位；需要固定	有症状有错位或开放性骨折；需手术治疗	致残；需截肢术	死亡
关节积液	无症状，仅临床或放射影像学发现	有症状；影响功能但不影响日常生活活动	有症状并影响日常生活活动	致残	死亡
尚需考虑关节炎（非化脓性）					
关节功能	僵硬并影响体育活动；≤ 25%活动范围丧失	僵硬影响功能但不影响日常生活活动；> 25% ~ 50%活动范围丧失	僵硬影响日常生活；> 50% ~ 75%活动范围丧失	关节固定或无功能（关节融合术）；≥ 75%活动范围丧失	—
尚需考虑关节炎（非化脓性）					
局部并发症－装置/假体	无症状	有症状，但不影响日常生活活动；局部伤口护理，需药物治疗	有症状；影响日常生活活动；需手术治疗，重建	危及生命；致残；肢体或器官置换，体或器官丢失	死亡

续表

评级 不良反应	1	2	3	4	5
腰椎活动度	僵硬，弯腰拾起地板上极轻物品困难但可以完成	能弯曲但需要辅助设施以拾起地板上极轻物品	多节段关节僵硬、融合不能屈曲（如不能拾起地板上极轻物品）	—	—
全身或特定区域（非神经性）肌无力	无症状，体格检查无力	有症状并影响功能，但不影响日常生活活动	有症状并影响日常生活活动	危及生命；致残	死亡
尚需考虑疲劳（衰弱，嗜睡，不适）					
肌肉/骨骼发育不全	美观上和功能上轻微发育不全	畸形，发育不全，或可修复的不对称（如鞋底垫高）或以衣物掩饰	明显功能性畸形、发育不全，或不对称，通过修复衣物不能纠正	致残	—
肌炎（肌肉炎症/损伤）	轻度疼痛，不影响功能	疼痛影响功能，但不影响日常生活	疼痛影响日常生活活动	致残	死亡
注：肌炎包括肌肉损伤（如肌酸磷酸激酶升高）					
尚需考虑肌酸磷酸激酶；疼痛 - 选择					
骨坏死（缺血性坏死）	无症状，仅放射影像学发现	有症状并影响功能，但不影响日常生活活动；需少量较小死骨摘除（如死骨摘除术）	有症状并影响日常生活活动；需手术或高压氧治疗	致残	死亡

续 表

评 级 反应	1	2	3	4	5
骨质疏松症	有影像学表现或骨密度 T 值 -1～-2.5 并无身高减少、不需治疗	骨密度 T 值 <-2.5；身高减少 <2cm；需抗骨质疏松治疗	骨折；身高减少≥2cm	致残	死亡
血肿	无症状	有症状；需药物治疗或单穿刺治疗	有症状，需放射介入或手术治疗	—	—
软组织坏死（注明部位）	—	局部伤口护理；需药物治疗	手术清创或需其他有创性治疗（如高压氧）	危及生命；创伤性治疗重建（例如皮瓣或移植）	死亡
张口受限（张口困难，受限制或疼痛）	活动受限，不影响进食	活动受限，需小口进食，进软食或流质	不能经口摄取足够营养	—	—
伤口感染分级见感染项					
非感染性伤口分级见皮肤病学非感染性创伤并发症					
肌肉和骨骼异常 - 其他	轻度	中度	重度	危及生命；致残	死亡

神经系统

评级 不良反应	1	2	3	4	5
运动性/感受性失语症见言语障碍或失语症（例如言语障碍或失语症）					
呼吸暂停			存在	需插管	死亡
蛛网膜炎、假性脑膜炎、神经根炎	有症状不影响功能；需药物治疗	有症状（如畏光、恶心），影响功能，但不影响日常活动和生活	有症状，影响日常活动和生活	危及生命；致残（如截瘫）	死亡
尚需考虑发热、感染、疼痛、呕吐。					
共济失调	无症状	有症状，不影响日常生活活动	有症状，影响日常生活活动	致残	死亡
注：共济失调指药物或手术治疗所致。					
臂丛神经	无症状	有症状，不影响日常生活	有症状，影响日常生活活动需机械辅助设备	致残	死亡
脑缺血	—	无症状，仅放射影像学发现	一过性脑缺血发作（TIA）持续时间≤24h	脑血管意外（卒中等），神经功能缺陷>24h	死亡
中枢系统出血的分级见出血部分					
中枢神经系统坏死	无症状，仅放射影像学发现	有症状，不影响日常生活活动；需药物治疗	有症状并影响日常生活活动需高压氧治疗	危及生命；致残；需手术干预或治疗中枢神经系坏死进展	死亡

续 表

评级 不良反应	1	2	3	4	5
认知障碍	轻度认知无能，不影响工作、学习、生活能力；不需特殊教育和设施	中度认知无能；影响工作、学习、生活能力但能独自生活，部分时间需要专用设施	严重认知障碍，明显妨碍工作、学习、生活能力	不能完成日常生活活动；全部时间需要特殊设施	死亡
注：认知障碍用于注意力缺陷障碍					
意识模糊	一过性精神错乱，定向力障碍或注意力不集中	影响功能的精神错乱，定向力障碍或注意力不集中，但不影响日常生活活动	精神错乱或谵妄影响日常生活活动	自残或对他人有伤害性；需住院治疗	死亡
注：注意力缺陷障碍应用认知障碍分级					
眩晕	仅伴有头不随意运动或眼震；不影响功能	影响功能但不影响日常生活活动	影响日常生活活动	致残	—
注：眩晕包括平衡失稳、头晕					
运动性/感受性失语症的分级见言语障碍或失语症（例如言语障碍或失语症）					
脑病	认知障碍；精神错乱；眩晕；记忆力受损	轻度症状或体征；不影响日常生活活动	影响日常生活活动的症状和体征；需住院治疗	危及生命；致残	死亡
尚考虑：认知障碍；精神状态；心境改变；精神病；嗜睡或抑郁的意识状态					
锥体外系不随意运动	轻度不随意运动，不影响功能	中度不随意运动，影响功能，不影响日常生活活动	严重不随意运动或斜颈，影响日常生活	致残	死亡

评　级 不良反应	1	2	3	4	5
脑水肿	无症状，经放射影像学发现	轻度到中度症状，不影响日常生活活动	严重症状或神经功能缺陷，影响日常生活活动	致残	死亡
易激惹（<3岁儿童）	轻度；容易安慰	中度；需多照料	严重；安慰无效	—	—
喉神经功能障碍	无症状，仅临床检查或检测验发现	有症状，不影响日常生活活动；不需治疗	有症状，影响日常生活动；需要治疗（甲状软骨成形术，声带注射）	危及生命；需气管造口术	死亡
脑脊液漏	一过性头痛；需改变体位治疗	有症状，不影响日常生活活动；需补充血容量	有症状，影响日常生活活动；需手术治疗	危及生命；致残	死亡
注：脑脊液漏用于手术关联性脑脊液漏并且持续时间超过72h					
脑白质病（放射影像学发现）	蛛网膜下腔轻度扩张；脑室轻度扩大；小灶性T2高信号区，累及室管膜下区域小于1/3大脑周受损区域	蛛网膜下腔中度扩张；脑室中度扩大；局灶T2高信号区及室管膜下区域白质或1/3～2/3大脑受损区域	蛛网膜下腔重度扩张；脑室重度扩大；T2高信号区累及儿乎全部白质或弥漫性密度减低（CT）	—	—
注：脑白质病是弥漫性白质病变，与状死无关联。		不包括无神经组织的腔隙			
记忆力损害	记忆力损害不影响功能	记忆力损害（放射影像学发现）影响功能，但不妨碍日常生活	记忆力损害妨碍日常生活	健忘症	—

续 表

评级 不良反应	1	2	3	4	5
精神状态	—	通过 Folstein 简明精神状态量表(MMSE)发现低于正常年龄和教育标准 1~3 点	通过 Folstein MMSE 发现低于正常年龄和教育标准 >3 点	—	—
心境改变 焦虑 抑郁 欣快	轻度心境改变不影响功能	中度心境改变影响功能,但不影响日常生活;需药物治疗	重度心境改变妨碍日常生活	自杀倾向;危及自己或他人	死亡
脊髓炎	无症状或轻微症状(如 Lhermitte 征)	感觉减弱或缺失不影响日常生活活动	感觉减弱或缺失影响日常生活活动	致残	死亡
神经痛分级见痉痛					
脑神经病(12 对脑神经)	无症状,仅体检发现	有症状,不妨碍日常生活活动	有症状,妨碍日常生活活动	危及生命;致残	死亡
运动性神经病	无症状,仅体检发现减弱	有乏力症状,影响功能,但不妨碍日常生活活动	有乏力,妨碍日常生活;行走需要支撑或辅助设施(如拐杖)	危及生命;致残(如麻痹)	死亡

尚需考虑喉神经功能障碍;脑神经功能障碍

续 表

评级 不良反应	1	2	3	4	5
感觉性神经病	无症状；深腱反射丧失或感觉异常（如麻刺感）但不影响功能	感觉改变或异常（如麻刺感），影响功能但不妨碍日常生活活动	感觉改变或异常妨碍日常生活活动	感觉丧失	死亡
个性/行为	有改变，但对患者的个人和家庭无负面影响	改变，对患者个人和家庭有负面影响	需要心理治疗	对他人或自己产生危害，需住院治疗	死亡
膈神经功能障碍	无症状，仅体检发现	有症状但不影响日常生活；不需治疗	明显功能障碍；需要治疗（例如膈肌折叠术）	危及生命的呼吸障碍；需机械通气	死亡
精神病	—	短暂发作	影响日常生活活动；需要药物，监管或限制	对他人或自己构成伤害；危及生命	死亡
锥体系功能障碍（例如音调上升，反射亢进，巴氏征阳性，精细运动不协调）	无症状，仅体检/检查异常	有症状；影响功能但不妨碍日常生活活动	妨碍日常生活活动	致残	死亡
抽搐	—	一次短暂全身发作；抗癫痫药物容易控制或偶有局部运动性发作，不妨碍日常生活活动	发作时伴意识改变；药物控制差，治疗时仍有突破性发作	任何难控制，发作时间延长反复或有的抽搐（如难治性癫痫）	死亡

续 表

评 级 不良反应	1	2	3	4	5
嗜睡	—	嗜睡或处于镇静状态，影响功能，但不影响日常生活	反应迟钝，难于唤醒；影响日常生活	昏迷	死亡
言语障碍（例如言语障碍或失语症）	—	可发现有语言理解或表达困难，但不影响交流能力	语言理解或表达困难，影响交流能力	无法交流	—

注：言语障碍指原发性中枢神经病变，非神经病变或效应器障碍

尚需考虑喉神经功能障碍；声音改变，发音困难（例如声嘶，失声，嗓音改变或喉癌）

评 级 不良反应	1	2	3	4	5
晕厥	—	—	有	危及生命	死亡

尚需考虑中枢神经系统脑血管局部缺血，传导异常，房室传导阻滞，室上性和结性心律失常，室性心律失常，血管迷走神经亢进

味觉改变（第Ⅶ、Ⅸ脑神经）分级见消化道味觉分级

评 级 不良反应	1	2	3	4	5
震颤	轻度和短暂或间歇性震颤不影响功能	中度震颤影响功能，不妨碍日常生活	重度震颤妨碍日常生活	致残	—
神经系统-其他	轻度	中度	重度	危及生命；致残	死亡

视觉、视力

评级 不良反应	1	2	3	4	5
白内障	无症状;仅检查发现	有症状,视力中度下降,视力下降可被眼镜矫正	有症状,视力明显下降;需手术治疗(如白内障手术)	—	—
干眼综合征	轻度,不需治疗	有症状,影响功能但不妨碍日常生活活动;需药物治疗	有症状或视力下降妨碍日常生活活动;需手术治疗	—	—
眼睑功能障碍	无症状	有症状,影响功能但不妨碍日常生活;需要局部用药或睫毛脱毛	有症状;妨碍日常生活;需手术治疗	—	—

注:眼睑功能障碍包括泪管狭窄、睑外翻、睑内翻、红斑、睫毛脱落、睑球粘连、毛细血管扩张、变厚或倒睫

尚需考虑脑神经病变

评级 不良反应	1	2	3	4	5
青光眼	眼内压升高需一种药物局部治疗,无视野缺损	眼内压升高致视野缺损(例如鼻侧或额侧);需多种药物局部治疗或口服药物	眼内压升高致视野明显缺损(例如累及上下视野);需手术治疗	眼内压升高致失明;需要摘除术	—
角膜炎(角膜炎症/角膜溃疡)	仅异常眼科学改变;不需要治疗	有症状,影响功能但不妨碍日常生活	有症状并妨碍日常生活;需要手术治疗	穿孔或失明	—

眼肌无力分级见肌肉骨骼/软组织分类全身或特定区域肌无力

续　表

评　级 不良反应	1	2	3	4	5
夜盲	有症状，不影响功能	有症状，影响功能但不妨碍日常生活	有症状并妨碍日常生活	致残	—
眼震	无症状	有症状，影响功能但不妨碍日常生活	有症状并妨碍日常生活	致残	—
尚需考虑脑神经病、眼肌麻痹、复视					
眼表疾病	无症状或微小症状但不影响功能	有症状，影响功能但不妨碍日常生活活动；需要表面生素或其他表面治疗	有症状，妨碍日常生活活动；需手术治疗	—	—
注：眼表疾病包括结膜炎，角膜结膜炎，结膜水肿，角化，和坏结膜角化					
眼肌麻痹/复视	间歇性有症状，不需治疗	有症状并影响功能但不妨碍日常生活活动	有症状并妨碍日常生活活动；需手术治疗	致残	—
尚需考虑脑神经病变					
视盘水肿	无症状	视力下降；视野缺失	视力下降；明显视野缺失但中央缺失 $<20°$	失明	—
尚需考虑脑神经病变					
眼球前突/内陷	无症状，不需治疗	有症状并影响功能，但不妨碍日常生活活动	有症状并妨碍日常生活活动	—	—
视网膜剥离	渗出性；无中心视野缺失；不需治疗	渗出性伴视力下降但不需治疗	孔源性或渗出性剥离；需手术治疗	失明	—

续表

评级 不良反应	1	2	3	4	5
视网膜病	无症状	有症状伴视力中度下降	有症状伴视力明显下降	失明	—
巩膜坏死	无症状或有症状但不影响功能	有症状,影响功能但不妨碍日常生活;视力中度下降;需要药物治疗	有症状,妨碍日常生活;视力明显下降;需要手术治疗	失明;疼痛眼需要摘除术	—
葡萄膜炎	无症状	前葡萄膜炎;需要药物治疗	后或平葡萄膜炎;需要手术治疗	失明	—
视物模糊	有症状不影响功能	有症状并影响功能但不妨碍日常生活	有症状并妨碍日常生活	致残	—
视觉闪光	有症状不影响功能	有症状并影响功能但不妨碍日常生活	有症状并妨碍日常生活	致残	—
畏光	有症状不影响功能	有症状并影响功能但不妨碍日常生活	有症状并妨碍日常生活	致残	—
玻璃体出血	无症状,仅临床检查发现	有症状并影响功能但不妨碍日常生活;不需治疗	有症状并妨碍日常生活,需要玻璃体手术	—	—
溢泪	有症状,不需治疗	有症状并影响功能但不妨碍日常生活	有症状并妨碍日常生活	—	—
视觉、视力-其他	有症状,不影响功能	有症状,影响功能,但不影响日常活动和生活	有症状,影响日常活动和生活	失明	死亡

疼痛

评级（级）	1	2	3	4	5
不良反应					
疼痛 选择—见下面分类	轻度疼痛不影响功能	中度疼痛；疼痛或镇痛药物影响功能，但不影响日常生活活动	重度疼痛；疼痛或镇痛药物影响日常生活活动	致残	—

分类

听力/耳
- 外耳
- 中耳

心血管
- 心脏
- 心包

皮肤病学/皮肤
- 面
- 唇
- 齿龈
- 头皮
- 皮肤

消化道

肝胆/胰腺
- 胆囊
- 肝脏

淋巴系统
- 淋巴结

肌肉骨骼
- 背部
- 骨骼
- 臀
- 四肢
- 关节
- 肌肉
- 颈

肺/上呼吸道（续）
- 窦
- 咽喉

肾/泌尿
- 膀胱
- 肾脏

性/生殖功能
- 乳腺
- 卵巢
- 盆腔
- 阴茎
- 会阴
- 前列腺

续 表

评 级 不良反应	1	2	3	4	5
腹部 未作特殊说明		幻肢痛		睾丸	
肛门		神经病学			
牙齿/牙周		头痛		阴囊	
食管		周围神经痛		尿道	
口腔		视力		子宫	
腹膜		眼			
直肠			肺/上呼吸道		
胃		胸壁			
	全身	胸部 未作特殊说明			
疼痛 未作特殊说明		喉			
肿瘤疼痛		胸膜			

上呼吸道和肺

不良反应 \ 评级	1	2	3	4	5
ARDS	—	—	有，但无需气管插管	有，但需气管插管	死亡
误吸	无症状（静息性误吸）；仅内镜或影像影像学发现	有症状（如进食习惯改变，因误吸致咳嗽，憋气；需要药物治疗（如抗生素，或吸氧）	有临床或影像学证据的肺炎；不能经口进食	危及生命（如吸入性肺炎）	死亡
肺不张	无症状	有症状（如胸闷，咳嗽，需要治疗（如气管镜下吸出，胸部理疗，吸痰）	需要手术治疗（如支架，激光）	危及生命的呼吸道症状	死亡
支气管痉挛、哮喘	无症状	有症状但不影响功能	有症状并影响功能	危及生命	死亡
一氧化碳弥散功能	预期值的90%~75%	预期值的<75%~50%	预期值的<50%~25%	预期值的<25%	死亡
乳糜胸	无症状	有症状；需胸腔穿刺或引流	需手术治疗	危及生命（如血流动力学不稳定或需要通气支持）	死亡
咳嗽	有症状，仅需非麻醉镇咳药物	有症状并需麻醉性镇咳药	有症状并显著影响睡眠或日常生活	—	—
呼吸困难	活动后呼吸困难，但可爬一段楼梯而无需停顿	活动后呼吸困难，不能爬一段楼梯或走一个街区（0.1km）停顿喘息	呼吸困难影响日常生活	休息时呼吸困难；需要插管或通气支持	死亡

续 表

评级 不良反应	1	2	3	4	5
喉水肿	无症状性，仅检查发现	有症状性，无呼吸窘迫	喘鸣；呼吸窘迫；影响日常生活	危及生命的气道症状；需要气管切开，插管或喉切开	死亡
FEV_1	预期值的 90%~75%	预期值的 <75%~50%	预期值的 <50%~25%	预期值的 <25%	死亡
肺/上呼吸道瘘	无症状，仅影像学发现	有症状，需要插管引流或药物治疗；呼吸功能有改变但不影响日常生活	有症状并伴呼吸功能改变影响日常生活；或需内镜治疗（如支架）或需要手术	危及生命的后果；需胸廓成形术、胸廓开放引流术或多处胸廓切开术	死亡
呃逆	无症状	有症状，需治疗	有症状，明显影响睡眠日常生活	—	—
缺氧	—	活动时氧饱和度减少（例如血氧饱和度 <88%）；需间断性氧气吸入	休息时氧饱和度减少；持续氧气吸入	危及生命；需要插管或机械通气	死亡
鼻腔/鼻窦反应	无症状的黏膜结痂，血色分泌物	有症状的狭窄或水肿影响通气	狭窄伴明显鼻塞；影响日常生活	软组织或骨坏死	死亡
气道阻塞\狭窄	无症状，体检，内镜或放射学检查发现	有症状（如呼吸声音变粗），但无呼吸窘迫；需要药物治疗（如类固醇）	影响日常生活；喘鸣，或需内镜下治疗（如支架、激光）	危及生命的气道症状；需气管切开或需插管	死亡

续 表

评级 不良反应	1	2	3	4	5
胸腔积液（非恶性）	无症状	有症状，需利尿剂治疗或不超过2次胸腔穿刺治疗	有症状并需要吸氧，＞2次胸腔穿刺治疗，置穿刺管治疗或胸膜剥脱术	危及生命（如血流动力学不稳定或需要机械通气支持）	死亡
肺炎	无症状，仅影像学发现	有症状，但不影响日常生活	有症状，影响日常生活；需要吸氧	危及生命；需要机械通气治疗	死亡
气胸	无症状，仅影像学发现	有症状；需要治疗（如住院观察，不用硬化症的置管治疗）	需使用硬化症和/或需要手术治疗	危及生命，引起血流动力学不稳定（如张力性气胸；需机械通气）	死亡
肺切除术后胸部长期置引流管或气管瘘	—	需硬化症或胸廓造口术	需手术治疗（如应用封闭剂的开胸术）	危及生命；虚弱，需器官切除	死亡
肺切除术后插管时间延长（术后＞24h）	—	术后24~72h拔管	术后＞72h拔管，但在需气管造口术前	需气管造口术	死亡
肺纤维化（影像学改变）	轻微的影像学改变（或斑片状改变），影像学估计纤维化体积＜25%全肺	影像学斑片状的改变，影像学估计纤维化体积占25%~＜50%全肺	密度增高或广泛浸润，实变影，估计纤维化体积占50%~＜75%全肺	影像学估计纤维化体积占≥75%全肺，呈蜂窝样	死亡

续 表

评 级					
不良反应	1	2	3	4	5
肺活量	预期值的 90%~75%	预期值的 <75%~50%	预期值的 <50%~25%	预期值的 <25%	死亡
声音改变/发音困难（如声嘶，失声或音调改变，喉炎）	轻度或间断声嘶或声音改变，但可以理解	中度或持续声音改变，偶尔需要重复，可用电话交谈	声音严重改变包括长期低语，需要频繁重复或面对面交流以方便理解（如电子喉）交流≤50%	致残；声音不可理解或失音；需要器械辅助（例如电子喉）交流 >50% 或需书写交流 >50%	死亡
上呼吸道和肺 - 其他	轻度	中度	重度	危及生命；致残	死亡

肾、泌尿生殖系统

评级 不良反应	1	2	3	4	5
膀胱痉挛	无症状，不需治疗	有症状，需要抗痉挛药治疗	需要麻醉类药物治疗	需要大的手术治疗（如膀胱切除术）	一
膀胱炎	无症状	有排尿困难；肉眼血尿	需输液；静脉镇痛治疗；膀胱灌洗	大出血	死亡
尚需考虑感染					
泌尿生殖瘘	无症状，仅放射影像学发现	有症状；需要非侵入性治疗	有症状影响日常生活；需要侵入性治疗	危及生命；需要手术切除部分或全部器官；持续导尿	死亡

注：瘘指两个体腔，潜在腔隙和/或皮肤的异常交通。其位置指异常发生的原发位置

评级 不良反应	1	2	3	4	5
尿失禁	偶尔（如咳嗽，打喷嚏时），不需要尿垫	自发性，需要尿垫	影响日常生活；需要治疗（如夹闭，注射胶原）	需要手术治疗（如膀胱切除或持续导尿）	一
泌尿生殖道漏（包括吻合口）	无症状，仅放射影像学发现	有症状；需要非侵袭性治疗	有症状影响日常生活；需要侵入性治疗	危及生命；需要手术治疗或切除部分或全部器官；持续导尿	死亡

注：泌尿生殖道漏（包括吻合口）指临床症状和体征或放射影像学证实吻合口发生渗漏但尚未发展成为瘘道

评级 不良反应	1	2	3	4	5
泌尿生殖道梗阻	无症状，仅放射影像学或内镜发现	有症状但无肾盂积水，脓毒血症或肾功能衰竭；需要扩张或内镜下修补或支架治疗	有症状伴器官功能改变（如脓毒血症或肾盂积水或肾功能衰竭）；需要手术治疗	危及生命；器官功能衰竭或需手术全部器官	死亡

续 表

手术损伤的分级见外科/手术过程损失分类部分

评 级 不良反应	1	2	3	4	5
泌尿生殖道穿孔	无症状，仅放射影像学发现	有症状，合并肾功能、泌尿道功能改变	有症状；需要手术治疗	危及生命或器官功能衰竭；需要手术切除全部器官	死亡
泌尿生殖道脱垂	无症状，不需治疗或需特别护理	需特殊护理；局麻下小的修补治疗	功能障碍；需要手术治疗大的修补手术	危及生命	死亡

注：其他吻合口并发症分级可见泌尿生殖道瘘；泌尿生殖道阻塞；泌尿生殖道穿孔；泌尿生殖道狭窄（包括吻合口）

评 级 不良反应	1	2	3	4	5
肾功能衰竭 （包括吻合口）	—	—	不需长期透析	需要长期透析治疗或需肾移植	死亡
泌尿生殖道狭窄（包括吻合口）	无症状，仅放射影像学或内镜发现	有症状但无肾盂积水，脓毒血症或肾功能衰竭；需要扩张或内镜修补或支架治疗	有症状并伴器官功能改变（如脓毒血症或肾盂积水或肾功能衰竭）；需要手术治疗	危及生命；器官功能衰竭或需手术切除器官	死亡

尚需考虑泌尿生殖道阻塞

评 级 不良反应	1	2	3	4	5
泌尿性电解质丢失（例如 Fanconi 综合征，肾小管性酸中毒）	无症状，不需治疗	轻度，可逆并可替代治疗控制	不可逆，需要持续替代治疗	—	—

尚需考虑酸中毒（代谢性或呼吸性）；低碳酸氢盐血症；低钙血症；低磷酸盐血症

续 表

评级 不良反应	1	2	3	4	5
尿频/尿急	尿频或夜尿为正常的2倍；遗尿	大于正常的2倍但少于每小时1次	每小时超过1次，尿急；需要导尿	—	—
尿潴留（包括神经源性膀胱）	排尿慢或滴沥，无明显残留尿；术后即有发生的尿潴留	需要药物治疗的排尿困难；手术后有尿潴留，留置导尿少于6周	超过每天1次的导尿治疗；需要泌尿外科治疗（如TURP，耻骨上置管，尿道切开术）	危及生命；器官衰竭（如膀胱破裂）；手术切除器官	死亡

注：如知道潴留病因其分级见泌尿生殖道阻塞；泌尿生殖道狭窄

尚需考虑泌尿生殖道阻塞；泌尿生殖道狭窄

评级 不良反应	1	2	3	4	5
尿色改变	存在	—	—	—	—

注：尿色改变指与饮食或生理原因无关（如胆红素，浓缩和血尿）

评级 不良反应	1	2	3	4	5
肾脏/泌尿生殖道 – 其他	轻度	中度	重度	危及生命；致残	死亡

第二恶性肿瘤

评 级	1	2	3	4	5
不良反应					
可能与治疗相关的第二恶性肿瘤	一	一	不危及生命的皮肤基底细胞或鳞状细胞癌	实体瘤，白血病或淋巴瘤	死亡

性和生殖功能

评级 不良反应	1	2	3	4	5
乳腺功能泌乳	乳腺异常，无显著功能改变	乳腺异常，显著功能改变	—	—	—
乳头变形	轻度乳头不对称，不影响泌乳功能	乳头不对称并轻微影响泌乳	明显影响泌乳	—	—
乳腺外形/发育不良	轻微不对称；轻度发育不良	不对称存在≤1/3 乳腺；中度乳腺发育不良	不对称存在≥1/3 乳腺；严重乳腺发育不良	—	—
勃起功能障碍	勃起功能下降（勃起频次/硬度），但不需辅助措施	勃起功能下降（勃起频次/硬度），需要辅助措施	勃起功能下降（勃起频次/硬度），辅助措施无效；需阴茎修补	—	—
射精功能障碍	射精减少	不射精或反向射精	—	—	—
男乳发育	—	无症状乳腺增大	有症状乳腺增大；需治疗	—	—
不孕/不育	—	男性：精子数目减少 女性：排卵减少	男性：精子缺乏 女性：无卵症	—	—
月经不调	1～3 个月无月经	>3～6 个月无月经但月经周期尚存在	持续闭经>6 个月	—	—
性欲	减退但不影响性关系；不需治疗	减退并给性关系带来负面影响；需要治疗	—	—	—
性高潮障碍	一过性减少	性高潮减少，需要治疗	无性高潮；对治疗无反应	—	—

续表

评级\n不良反应	1	2	3	4	5
阴道分泌物（非感染性）	轻度	中到重度；需要加衬垫	—	—	—
阴道干燥	轻度	影响性功能；性交困难；需要治疗	—	—	—
阴道黏膜炎	黏膜红斑；轻微症状	斑片状溃疡；中度症状或性交困难	融合性溃疡；触之易出血；不能耐受阴道检查、性交或置止血垫	组织坏死；明显自发性出血；危及生命	—
阴道狭窄长度	阴道狭窄和/或缩短，不影响功能	阴道狭窄和/或缩短，影响功能	完全消失；手术无法矫正	—	—
阴道炎（非感染性）	轻度，不需治疗	中度，需要治疗	严重，治疗不能减轻；溃疡，但不需手术治疗	溃疡并需手术治疗	—
性/生殖功能-其他	轻度	中度	重度	致残	死亡

手术损伤

评　　级 不良反应	1	2	3	4	5
术中损伤	受损组织、器官需修补	受损组织、器官需部分切除	受损组织、器官需完全切除或重建	致残，危及生命	—
术中损伤－其他	受损组织、器官需修补	受损组织、器官需部分切除	受损组织、器官需完全切除或重建	致残，危及生命	—

注：被选择的不良反应定义为显著的、非预期的损伤

手术出血分级见出血出血项，手术中或术后出血项

综合征

评 级 不良反应	1	2	3	4	5
酒精不耐受综合征	—	—	存在	—	死亡
细胞因子释放综合征/急性输注反应	轻度反应；不需中断输液；不需治疗	需要治疗或中断输液（但对症治疗敏感（如抗组胺类、非甾体抗炎药、麻醉药、静脉输液）；预防性药物治疗≤24h	时间延长（如对症治疗和/或中断输液效果大佳）；初步改进后症状复发；需要针对后遗症的住院治疗（如肾功能损害，肺水肿）	危及生命；加压或辅助呼吸支持治疗	死亡
流感综合征	有症状但不影响功能	中度或导致部分影响日常生活	重度症状，影响日常生活	致残	死亡
维甲酸综合征	体液潴留；体重增加不超过3kg；需要限制液体入量和/或利尿剂	轻至中度症状；需类固醇治疗	严重；需要住院治疗	危及生命；需要机械通气	死亡
肿瘤症状闪耀现象	轻度疼痛不影响功能	中度疼痛；疼痛或镇痛药影响功能，但不影响日常生活	严重疼痛；疼痛或镇痛药影响功能和日常生活	致残	死亡
肿瘤溶解综合征	—	—	存在	—	死亡
综合征-其他	轻度	中度	重度	危及生命；致残	死亡

血管

评级 不良反应	1	2	3	4	5
急性血管渗漏综合征	—	无症状，不需要补液治疗	影响呼吸或需要补液治疗	危及生命；升压或机械通气支持	死亡
外周动脉缺血	—	偶发短暂缺血（<24h）非手术方法可控制，非持久性缺血	反复发作延长（≥24h）和/或需要侵入性治疗	危及生命，致残和/或合并肢体损害（如截肢）	死亡
静脉炎（包括浅静脉血栓形成）	—	存在	—	—	—
门静脉血流	—	门静脉血流减少	门静脉血流反流	—	—
血栓/栓塞（与血管通路相关）	—	深静脉血栓或心内血栓形成；不需要治疗（如抗凝、溶栓、滤过、侵入性治疗）	深静脉血栓或心内血栓形成；需要治疗（如抗凝、溶栓、滤过、侵入性治疗）	包括肺栓塞的血栓事件及危及生命的血栓	死亡
血栓/栓塞	—	深静脉血栓或心内血栓形成；不需要治疗（如抗凝、溶栓、滤过、侵入性治疗）	深静脉血栓或心内血栓形成；需要治疗（如抗凝、溶栓、滤过、侵入性治疗）	包括肺栓塞的血栓事件及危及生命的血栓	死亡

续　表

评　级 不良反应	1	2	3	4	5
动脉损伤	无症状，只诊断发现；不需治疗	有症状（例如跛行）；不影响日常生活；不需要修补	有症状影响日常生活；需要修补	危及生命；致残；终末器官受损（如卒中，器官或肢体丧失）	死亡
静脉损伤	无症状，只诊断发现；不需治疗	有症状（例如跛行）；不影响日常生活；不需要修补	有症状影响日常生活；需要修补	危及生命；致残；终末器官受损	死亡
内脏动脉缺血（非心肌梗死）	—	偶发短暂缺血（<24h）非手术方法可控制，非持续性缺血	反复发作或延长（≥24h）和/或需要侵入性治疗	危及生命，致残和或合并终末器官损害	死亡
血管　其他	轻度	中度	重度	危及生命；致残	死亡

* 原文来自：http：//ctep.info.nih.gov/reporting/ctc_v30.html，"Common Terminology Criteria for Adverse Events v3.0（CTCAE）（PDF）（Publish Date August 9，2006）"，本文仅供参考，内容如有出入，请以原文为准。